MEMÓRIAS DE UMA VIDA INTERROMPIDA

SULEIKA JAOUAD

MEMÓRIAS DE UMA VIDA INTERROMPIDA

O QUE A PERSPECTIVA DA MORTE ME ENSINOU SOBRE A VIDA

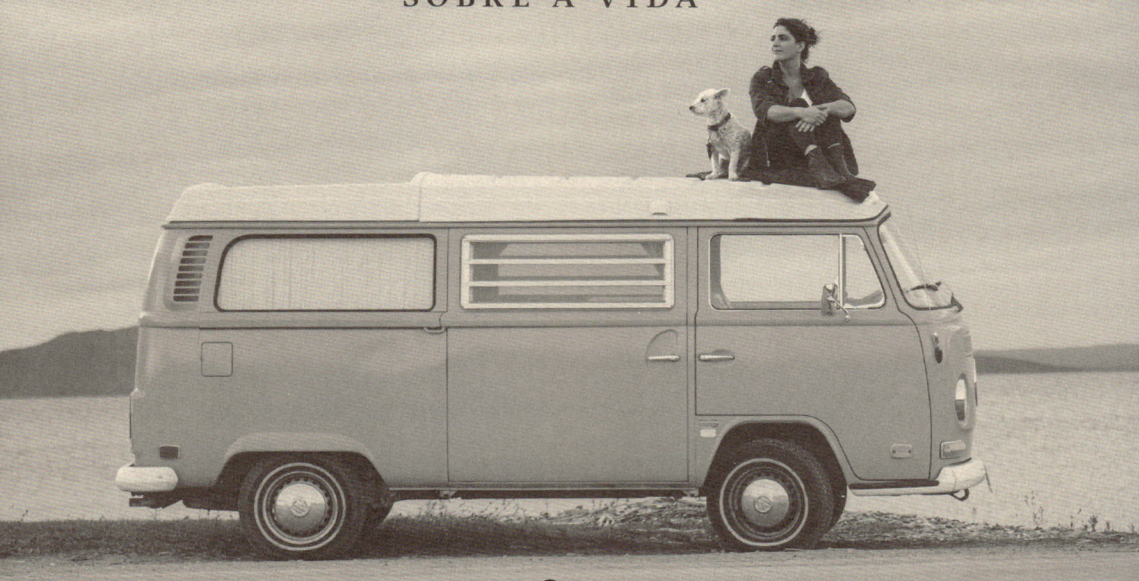

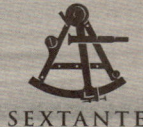

SEXTANTE

Título original: *Between Two Kingdoms*

Copyright © 2021 por Suleika Jaouad
Copyright da tradução © 2022 por GMT Editores Ltda.

Todos os direitos reservados. Nenhuma parte deste livro pode ser utilizada ou reproduzida sob quaisquer meios existentes sem autorização por escrito dos editores.

tradução: Mariana Mesquita
preparo de originais: Pedro Siqueira
revisão: Ana Grillo e Midori Hatai
diagramação: Valéria Teixeira
capa: Rachel Ake
adaptação de capa: Natali Nabekura
foto de capa: Daniel Schechner
impressão e acabamento: Cromosete Gráfica e Editora Ltda.

CIP-BRASIL. CATALOGAÇÃO NA PUBLICAÇÃO
SINDICATO NACIONAL DOS EDITORES DE LIVROS, RJ

J38m

Jaouad, Suleika, 1988-
Memórias de uma vida interrompida / Suleika Jaouad ; [tradução Mariana Mesquita]. - 1. ed. - Rio de Janeiro : Sextante, 2022.
336 p. ; 23 cm.

Tradução de: Between two kingdoms
ISBN 978-65-5564-430-2

1. Jaouad, Suleika, 1988-. 2. Câncer - Pacientes - Biografia. I. Mesquita, Mariana. II. Título.

22-78917   CDD: 616.994190092
                         CDU: 929:616.155.392

Gabriela Faray Ferreira Lopes - Bibliotecária - CRB-7/6643

Todos os direitos reservados, no Brasil, por
GMT Editores Ltda.
Rua Voluntários da Pátria, 45 – Gr. 1.404 – Botafogo
22270-000 – Rio de Janeiro – RJ
Tel.: (21) 2538-4100 – Fax: (21) 2286-9244
E-mail: atendimento@sextante.com.br
www.sextante.com.br

Para Melissa Carroll e Max Ritvo —
a tinta por trás de tudo.
E para todos que cruzaram
o rio cedo demais.

Até a morte, tudo é vida.

– MIGUEL DE CERVANTES

SUMÁRIO

NOTA DA AUTORA		9
PARTE UM		11
1	UMA COCEIRA INFERNAL	13
2	*MÉTRO, BOULOT, DODO*	21
3	CASCAS DE OVOS	28
4	VIAJANDO NO ESPAÇO E GANHANDO VELOCIDADE	33
5	NOS ESTADOS UNIDOS	42
6	BIFURCAÇÃO	51
7	CONSEQUÊNCIAS	54
8	MERCADORIA COM DEFEITO	60
9	A GAROTA DA BOLHA	71
10	CRONÔMETRO	85
11	PRESA	94
12	DEPRIMIDA	101
13	O PROJETO DOS 100 DIAS	107
14	DO TANGO PARA O TRANSPLANTE	113
15	EM LADOS OPOSTOS DE UM TELESCÓPIO	123
16	HOPE LODGE	133
17	CRONOLOGIA DA LIBERDADE	143
18	O VIRA-LATA	150

19	SONHANDO EM AQUARELA	155
20	UM GRUPO HETEROGÊNEO	164
21	AMPULHETA	171
22	OS LIMITES DE NÓS DOIS	180
23	A ÚLTIMA NOITE BOA	185
24	TERMINOU	189

PARTE DOIS   195

25	O LOCAL INTERMEDIÁRIO	197
26	RITOS DE PASSAGEM	213
27	REENTRADA	224
28	PARA AQUELES QUE FICARAM PARA TRÁS	239
29	A LONGA INCURSÃO	249
30	ESCRITO NA PELE	260
31	O VALOR DA DOR	268
32	SALSA E OS SOBREVIVENCIALISTAS	280
33	"DANDO UMA DE BROOKE"	292
34	VOLTANDO PARA CASA	309

EPÍLOGO	329
AGRADECIMENTOS	333

NOTA DA AUTORA

Para escrever este livro, utilizei meus diários, meus registros médicos e as entrevistas que fiz com muitas das pessoas que aparecem nesta história, assim como minha memória. Também incluí trechos de cartas, alguns dos quais foram levemente editados com o intuito de deixá-los mais curtos.

Para preservar o anonimato de certas pessoas, modifiquei detalhes que pudessem identificá-las, bem como os seguintes nomes, em ordem alfabética: Dennis, Estelle, Jake, Joanie, Karen, Sean e Will.

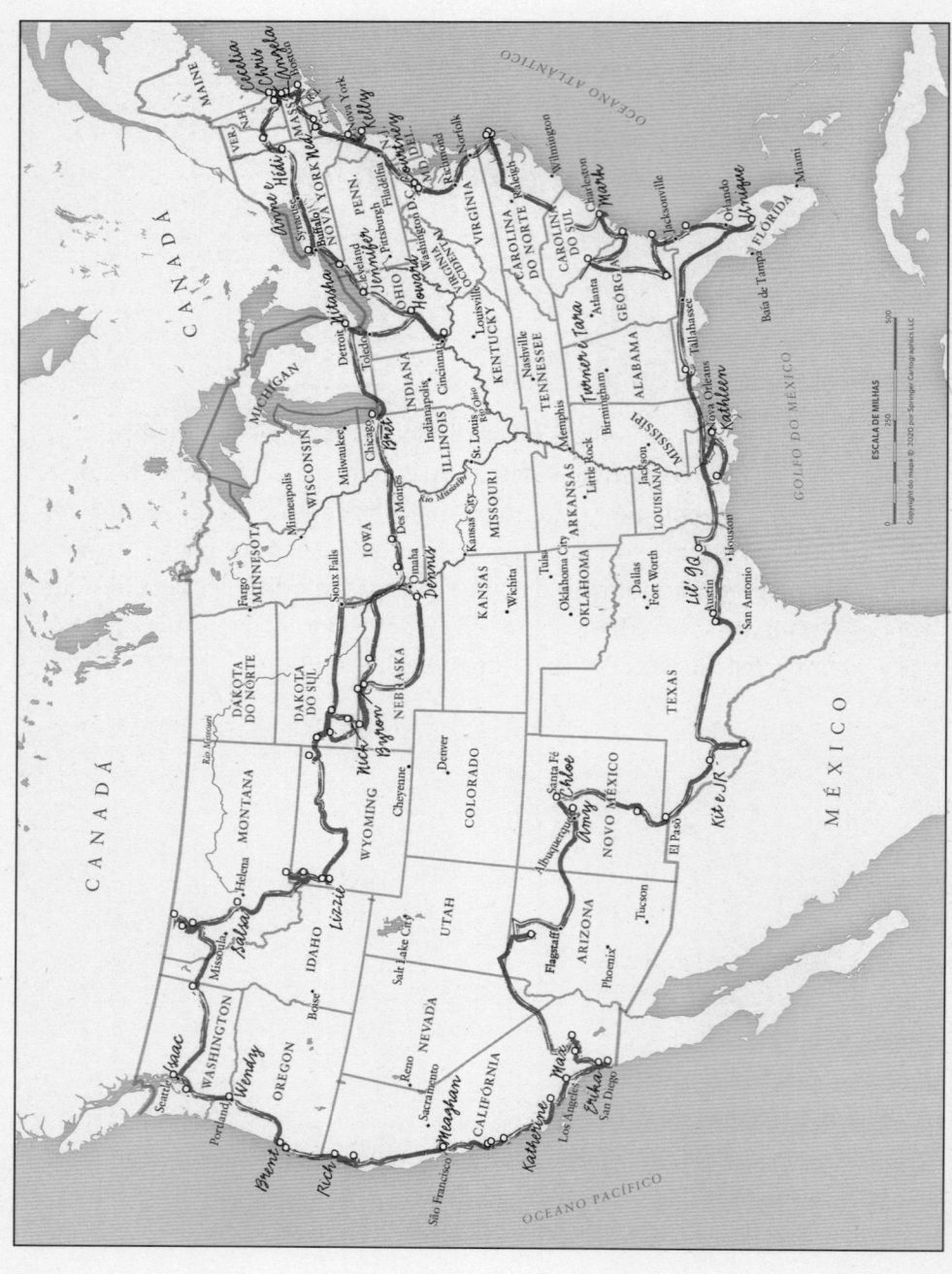

PARTE UM

1

UMA COCEIRA INFERNAL

Tudo começou com uma coceira muito forte. Não aquela coceira metafórica de querer viajar pelo mundo ou de desejar mudar de vida aos 20 ou 30 anos; mas uma coceira literal, física. Daquelas enlouquecedoras, que fazem você se coçar sem parar e tiram seu sono. Ela apareceu durante meu último ano de faculdade, primeiro na parte de cima dos pés, depois subindo pelas panturrilhas e pelas coxas. Tentei resistir, mas era algo constante, que se espalhava pela minha pele como milhares de picadas de mosquitos invisíveis. Sem me dar conta do que estava fazendo, comecei a machucar minhas pernas, roçando as unhas com força contra o jeans em busca de alívio e, por fim, afundando-as direto na carne por baixo da barra da calça. Eu me coçava durante o estágio no laboratório de revelação de fotografias do campus. Sob a grande mesa de madeira da biblioteca. Ao dançar com amigos em bares fedendo a cerveja. Ao dormir. Logo, arranhões pustulentos, cascas grossas e cicatrizes começaram a marcar minhas pernas, como se tivessem sido açoitadas com espinhos de roseira. Mensageiros sangrentos de uma luta que se travava dentro de mim.

– Pode ser algum parasita que você contraiu enquanto estudava no exterior – comentou um herbanário chinês antes de me receitar suplementos fedorentos e chás amargos.

Uma enfermeira do ambulatório da universidade disse que talvez fosse eczema e recomendou uma pomada. Um clínico geral supôs que aquilo estava relacionado ao estresse e me deu amostras de ansiolíticos. Como ninguém parecia ter certeza do que estava acontecendo comigo, tentei não me preocupar demais. Torci para que aquilo sumisse por si só.

Toda manhã eu abria a porta do meu quarto, checava se o corredor estava vazio e corria de toalha em direção ao banheiro compartilhado antes que alguém pudesse ver as minhas pernas. Eu as lavava com um pano molhado, observando o redemoinho rosado que descia pelo ralo do chuveiro. Me besuntava com produtos manipulados à base de hamamélis e prendia a respiração ao tomar aqueles chás amargos. Assim que o clima ficou quente demais para usar calça jeans todos os dias, investi numa coleção de leggings pretas. Comprei lençóis escuros para esconder as manchas cor de ferrugem. E, na hora do sexo, as luzes permaneciam apagadas.

Com a coceira vieram os cochilos. Eles duravam duas, depois quatro e então seis horas. Parecia que, independentemente de quanto eu dormisse, nunca era o suficiente. Comecei a pegar no sono durante ensaios da orquestra e entrevistas de emprego, no meio de projetos urgentes e jantares, e mesmo assim eu despertava me sentindo ainda mais esgotada. "Nunca me senti tão cansada na vida", confessei a algumas amigas enquanto caminhávamos para a aula. "Eu também, eu também", ecoaram elas. Todo mundo estava cansado. Tínhamos presenciado mais amanheceres no último semestre do que na nossa vida inteira, uma mistura de longas horas na biblioteca terminando nossa tese e festas regadas a álcool que duravam até o sol raiar. Eu morava no coração da Universidade de Princeton, no último andar de um dormitório em estilo gótico, adornado de torres e gárgulas taciturnas. No fim das longas noites, meus amigos se reuniam no meu quarto para uma saideira. Meu quarto tinha janelas grandes como as de uma catedral e gostávamos de sentar no parapeito com as pernas balançando para fora, observando os bêbados remanescentes voltando para casa aos tropeços e os raios de sol pintando de âmbar o pavimento de pedra do pátio. A formatura se aproximava, e estávamos determinados a aproveitar nossas últimas semanas juntos antes de cada um seguir seu caminho, mesmo que isso significasse levar nosso corpo ao limite da exaustão.

Mas, no fundo, eu temia que minha fadiga fosse algo diferente.

Sozinha na cama, depois que todos iam embora, eu sentia algo me percorrer por dentro, abrindo caminho através de minhas artérias, devorando minha sanidade. Enquanto minha energia evaporava e a coceira se intensificava, eu dizia que era o apetite do parasita aumentando. Mas a verdade é que eu duvidava de que a culpa fosse de um parasita. Comecei a pensar que o problema era eu mesma.

Nos meses que se seguiram, senti como se estivesse em alto-mar, perto de afundar, tentando me agarrar em algo que me mantivesse acima da superfície. E consegui, por um tempo. Me formei e então me juntei aos meus colegas de classe no grande êxodo para Nova York. Encontrei na Craigslist o anúncio de um quarto num estúdio amplo, que ocupava um andar inteiro sobre uma loja de artesanatos na Canal Street. Era verão de 2010, e uma onda de calor havia roubado todo o oxigênio da cidade. Ao sair do metrô, o fedor de lixo podre me atingiu como um soco na cara. Trabalhadores e hordas de turistas em busca de bolsas de marca a preços acessíveis concorriam por um espaço nas calçadas. O apartamento ficava no terceiro andar de um prédio sem elevador e, quando eu finalmente consegui carregar minhas malas até a porta de entrada, o suor tinha encharcado minha blusa branca a ponto de deixá-la transparente. Me apresentei aos meus novos colegas. Eram nove, no total. Todos na casa dos 20 e poucos anos e aspirantes a alguma coisa: três atores, duas modelos, um chef, uma designer de joias, um estudante e um analista financeiro. Oitocentos dólares por mês davam a cada um de nós uma caverna particular sem janelas, divididas por placas de gesso finas como papel de arroz que o locador instalara para dividir o espaço o máximo possível e ganhar mais dinheiro.

Eu havia conseguido um estágio de verão no Center for Constitutional Rights, e quando cheguei ali, no meu primeiro dia, fiquei emocionada por compartilhar o mesmo escritório com alguns dos mais destemidos advogados de direito civil dos Estados Unidos. O trabalho era significativo, mas o estágio não era remunerado, e viver assim em Nova York era como andar na rua com uma carteira furada. Rapidamente gastei os 2 mil dólares que tinha conseguido guardar durante a faculdade. Apesar dos bicos de babá e de garçonete que fazia à noite, eu mal conseguia pagar as contas.

Pensar no futuro – cheio de possibilidades, mas vazio – me deixava aterrorizada. Ao mesmo tempo, nos momentos em que eu me permitia sonhar, uma animação surgia. As possibilidades de tudo que eu poderia ser e do que eu poderia alcançar pareciam infinitas, um novelo de lã que se desenrolava muito além da minha imaginação. Eu sonhava com uma carreira como correspondente internacional no Norte da África, onde meu pai nasceu e onde vivi por algum tempo na infância. Também flertava com a ideia de cursar direito, o que parecia um caminho mais prudente. Na verdade, eu precisava de dinheiro. Eu só tinha conseguido entrar numa universidade de ponta porque ganhara uma bolsa integral. Mas ali, no mundo real, eu não tinha a mesma rede de apoio – poupanças, conexões familiares, emprego com salário de seis dígitos em Wall Street – que muitos dos meus colegas tinham.

Era mais fácil me preocupar com o futuro do que encarar uma mudança ainda mais perturbadora. Durante meu último semestre, para combater a exaustão, eu vivia à base de bebidas energéticas. Quando elas pararam de fazer efeito, um rapaz com quem eu tinha saído me deu algumas pílulas de Adderall (medicamento à base de anfetaminas), para que eu pudesse sobreviver às provas finais. Mas elas também logo perderam o efeito. A cocaína era um item essencial nas festas a que eu ia com os amigos, e sempre havia um cara que oferecia uma carreirinha de graça aqui e ali. Ninguém nem notou quando comecei a usar. Meus colegas de quarto na Canal Street também eram assim. Comecei a tomar estimulantes, da mesma forma que pessoas normais tomavam uma dose extra de café expresso – uma maneira de remediar a exaustão extrema que eu sentia. No meu diário, escrevi: *Não afunde.*

No fim do verão eu mal me reconhecia. O som abafado do despertador era como uma faca cega cortando minhas noites sem sonhos. Toda manhã, eu me arrastava para fora da cama e me olhava no espelho de corpo inteiro, contabilizando os prejuízos. Arranhões e rastros de sangue coagulado em áreas diferentes das pernas. Meu cabelo, que eu me sentia cansada demais para pentear, descia até a cintura em cachos caóticos e sem vida. Olheiras escuras e olhos vermelhos. Sem energia para me aventurar fora de casa, comecei a chegar cada vez mais atrasada ao estágio. Até que, um dia, simplesmente parei de ir.

Eu não gostava da pessoa que estava me tornando – alguém em constante movimento mas sem rumo; alguém que tentava reconstituir os acontecimentos da noite anterior, um dia após o outro, como um detetive particular; alguém que faltava constantemente a compromissos; alguém que se sentia envergonhada demais para atender às ligações dos pais. *Essa não sou eu*, pensava, olhando meu reflexo no espelho, enojada. Eu precisava sair daquele buraco. Precisava arranjar um emprego de verdade, um que pagasse um salário. Precisava me distanciar do meu grupo da faculdade e dos meus colegas de quarto da Canal Street. Precisava me mandar de Nova York, e rápido.

Numa manhã de agosto, alguns dias depois de eu ter deixado o estágio, acordei cedo, fui com meu laptop até a escada de incêndio e comecei a procurar emprego. Tinha chovido pouco naquele verão e o sol cozinhava minha pele, fazendo aparecer pontinhos brancos como Braille nas minhas pernas, onde toda aquela coceira tinha deixado cicatrizes. Uma vaga de assistente jurídica numa firma de advocacia norte-americana em Paris chamou minha atenção e, num impulso, decidi me inscrever. Passei o dia inteiro escrevendo uma carta de apresentação. Fiz questão de mencionar que o francês era meu idioma nativo e que também falava um pouco de árabe, esperando que isso me desse alguma vantagem sobre a concorrência. Assistente jurídica não era meu emprego dos sonhos – na verdade, eu nem sabia direito quais eram as atribuições do cargo –, mas parecia o tipo de emprego que uma pessoa responsável teria. Pensei que uma mudança de ares me salvaria do meu comportamento cada vez mais destrutivo. Mudar para Paris não era um item da minha lista de desejos – era um plano de fuga.

Algumas noites antes de deixar Nova York, eu estava na minha terceira festa da noite, onde banqueiros com as golas das camisas levantadas se debruçavam sobre carreiras de cocaína grossas como lagartas, suando enquanto conversavam animadamente sobre seus portfólios de investimento, casas de verão alugadas em Montauk e assim por diante. Já eram cinco da manhã, e aquela festa não fazia meu estilo. Eu queria ir para casa.

Andando sozinha na calçada, banhada pela fumaça azul do meu cigarro, observei o céu começar a clarear. Manhattan dormia naquele silêncio transitório, quando os caminhões de lixo tinham terminado sua ronda e os cafés ainda não tinham aberto. Eu já estava esperando um táxi havia 10 minutos quando um rapaz que reconheci da festa se aproximou, pedindo um cigarro. Era meu último, mas ofereci a ele mesmo assim. Ele o acendeu cobrindo a ponta com as mãos, grandes como luvas de beisebol, e sorriu, soltando a fumaça. Nós dois caminhamos timidamente, primeiro olhando um para o outro, depois para o fim da rua, vazia.

– Quer rachar o táxi? – perguntou ele. Um táxi vinha na nossa direção e a pergunta soou inocente o bastante, então eu concordei e nós entramos no carro. Somente depois que dei meu endereço ao motorista me ocorreu que ele havia feito aquele pedido sem saber sequer para que direção eu iria.

Eu sabia que não devia entrar em carros com homens desconhecidos. Meu pai, que morou em East Village nos anos 1980, quando a cidade estava infestada de crimes, teria desaprovado. Mas algo naquele rapaz parecia seguro e intrigante. O cabelo dele, bagunçado e queimado de sol, caía sobre olhos azuis inteligentes. De porte esguio, queixo quadrado e covinhas nas bochechas, ele era muito bonito, mas tinha uma postura horrível, portando-se com a humildade de alguém que não fazia ideia de sua beleza.

– Acho que você é a pessoa mais alta que eu já conheci – falei, observando-o com o canto do olho. Sentado com os joelhos roçando o banco do motorista, ele parecia ter quase 2 metros de altura.

– Todo mundo diz isso – respondeu. Ele falava baixinho e com uma gentileza que contrastava com sua estatura.

– Prazer em te conhecer. Meu nome é…

– Nós já conversamos na festa, lembra?

Dei de ombros e sorri me desculpando.

– Foi uma noite longa.

– Você não lembra que tentou me mostrar a parte de dentro da sua pálpebra? Nem que recitou "Mary Had a Little Lamb" em latim? – indagou ele, brincando. – E que jogou aparas de lápis na cabeça e ficou dizendo "*Cascarones!*"* de um jeito meio assustador? Não se lembra de nada disso?

---

* *Cascarones* são cascas de ovos pintados, cujo interior é preenchido com confete. A tradição, celebrada no México durante a Páscoa, diz que quebrar os ovos e espalhar o confete na cabeça dos amigos traz sorte. *(N. da T.)*

– Ha, ha. Muito engraçadinho – falei, em tom de brincadeira, dando um soquinho de leve no braço dele. Foi então que percebi que estávamos flertando.

Ele estendeu a mão.

– Meu nome é Will.

Conversamos durante toda a viagem até o centro, a química entre nós se intensificando a cada quarteirão. Quando chegamos ao meu prédio, saltamos do táxi e ficamos de pé na calçada: eu tentando decidir se o convidava para subir, ele educado demais para pedir. Nunca havia dormido com um estranho – apesar de já ter tomado algumas decisões um pouco questionáveis, sempre fui romântica e só tivera relacionamentos monogâmicos –, mas fiquei tentada. Pensei por um instante.

– Está com fome? – perguntou Will.

– Morrendo! – respondi. Aliviada, guiei-o para longe da entrada do prédio. Caminhamos ao longo da Canal Street, passando por salões de cabeleireiro fechados, vitrines de delicatessens com patos pendurados e feirantes arrumando suas barracas na calçada. Entramos no café do bairro, os primeiros clientes do dia.

Pedimos *bagels* e café, e Will começou a me contar que havia acabado de chegar da China, onde trabalhara para uma organização liderando um programa de esportes que visava incluir os jovens locais. Fiquei impressionada ao saber que ele falava mandarim. Naquele momento, ele estava cuidando da casa dos padrinhos e tirando duas semanas de folga para decidir que caminho seguir dali em diante. Ele era ao mesmo tempo sério e brincalhão, de um jeito nerd e meio protetor. Mas, por trás dessa fachada, deu para perceber que ele estava um pouco perdido e fragilizado. Duas horas depois, ainda estávamos no café, conversando. *Gostei muito de você*, eu me lembro de ter pensado quando nos levantamos para ir embora. Meu segundo pensamento foi: *Queria não estar de mudança para outro continente*.

Depois caminhamos de volta até meu prédio e subimos para o meu quarto. Passamos o dia inteiro na cama cochilando, conversando e brincando. Eu estava acostumada a homens que não queriam perder tempo, armados com um arsenal de frases feitas para conquistar uma mulher, mas Will parecia satisfeito de simplesmente ficar deitado ao meu lado. Depois de horas sem qualquer tentativa da parte dele de me beijar, me virei para fitá-lo e tomei a iniciativa. No fim, acabamos passando a noite juntos, depois mais uma e finalmente uma terceira. Com ele era diferente; deixei as luzes acesas. Não senti a necessidade de esconder nada. Ele era o tipo de homem que fazia você olhar de maneira mais generosa para aquelas partes de si mesma que lhe geravam mais repulsa. Ele era o tipo de homem que, em outras circunstâncias, eu teria gostado de conhecer melhor.

Na minha última manhã em Nova York, uma leve luz amarelada entrou pela janela da cozinha enquanto eu fazia café, o som furioso das buzinas dos táxis e o suspiro dos ônibus lá embaixo quase inaudíveis. Fui até o quarto na ponta dos pés, peguei algumas roupas e as joguei dentro da mala. Ao fechar o zíper, olhei para Will enrolado nos lençóis, seu rosto angelical ao dormir. Ele estava dormindo tão tranquilamente que não quis acordá-lo. Por causa das muitas mudanças que fizera durante a infância, eu detestava despedidas. Ao sair, deixei um bilhete nos sapatos dele: *Obrigada pelos momentos inesperados de diversão. Inshallah, nossos caminhos vão se cruzar novamente algum dia.*

2

MÉTRO, BOULOT, DODO

Se Manhattan é o local para onde as pessoas se mudam em busca de oportunidades profissionais, Paris é para onde elas se mudam para viver a fantasia de uma vida diferente – e era exatamente isso que eu pretendia fazer. Saí do metrô e caminhei pelas ruas do Marais, puxando minha grande mala vermelha e parando de vez em quando para apreciar os cafés, as *boulangeries* e as fachadas cobertas de hera do meu novo bairro. Por meio do amigo de um amigo, tive a sorte de encontrar um estúdio mobiliado para alugar, localizado num edifício do século XVIII na Rue Dupetit-Thouars. Subi no vacilante elevador de carga de ferro fundido até o terceiro andar. Ao abrir a porta, o contraste entre a Canal Street e meu novo apartamento me fez querer dançar de alegria ali mesmo, em cima do capacho. *Luz! Silêncio! Privacidade! Piso de madeira! Uma banheira rosa enorme em formato de concha!* O apartamento não tinha mais que 37 metros quadrados, mas para mim parecia um palácio – e era todinho meu.

Passei o fim de semana me situando, desfazendo a mala, abrindo uma conta no banco, comprando lençóis novos e faxinando a cozinha. Na segunda-feira de manhã peguei o metrô até o escritório de advocacia, situado numa elegante casa adjacente ao parque Monceau, no Oitavo Arrondissement. Um grupo de assistentes me recebeu no saguão, os saltos altos batendo no piso de mármore polido enquanto me levavam num tour pelo prédio. Eu já tivera os mais diversos empregos desde a adolescência

– passeadora de cães, babá, assistente pessoal, professora de contrabaixo acústico, hostess de restaurante –, mas era a primeira vez que trabalhava num ambiente corporativo. O prédio tinha pé-direito alto com sancas elaboradas, pinturas em molduras douradas e uma enorme escadaria em espiral. Os advogados estavam sentados às mesas de madeira, cigarros numa mão e expressos na outra, o que me pareceu muito francês e muito elegante. À tarde, fomos almoçar em grupo num café na esquina e pedimos bifes e duas garrafas de vinho, tudo custeado pela empresa. Quando retornamos, ganhei um celular para usar no trabalho e fui apresentada ao armário de suprimentos. Equipada com um bloco de anotações amarelo e canetas sofisticadas, sentei à minha mesa, me sentindo bastante adulta ao reclinar na cadeira e acender um cigarro, apreciando satisfeita o escritório ao meu redor.

Depois do expediente, em vez de pegar o metrô, decidi caminhar para casa. Ao anoitecer, os becos estreitos do Marais adquiriam um brilho medieval. As luzes da rua ganhavam vida e, enquanto caminhava, sonhava com o tipo de pessoa que eu poderia me tornar. Os amigos que não eram amigos de verdade – apenas parceiros de problemas e noites insones – estavam distantes agora. Até a coceira parecia ter diminuído. Com todo um oceano me separando da minha antiga vida, imaginei-me passando fins de semana tranquilos e solitários explorando a cidade, fazendo piqueniques no Jardim das Tulherias e lendo um bom livro no pequeno café que havia descoberto na esquina de casa. Eu iria comprar uma bicicleta com uma cestinha para fazer compras todo domingo no mercado ao ar livre da Place de la République. Começaria a usar batom vermelho e salto alto como as outras assistentes. Aprenderia a cozinhar o famoso cuscuz da minha tia Fatima e convidaria amigos para jantar na minha casa nova. Determinada a passar menos tempo planejando coisas e mais efetivamente fazendo-as, eu me matricularia numa das oficinas de escrita da Shakespeare and Company, a famosa livraria às margens do rio Sena. Talvez adotasse um cachorro, um King Charles spaniel gordinho, que eu chamaria de Chopin.

Mas nunca me restava tempo livre, e depois dos poucos domingos em que consegui ir ao mercado, os alimentos emboloravam na geladeira. Em vez da vida que sonhei, fui jogada num estilo de vida que os franceses descrevem como "*métro, boulot, dodo*" (metrô, trabalho, dormir). Ao final da minha primeira semana de trabalho, ficou claro que não fui feita para uma carreira na área jurídica. Preferia escrita criativa a longos relatórios, e sandália a salto alto. O escritório era especializado em arbitragem internacional, o que parecera interessante no começo, mas sempre que eu tentava ler os relatórios que chegavam à minha mesa não entendia nada do juridiquês e achava o conteúdo extremamente tedioso. Eu passava a maior parte dos meus dias no porão do escritório, lendo, imprimindo e organizando milhares de documentos em pastas para que os advogados pudessem ajudar empresas desalmadas a enriquecerem ainda mais. Eu precisava estar disponível a qualquer hora e dormia com o celular do trabalho debaixo do travesseiro, programando alarmes para acordar no meio da noite e checar se algum e-mail urgente havia chegado. Era normal eu não conseguir sair no fim do expediente; os assistentes faziam tantos serões que começamos a contabilizar. Além de tudo isso, eu tinha um chefe nojento que guardava uma coleção de catálogos de calçados femininos na gaveta de sua mesa e, quando achava que eu não estava olhando, tirava foto dos meus pés com o celular. Depois de mais uma semana trabalhando 90 horas, meu escape era comer um *pain au chocolat* e sair para dançar. No fim da noite eu arrastava quem estivesse comigo para um bar de jazz chamado Aux Trois Mailletz, onde cantávamos desafinadamente ao som do piano, bebendo vinho até nossos lábios ficarem roxos.

Minha vida em Paris não era a fantasia que eu imaginara, mas comecei a inventar uma versão diferente. De repente, estava me correspondendo com Will. As mensagens curtas no estilo "oi, tudo bem" do início se transformaram em longos e-mails e envelopes gordos cheios de cartas escritas à mão e artigos da *The New Yorker* com comentários inteligentes. Will me enviou um cartão-postal de uma cabana nas White Mountains de New Hampshire, aonde viajara com amigos para passar o fim de semana: "Nada de luz elétrica, um forno à lenha do início do século XX e nenhum som além do pio das corujas, do estalar do fogo e do vento", escreveu ele. "Me deu vontade de viajar de carro pelas estradas vicinais dos Estados Unidos. Quer vir comigo?" A ideia de nós dois viajando juntos pelos Estados Unidos fez meu coração bater mais forte.

Sempre terminávamos as cartas do mesmo jeito – "Não precisa responder com o mesmo número de palavras" –, mas nossa correspondência se aprofundou e ficou mais frequente com o passar das semanas e dos meses. Eu lia e relia as cartas dele, como se elas fossem mapas cifrados que pudessem oferecer pistas e insights da pessoa que as escrevia. Contei a ele sobre minha trajetória tortuosa desde a formatura e minha vida no exterior: "Passei minhas primeiras 36 horas em Paris completamente sozinha, com meu laptop e celular desligados. Caminhei pela cidade inteira, até que o salto do meu sapato quebrou e tive que pegar um táxi de volta para casa." Apesar das minhas tentativas de levar uma vida mais ascética, fiz novos amigos – Lahora, uma viúva iogue; Zack, um antigo colega de faculdade que estava treinando para ser mímico; Badr, um jovem executivo marroquino que amava sair para dançar; e David, um gringo que se vestia como um playboy e dava festas extravagantes. "Não se pode forçar uma alma feita para voar a viver na solidão", respondeu Will. Com uma frase dessas, como eu poderia não me encantar?

Contei a Will meu sonho de me tornar correspondente de guerra e enviei um artigo sobre o conflito entre Israel e Palestina que vinha escrevendo havia meses. "Que coincidência", respondeu Will, que tinha as mesmas aspirações jornalísticas. Recentemente, começara a trabalhar como assistente de pesquisa de um professor universitário e esperava conseguir um emprego como editor, e me enviou sugestões relevantes de como eu poderia melhorar meu artigo. Apesar do tempo que passamos juntos em Nova York, esses pequenos momentos de conexão me surpreenderam, pois foi apenas por meio das cartas que realmente começamos a nos conhecer. Essa forma de comunicação tão fora de moda ofereceu uma alternativa mais segura e honesta ao nosso relacionamento. Não demorou muito para que eu ficasse tão apaixonada pelo meu amigo a ponto de ele ser tudo em que eu pensava, e tudo que eu sonhava e falava a respeito. Eu desejava que a pessoa em carne e osso fosse tão maravilhosa quanto aquela que a tinta conjurava.

Numa tarde de outono, depois de um raro dia calmo no escritório, debati com Kamilla, a assistente com quem eu dividia a mesa, sobre se deveria convidar Will a me visitar em Paris. Eu não tinha certeza se o tom romântico das cartas existia só na minha cabeça, mas eu temia que, se não tomasse a iniciativa logo, nossa correspondência perdesse a graça. Passei a hora seguinte escrevendo um e-mail para Will, tentando acertar o tom, algo entre um entusiasmo prudente e um desprendimento comedido.

– *Allez, ma chérie, courage*, nesse ritmo você vai passar a noite inteira aqui – aconselhou Kamilla, me dando um beijinho de despedida no rosto antes de ir embora.

Quando terminei a última versão, já estava escuro lá fora, e o escritório, quase vazio. Contei até 10, me sentindo imatura por ter medo de enviar a mensagem. Quando finalmente venci o medo e enviei, senti uma grande excitação... que foi rapidamente eclipsada pela ansiedade de esperar uma resposta dele. O tempo parecia se arrastar. Fumei metade de um maço de Gauloises, naveguei na internet e reorganizei minha mesa. Às nove horas, finalmente peguei o metrô de volta para casa. Verifiquei minha caixa de entrada. Nada. Tentei controlar a ansiedade enquanto preparava a janta, uma fatia de torrada cheia de Nutella. Será que eu tinha ido longe demais ou entendido errado as intenções dele? Resolvi tomar um banho antes de deitar e, se ainda não houvesse resposta, eu iria arrancá-lo da minha cabeça.

À meia-noite, verifiquei meu e-mail pela última vez. Havia uma nova mensagem na caixa de entrada. Abri e vi que era a confirmação de compra de uma passagem. Destino: Paris, França.

Will chegou pouco menos de um mês depois, bem a tempo de celebrar o Dia de Ação de Graças. Passei o fim de semana anterior na correria, arrumando tudo. Esfreguei a banheira até que brilhasse, varri o chão e levei os lençóis para a lavanderia. Fui ao Marché des Enfants Rouges e comprei pão, um pedaço fedido de camembert, um pote de picles de pepino, alguns embutidos e um buquê de lavanda seca. No caminho de volta para casa, comprei vinho e, num impulso, entrei no salão do outro lado da rua para cortar as pontas do meu cabelo. Na manhã em que Will chegaria, acordei bem cedo e troquei de roupa nada menos que seis vezes, antes de me decidir pelo meu jeans favorito, uma blusinha preta justa de gola alta e meus brincos de argola de ouro da sorte. Já estava uma hora atrasada quando finalmente saí de casa para ir até o aeroporto.

Uma brisa úmida soprava na Rue Dupetit-Thouars e o salto das minhas botas batia forte e rapidamente na calçada molhada pela chuva. Já estava quase no metrô quando o celular apitou. Era uma mensagem de Will dizendo que seu voo tinha chegado mais cedo e que ele havia pegado um táxi até minha casa; alguém o deixara entrar no prédio e ele estava esperando na porta do meu apartamento. Corri de volta para casa e subi as escadas dois degraus de cada vez, parando no segundo andar para retomar o fôlego e me recompor. Meu coração batia acelerado, minha testa estava molhada de suor, e minha respiração, irregular. Nas últimas semanas, tinha percebido que estava me cansando mais rápido. Disse a mim mesma que precisava procurar alguma academia. Tirando os cabelos do rosto, respirei fundo e fui até meu apartamento.

– Oi, oi! – disse Will quando me viu, endireitando-se e abrindo um sorriso largo. Hesitamos por alguns instantes antes de nos abraçarmos, ambos subitamente tímidos para tentar um beijo, mesmo no rosto. Envolta nos braços de um homem que não era exatamente um estranho, mas tampouco um conhecido, me senti segura pela primeira vez em meses.

– *Bienvenu* – comentei quando nos soltamos, e o guiei para dentro do apartamento. Meu estúdio era pequeno e, além da cozinha e do banheiro, tudo era apenas um cômodo, sem um propósito específico. – Esse é o quarto – falei, mostrando a cama –, aqui é a sala de estar – apontei para o sofá vermelho brilhante –, e aqui é a sala de jantar – disse, mostrando o baú que servia também de mesa de centro, mesa de escritório e armário. Era a primeira vez que eu morava completamente sozinha e, apesar de ser um pouco espartana e ainda não ter tido tempo de comprar cortinas, eu tinha muito orgulho da minha casa. – E *voilà* – falei, finalizando o tour abrindo a grande janela e revelando uma pequena varanda.

– Perfeito! – confirmou Will.

O resto do dia ficou envolvido numa névoa e as memórias aparecem em flashes: o papo nervoso na sala de estar enquanto tomávamos café, a dúzia de presentes embrulhados individualmente que Will dispôs sobre o baú, o passeio despreocupado ao longo do Sena e nossas risadas ao avistar estudantes norte-americanos usando boinas e falando um francês horroroso.

– *Nem pense* em me beijar aqui! – avisei ao cruzarmos a Pont des Arts, onde namorados prendem cadeados nas treliças de metal. Foi somente à noite, depois de uma garrafa de vinho tinto ter nos relaxado, que ele finalmente me beijou.

Will subiu a escada em direção à cama atrás de mim, uma coisa barata e bamba feita de quatro estacas de madeira e uma plataforma fina de compensado que o antigo morador provavelmente improvisara. Quando nos deitamos lado a lado, tive uma sensação diferente daquelas três noites que passáramos em Nova York. Um embaraço terno tomou conta de nós dois enquanto nos despíamos. O luar entrava pela janela, transformando as cicatrizes das minhas pernas em linhas prateadas. As estacas de madeira tremiam sob nosso peso.

– Maldita cama – murmurei.

– E se ela quebrar? – perguntou Will, parecendo realmente preocupado.

– Imagine meu pai lendo a manchete de amanhã: "Casal de norte-americanos encontrado nu e sem vida em meio a escombros de cama."

Will desceu a escada.

– Só um minutinho, preciso fazer uma inspeção. – Ele conferiu se todos os parafusos estavam devidamente apertados, balançando a cama enquanto eu ria. – Deixa eu ver se passa no teste sísmico!

No fim das duas semanas, Will voltou para Nova York, mas apenas para pegar as coisas dele e pedir demissão. "Ele vai se mudar para Paris para ficar comigo", escrevi no meu diário várias vezes, até que aquilo parasse de parecer um sonho. Sentada no metrô, indo para o trabalho, um sorriso bobo se abriu no meu rosto. "A alegria é um sentimento aterrorizante, não confie nela", escrevi no diário.

Sob aquela alegria, uma tempestade ganhava força: o pressentimento de que uma selvageria úmida e escura se desenrolava debaixo da minha pele.

3

CASCAS DE OVOS

Nunca fiquei solteira por mais que um ou dois meses desde os 17 anos. Não falo isso com orgulho nem acho que era saudável, mas foi como aconteceu. A maior parte do tempo que cursei a faculdade, namorei um inteligentíssimo estudante sino-britânico de literatura comparada. Ele foi meu primeiro namorado de verdade, e me levava para jantar em restaurantes chiques e para passar as férias na praia de Waikiki, mas, à medida que os semestres passavam, comecei a sentir vontade de ter tido mais experiências antes de conhecê-lo. O relacionamento terminou no verão anterior ao meu último ano de curso, quando tive um lance tórrido com um jovem cineasta etíope. Depois disso, namorei um rapaz de Boston que conheci enquanto estava pesquisando no Cairo, durante as férias de inverno. Ele era ativista e fazia grandes travessuras, inclusive fora preso por colocar uma bandeira da Palestina de 9 metros de altura ao lado de uma das pirâmides. Uma semana mais tarde, enquanto bebíamos uísque num bar com vista para o mar Vermelho, ele ligou para os pais.

– Quero que vocês conheçam a garota com quem vou me casar – anunciou ele, me entregando o celular antes que eu pudesse protestar.

Terminei o relacionamento pouco tempo depois. Alguns meses mais tarde, comecei a sair com um texano-mexicano aspirante a roteirista. O namoro durou dois meses desastrosos enquanto eu morava em Nova York, fazia estágio e trabalhava como garçonete num hotel chique do centro. Ele ficava agressivo quando bebia – e só o que fazia era beber.

Esses relacionamentos não tinham nada de casual. Quando eu estava neles, dava tudo de mim e era consumida pela ideia de passar o resto da vida juntos. Mas, mesmo durante os períodos mais intensos, eu via uma placa de saída brilhando levemente a distância – e a verdade era que eu sempre me sentia tentada a correr naquela direção. Eu amava a ideia de amar outra pessoa. Outra maneira de dizer isso é que eu era jovem demais: extremamente impulsiva e descuidada com os sentimentos dos outros, muito egocêntrica e mais concentrada em trilhar meu caminho do que me incomodar com promessas não cumpridas.

Com Will não era assim. Ele era diferente de todos os homens que eu conhecera. Tinha uma combinação bizarra de qualidades – parte atleta, parte intelectual, parte palhaço – e podia jogar basquete tão naturalmente quanto recitar versos de W. B. Yeats. Fiquei surpresa com o cuidado que ele demonstrava para com as outras pessoas, como fazia questão de deixar todos à vontade. Cinco anos mais velho que eu, ele tinha uma sabedoria tranquila e despretensiosa e uma leveza de espírito que o faziam parecer ao mesmo tempo mais velho e mais novo do que sua idade real. No instante em que Will retornou à minha porta em Paris, dessa vez acompanhado de uma mala abarrotada com seus pertences, a placa de saída se apagou. Eu estava completamente envolvida.

Will desfez a mala e organizou suas roupas em pilhas na estante que eu havia desocupado para ele. Tirou uma caixa de som portátil de dentro da mala e perguntou se podia tocar música. O som de hip-hop dos anos 1990, principalmente Warren G., reverberou pelo apartamento. Senti o riso tomar conta de mim conforme ele cantava junto e dançava no chão de madeira. Ele me puxou e me rodou pela cozinha, quase derrubando uma frigideira.

– Você está me distraindo – falei, batendo nele de brincadeira com um pano de prato.

Eu estava preparando uma torta de carne com purê de batatas para o almoço, querendo impressioná-lo com meus dotes culinários. Superconcentrada, piquei cenoura, dourei cebola, fritei a carne e fiz o purê de batatas.

Com exceção de ovos mexidos, macarrão e torrada com Nutella, era a primeira vez que eu cozinhava de verdade, até havia ligado para minha mãe mais cedo pedindo a receita. A cozinha, do tamanho de um closet pequeno e sem janela ou ventilador, estava literalmente um forno. Sequei minha testa suada com o pano de prato, mas não adiantou muito. Continuei a suar enquanto montava a torta numa travessa e salpicava um pouco de queijo ralado antes de levá-la ao forno. Não demorou muito para o apartamento começar a cheirar a manteiga e ervas frescas – pela primeira vez tinha o perfume de uma casa de verdade.

No outro lado do estúdio, Will arrumava a mesa de jantar sobre o baú. Juntei-me a ele, abrindo as janelas para ventilar um pouco. Estava nevando lá fora e alguns flocos de neve flutuaram para dentro do apartamento. Will se aproximou e me abraçou pela cintura, puxando-me para mais perto.

– Vou começar a procurar emprego amanhã – disse, enterrando o rosto no meu cabelo. – Também vou procurar uma escola de idioma, algum lugar em que eu possa ter aulas, pelo menos até aprender francês o suficiente para dizer: "Quero três baguetes e um suco de laranja, por favor."

Sentia os músculos firmes e mornos do torso de Will pressionados contra meus ombros. Fechei os olhos, relaxando, e tentei me lembrar da última vez que me sentira tão feliz. Não consegui.

– Não se mexa – pediu Will, se afastando. Ele pegou a câmera na prateleira e tirou uma foto minha em frente à janela, minha silhueta contra o céu de inverno. Quando me mostrou a foto, fiquei chocada com minha aparência. Minha pele estava tão pálida que parecia translúcida. Minhas pálpebras estavam azuis como ovos de sabiá, como se todas as minhas veias estivessem saltadas. Até meus lábios pareciam sem vida.

– Cor de pérola – disse Will, generoso, me beijando.

Duas semanas mais tarde, Will fez 27 anos. Para celebrar a mudança e o aniversário dele, tirei alguns dias de folga e o surpreendi com duas passagens de trem para Amsterdã. Era janeiro de 2011 e, ao deixarmos a estação, podíamos ver nossa respiração condensada no ar frio da manhã. Planejamos explorar a cidade a pé. Nosso itinerário: uma visita à casa de Anne Frank, uma parada no mercado para provarmos arenque em conserva e um passeio de barco pelos canais. Mas não conseguimos ir muito longe. Mais ou menos a cada quarteirão eu precisava parar por causa de uma tosse forte que estremecia meu corpo inteiro e me deixava tonta, com as têmporas latejando como um diapasão.

Sentia-me tão cansada que acabamos passando quase todo o fim de semana em nosso hotelzinho duas estrelas no movimentado distrito da Luz Vermelha. Os lençóis tinham furos feitos por cigarros, a janela encardida dava para um canal e as batidas do aquecedor velho ecoavam pelos corredores monótonos. Mas estar apaixonado é encarar qualquer situação como uma aventura. Quando chegamos, me virei para Will e disse:

— Esse é o melhor hotel do mundo!

Embora eu não me sentisse muito bem, estava decidida a tornar nossa primeira viagem juntos inesquecível. E assim, na tarde do aniversário de Will, me vi num café que ficava num porão comprando uma lata de cogumelos alucinógenos de um rapaz branco e magro com *dreadlocks*.

— Ora, não seja careta — falei para Will, que nunca tinha provado aquilo e estava meio apreensivo.

— Está bem — concordou ele finalmente. — Se os maias estão corretos, este é o último ano da humanidade. Vamos aproveitar.

Caminhamos alguns quarteirões até um restaurante etíope, onde iríamos jantar, e quando o garçom se distraiu salpiquei um punhado de cogumelos no cozido de lentilhas.

— Você é louca, sabia? — comentou Will, rindo e balançando a cabeça enquanto comia as lentilhas com um pedaço de *injera*, um pão etíope.

Uma neblina baixou sobre a cidade quando caminhamos de volta ao hotel. Andando pelas ruas molhadas e pelas pontes congeladas, desviamos de ciclistas que buzinavam ao passarem por nós em alta velocidade. No distrito da Luz Vermelha, silhuetas brilhavam por trás de janelas cobertas com cortinas. O sinal de trânsito passou de laranja para vermelho, e verde, e depois explodiu num arco-íris. Nosso hotel era visível de onde estávamos, o sinal de neon brilhando como brasa. Apertamos o passo, tentando chegar ao quarto antes que o barato batesse com força total. Assim que entramos, meus poros se transformaram em pequenas tochas, emitindo labaredas. Tirei a roupa e me espalhei na cama, tentando me refrescar. Enquanto isso, Will começou a construir um forte com os lençóis e os travesseiros, formando uma tenda sobre a cama.

– Venha aqui, está bastante *gezellig* – falei, dando palmadinhas no espaço da cama ao meu lado. *Gezellig*, uma expressão holandesa sem tradução literal, que significa algo como "aconchegante", tinha virado nossa palavra favorita. Will passou por baixo da tenda e se deitou ao meu lado.

– Meu Deus, você está ardendo em febre – disse ele, colocando a palma da mão sobre a minha testa.

Naquele momento, achei que era apenas o efeito da droga. Mas, ao longo das horas seguintes, a febre aumentou ainda mais, a ponto de eu achar que meu corpo ia pegar fogo. Comecei a tremer. Gotas de suor começaram a se acumular nas minhas clavículas, e lembro que pela primeira vez na vida me senti frágil.

– É como se eu fosse feita de cascas de ovos – repeti inúmeras vezes. – Vamos ficar aqui para sempre, pode ser?

Will começou a ficar cada vez mais preocupado e sugeriu que fôssemos para o pronto-socorro.

– Me deixa cuidar de você – pediu ele.

– *Non, merci*, eu sou forte – respondi, mostrando meu muque.

– Podemos pegar um táxi direto para o hospital e estaremos de volta rapidinho.

Recusei, balançando a cabeça até ele desistir. Não queria ser uma daquelas turistas idiotas que vão para Amsterdã, comem um monte de cogumelos alucinógenos e acabam no hospital.

Na tarde seguinte, pegamos o trem de volta a Paris. A febre e as alucinações tinham melhorado, mas a sensação de fragilidade permanecia. A cada dia eu me sentia mais fraca, menos vibrante. Era como se alguém estivesse apagando minha essência. A silhueta do meu antigo eu ainda era visível, mas meu interior estava se transformando num palimpsesto espectral.

4

VIAJANDO NO ESPAÇO E GANHANDO VELOCIDADE

De volta a Paris, fui a um médico pelo motivo mais comum entre jovens de 22 anos: pedir uma receita de anticoncepcional. A clínica era um labirinto sujo com paredes descascadas, salas de espera lotadas e luzes tremeluzentes. Os outros pacientes, que em sua maioria pareciam imigrantes, alguns do Norte da África, falavam entre si numa mistura de árabe e francês enquanto controlavam crianças inquietas e folheavam revistas. Olhando em volta, senti uma ponta de saudade de casa. A transição do meu pediatra, que me conhecia desde criança e tinha os bolsos cheios de pirulitos, para aquela clínica suja era um lembrete claro de que eu estava sozinha. Eu já não era mais uma criança, mas me sentia despreparada para o fluorescente e burocrático mundo adulto.

Depois de algum tempo, finalmente chamaram meu nome. Um enfermeiro subiu a manga da minha blusa e examinou meu braço em busca de uma veia adequada. Eu sempre senti pavor de agulhas. Virando o rosto para o outro lado, olhei fixamente para o chão e prendi a respiração enquanto a agulha furava minha pele. Do canto do olho, vi um jato vermelho. *Tudo bem*, falei para mim mesma. Soltei o ar enquanto o tubo de coleta se enchia de sangue. *Quase terminando*.

Mais ou menos uma hora depois, fui encaminhada para o consultório médico, onde um homem de bigode e jaleco branco estava sentado atrás de uma mesa de madeira. Acomodei-me diante dele.

– Em que posso ajudar? – perguntou ele em francês.

– Quero começar a tomar pílula – respondi.

– Muito bem – disse ele, olhando para uma folha de papel e analisando meu exame de sangue. Ele parou, franziu a testa e perguntou: – Antes de discutirmos outras opções, gostaria de saber se por acaso você tem se sentido cansada ultimamente.

Assenti com vigor.

– Seu exame de sangue mostra que você está anêmica. Sua contagem de glóbulos vermelhos está baixa. – Devo ter parecido tensa, porque ele logo acrescentou: – Não se preocupe. Anemia é bastante comum em mulheres jovens. Seu fluxo menstrual é muito intenso?

Hesitei por um momento, sem saber ao certo o que era considerado "intenso".

– Acho que sim.

Depois de uma década sentindo cólicas, qualquer fluxo, na minha opinião, era intenso.

– Ah, deve ser isso, então – concluiu o médico. – Vou prescrever o anticoncepcional e um suplemento de ferro para uso diário. Você deve começar a se sentir melhor em breve.

No metrô a caminho de casa, contei as paradas até a Rue Dupetit-Thouars, ainda animada ao pensar que estava voltando para um homem e um apartamento que eram meus. Irrompendo pela porta, com as bochechas rosadas por causa do frio, dei um abraço em Will e, enquanto abria um vinho, contei a ele sobre a anemia e o suplemento de ferro.

– Por isso que eu tenho me sentido tão *fatiguée*. – Sorri, aliviada com o diagnóstico. – Como foi seu dia?

– Mila arranhou o cotovelo no carrossel do Campo de Marte e chorou, mas consegui acalmá-la e ficou tudo bem. Então acho que posso dizer que foi uma *bonne journée*, um bom dia.

Will estava fazendo aulas de francês e tinha começado a trabalhar de babá. Toda tarde, enquanto eu estava no escritório, ele pegava Mila – que tinha 4 anos – na pré-escola e a levava a diversas atividades extracurriculares. Ela tinha bochechas gordinhas e uma nuvem marrom de cachos na cabeça. A atividade favorita dela era sentar nos ombros de Will, de onde tinha uma visão aérea de tudo que acontecia na rua, enquanto comia um croissant e gritava "Sou a menina mais alta de Paris!" para quem quisesse ouvir. Enquanto Will me contava a mais recente aventura deles, tirei algumas migalhas que ainda estavam em seu cabelo.

O emprego como babá era temporário, somente até Will se ajeitar à vida em Paris, e, embora ele não estivesse usando o diploma que se esforçara tanto para conseguir, parecia não se importar. O dinheiro era garantido e livre de impostos, e ele não precisava de visto de trabalho; além disso havia maneiras piores de passar as tardes do que desbravando uma cidade nova com uma guia de 4 anos. Eu, por outro lado, era um pouco menos otimista em relação ao meu próprio emprego. Estava ficando difícil suportar o escritório. A coceira tinha melhorado muito desde que me mudara, mas a exaustão era tanta que eu tomava cerca de oito expressos por dia. Comecei a pensar se essa fadiga não seria sintoma de algo mais sério. *Talvez eu não esteja conseguindo encarar o mundo real*, escrevi no meu diário. Mas o médico da clínica tinha oferecido outra explicação: anemia, o que queria dizer que o cansaço era físico, e não psicológico, uma distinção que me deixou aliviada.

Estava ficando tarde e a garrafa de vinho jazia vazia em cima do baú. Eu me levantei, tonta, e anunciei que já tinha passado da hora de traçarmos nossas resoluções de ano-novo – que tínhamos planejado fazer na virada do ano, algumas semanas antes. Eu adorava o ritual de fazer listas de resoluções: estava sempre preenchendo diários com pendências e sonhos. Traçar um plano, ainda que tênue, equilibrava a incerteza e a confusão que eu sentia em relação ao futuro. Embora Will não fosse muito de planejar, ele me acompanhou no ritual. Disse que, quando chegasse a primavera, tentaria entrar numa faculdade, talvez na Sciences Po, o Instituto de Estudos Políticos de Paris. Prometi encontrar um emprego que não me deixasse tão esgotada no fim do dia e que envolvesse mais do que ficar tirando cópias de documentos ou escondendo os meus pés do chefe.

Durante os dois meses seguintes, tentei cumprir uma de minhas resoluções: atualizei meu currículo, respondi a anúncios de emprego e procurei antigos professores e mentores para pedir conselhos. Mas o que mais preencheu meu tempo foram as visitas à clínica, aonde voltei cerca de 12 vezes para me tratar de gripes, crises de bronquite e infecções urinárias. Em cada visita eu era atendida por um médico diferente. Em todas elas, eu relatava meu histórico médico e via a lista de doenças recentes aumentando. Eu estava tomando os suplementos de ferro, conforme fora instruída, mas, em vez de me sentir revitalizada, estava cada vez mais exausta. A alta rotatividade de médicos na clínica me fez pensar se havia alguém de fato acompanhando todos os detalhes do meu caso.

Certa tarde eu estava fazendo mais um exame de sangue "de rotina" quando meus olhos se encheram de lágrimas.

– O que aconteceu? – perguntou a enfermeira.

Eu já não tinha mais certeza.

O problema de se sentir exausta todos os dias, o dia inteiro, meses a fio, é que você não percebe que está piorando. Quando consegui um encaminhamento para ser atendida por um médico no Hospital Americano de Paris, eu estava tão fraca que mal conseguia subir e descer a escada para a minha cama. Numa tarde de sexta-feira de calor incomum para o fim de março, saí de casa para ir ao médico. O que deveria ter sido uma viagem de metrô de meia hora durou horas, e terminei em um bairro de Paris que eu desconhecia. Caminhei em círculos, procurando o hospital, até perceber que tinha descido na estação errada. Enquanto esperava o ônibus que me deixaria em Neuilly-sur-Seine, subúrbio no oeste da cidade e onde ficava o hospital, comecei a ficar tonta. Ao meu redor, casas grandiosas e carros de luxo brilhavam sob a luz do sol. Pássaros sobrevoavam uma tília, com suas folhas em formato de coração. Uma mãe caminhava de mãos dadas com os dois filhos louros no lado sombreado da calçada. Minha cabeça começou a girar. Pequenos pontos de luz preencheram minha visão e de repente as casas, os carros, os pássaros e a mulher se transformaram em pingos dourados contra um fundo preto. Num momento eu estava de pé, no outro estava caindo de lado, batendo a cabeça na calçada.

– *Ça va, mademoiselle*? – perguntou uma senhora quando recobrei a consciência, os lábios apertados de preocupação.

– *Non* – respondi, e comecei a chorar de novo. Não conseguia falar com Will, ele fora acompanhar Mila na aula de natação, e meus pais estavam a mais de 6 mil quilômetros de distância. Eu estava viajando no espaço, ganhando velocidade, rodando cada vez mais longe da Terra. Nunca me senti tão sozinha.

Quando finalmente cheguei ao hospital, já estava anoitecendo. Um homem que se apresentou como Dr. K me examinou rapidamente e decidiu me internar para realizar mais testes.

– Você está com uma aparência terrível – disse ele.

Um enfermeiro me levou de cadeira de rodas até um quarto branco com um janelão. O sol estava se pondo, e fiquei olhando enquanto nuvens roxas flutuavam no horizonte, ameaçando chuva. A última vez que eu passara a noite num hospital foi quando nasci.

O Hospital Americano de Paris era diferente de qualquer hospital que eu já tinha visto nos Estados Unidos. Meu quarto era luxuoso – maior que meu apartamento – e as paredes se iluminavam com a luz do sol. Eu aguardava ansiosa as bandejas de café da manhã que chegavam sem ser solicitadas, os aromas do croissant amanteigado e do café com leite me despertando do sono. Com o café da manhã, chegava a dose diária de prednisona, um esteroide que me foi prescrito por algum motivo não muito claro, mas que em 72 horas me fez sentir disposta o suficiente para caminhar pelo pátio, onde eu passava as tardes escrevendo no meu diário, fumando com os demais pacientes e observando, meio atrapalhada, os canteiros de flores. Todas as noites, depois de colocar Mila na cama, Will se juntava a mim no hospital. Ele levava Scrabble e ficávamos até de madrugada conversando e jogando uma partida atrás da outra. Uma enfermeira oferecera uma cama de acompanhante para que ele pudesse dormir comigo no quarto.

– Obrigada por estar aqui – murmurei, meio grogue, enquanto adormecíamos em nossas respectivas camas.

– Estar com você me faz a pessoa mais feliz do mundo. Estes últimos meses foram os melhores da minha vida – disse Will, segurando minha mão. – Não existe ninguém como você. Ninguém me dá mais vontade de viver, ninguém me faz querer ser mais *eu* do que você. Sua sede de aprender sempre mais e se conhecer mais a fundo me faz querer ser uma pessoa melhor. Estamos construindo algo grande juntos. E em breve você vai sair daqui e poderemos retomar a nossa vida.

Ao longo da semana que fiquei internada, os médicos fizeram todos os testes possíveis, de HIV a lúpus e doença da arranhadura do gato. Todos deram negativo. Respondi a inúmeras perguntas: não, nunca fiz cirurgias nem fiquei internada; nenhuma doença preexistente; um avô morreu de câncer de próstata, o outro, de ataque cardíaco, mas exceto isso nenhum outro caso de doença na família; se sair para dançar conta, então, sim, eu me exercito regularmente. Quando o Dr. K examinou meus glóbulos vermelhos ao microscópio, percebeu que estavam um pouco grandes e mencionou que eu talvez precisasse fazer uma biópsia na medula óssea.

– Quanto álcool você consome? – perguntou ele uma tarde, ao pé da minha cama.

– Bastante – respondi. – Acabei de me formar na faculdade.

Ele anotou algo em um bloco enquanto saía do quarto. No fim, decidiu que a biópsia era desnecessária para alguém da minha idade. Confiei nele. Afinal, saúde e juventude caminham sempre de mãos dadas.

– Você precisa descansar – concluiu o Dr. K. – Ainda estou um pouco incomodado com seus glóbulos vermelhos, mas não vejo motivo para nos preocuparmos com isso. Vou sair de férias e quero ver você quando retornar, daqui a duas semanas, e saber como está se sentindo.

Assim, recebi alta com o diagnóstico de uma tal "síndrome de burnout" e um atestado de 30 dias para entregar no trabalho.

No metrô, voltando do hospital, escrevi em meu diário:

Detalhes médicos importantes:

1. Dr. K usa óculos Prada.
2. Uma enfermeira quase flagrou Will e eu transando no banheiro do quarto.
3. É possível pedir que o refeitório do hospital entregue champanhe e *crème brûlée* no quarto.
4. Tenho certeza de que esse lugar é um country club disfarçado de hospital.
5. O que é "síndrome de burnout"?

Para ser sincera, fiquei animada com a perspectiva de passar um mês longe do trabalho, mas o restante não fazia muito sentido. Sem a dose diária de prednisona, meu nível de energia já começava a baixar. Encostada no assento frio do metrô, lutando para permanecer acordada, me dei conta de que o Dr. K deve ter imaginado que o excesso de trabalho e as farras eram os únicos culpados pelo meu péssimo estado de saúde. Senti que nem ele nem qualquer dos outros médicos com os quais me consultara estavam me levando a sério. Mas não posso afirmar que eu me levava a sério também. Não tinha contestado nada. Em vez disso, descartara todas as minhas dúvidas. Afinal, eles é que tinham diploma em medicina, não eu.

Alguns dias depois de voltar do hospital, acordei com a boa notícia de que tinha uma entrevista de emprego. Passara as semanas anteriores enviando meu currículo a várias revistas e jornais, sem sucesso. Ao contrário de outras carreiras, que possuem um caminho mais claro a seguir, níveis hierárquicos a galgar e diplomas essenciais a adquirir, para mim o mundo do jornalismo era tão misterioso quanto inacessível. Eu não fazia ideia de como dar o primeiro passo. "Comece a escrever e a enviar artigos para os editores", aconselharam-me certa vez, mas meu trabalho não deixava muito tempo livre para isso. E mesmo se deixasse, eu não conhecia nenhum editor, e se conhecesse, provavelmente não teria coragem de me arriscar. Então, em vez disso, contatei um antigo professor, que sugeriu que eu escrevesse para o *International Herald Tribune*, sediado em Paris, perguntando sobre vagas para iniciantes. Para minha surpresa, eles responderam dizendo que tinham uma vaga de *stringer*, um tipo de apurador de informações de nível júnior, para ajudar os repórteres mais experientes na cobertura da revolução que explodira recentemente na Tunísia e que, mais tarde, ficaria conhecida como Primavera Árabe. Eles pediram que eu fosse lá para uma entrevista quanto antes.

No dia seguinte, coloquei um elegante vestido preto que havia comprado num brechó, domei meus cachos rebeldes com uma trança, joguei uma camada extra de blush nas bochechas pálidas e segui para a entrevista. Subindo rapidamente as escadas do escritório do *Tribune*, percebi a tontura voltando e uma leve falta de ar, mas eu tinha coisas muito mais importantes com que me preocupar naquele dia. O barulho de pessoas digitando no teclado ecoava na redação, uma sala ampla cheia de armários de arquivo e mesas com pilhas de livros, computadores e xícaras sujas. Olhando ao redor, para os repórteres experientes sentados às mesas, não me permiti ter ilusões. Eu sabia que as chances de conseguir a vaga eram pequenas, mas pela primeira vez conseguia ver um caminho em uma profissão que me empolgava. De repente, percebi que, sem querer, vinha me preparando exatamente para aquela oportunidade. Na faculdade, lotei minha grade com disciplinas de idiomas – árabe, francês, espanhol, farsi –, imaginando que um dia poderia viver e trabalhar em lugares distantes com facilidade. Passei todos os verões estudando e pesquisando no exterior, o que me permitiu viajar para lugares como Adis-Abeba, Cisjordânia e a cordilheira do Atlas no Marrocos. E eu não apenas conhecia e amava a Tunísia como era meu país natal: onde meu pai tinha nascido, onde meus parentes ainda moravam e de onde eu, orgulhosamente, ainda tinha o passaporte. Contei tudo isso na entrevista e os editores que me entrevistaram pareceram maravilhados. Eu também estava. Saí de lá pensando que passara a vida adulta inteira me preparando para aquele momento, depois ri de mim mesma – afinal, eu estava naquela vida havia apenas quatro anos.

Nunca mais retornei ao escritório do *Tribune*. Uma semana depois, eu estava de volta ao hospital. Dessa vez, deitada num leito da emergência, apática de tanta dor. O interior da minha boca estava tomado de pústulas; minha pele, cinzenta como carne morta. Will apertou minha mão conforme a médica da emergência dizia:

– Não quero que você entre em pânico, mas está claro que há algo errado. Seus glóbulos vermelhos estão muito baixos. – Olhei para ela, sem entender o que aquilo significava. – Se eles caírem mais um pouco, você não poderá viajar de avião. – Ela tocou meu braço com ternura, dizendo que tinha uma filha da minha idade e que, se fosse minha mãe, ia querer que eu embarcasse no próximo avião de volta para casa.

Conseguimos comprar uma passagem para Nova York na manhã seguinte. Insisti também em comprar outra de volta a Paris para dali a duas semanas. Eu precisava acreditar que aquela seria uma viagem de ida e volta. Will se ofereceu para ir comigo, mas na minha cabeça não fazia sentido: ele tinha que cuidar de Mila e eu logo estaria ali de novo. Ao me despedir dele no aeroporto, pedi que não ficasse preocupado. Então um senhor com uniforme azul-marinho empurrou minha cadeira de rodas pelo Aeroporto Charles de Gaulle. Senti minhas orelhas queimarem de vergonha à medida que ele me empurrava para o começo da fila de embarque e em direção ao avião, passando pelas famílias e pelos executivos com pastas de couro chiques que aguardavam a sua vez. Para mim, a médica da emergência tinha exagerado ao insistir que eu usasse uma cadeira de rodas. Lembro de ter pensado que a qualquer momento alguém me acusaria de ser uma fraude. Mas na verdade os passageiros da fila preferencial olharam para mim com pena.

O avião decolou. Deitada em posição fetal, ocupando duas poltronas vazias, eu tremia sob um cobertor fino, sem conseguir me aquecer. Sempre amei aviões, a sensação de insignificância que vem com a altitude, a terra ficando cada vez menor até sumir embaixo das nuvens, mas dessa vez mantive a janela fechada. Eu estava cansada demais para fazer qualquer coisa – assistir a um filme ou comer os lanches que a aeromoça, preocupada, não parava de me oferecer. Mas, apesar do cansaço, as feridas na minha boca me impediam de dormir. A médica da emergência havia prescrito codeína para o voo, e tomei dois comprimidos, torcendo para que oferecessem algum alívio da dor. Ondas de náusea invadiam meu corpo enquanto eu perdia e recobrava a consciência.

Sonhei que o avião era uma penitenciária suspensa sobre o Atlântico e que eu estava sendo punida por todo o álcool, todos os cigarros e todos os venenos que eu tinha ingerido no último ano. Sonhei que estava na festa de 5 anos da minha formatura e que meus amigos estavam de costas para mim, rindo e bebendo coquetéis num gramado verde, os dormitórios visíveis a distância, banhados por raios de sol alaranjados. Chamei-os pelo nome, mas, quando se viraram, olharam através de mim. Isso fazia todo o sentido na lógica dos sonhos. *Talvez eles não estejam me reconhecendo*, pensei. Eu tinha envelhecido desde a formatura. E muito. Naquela cadeira de rodas, eu era pele e ossos, com apenas algumas mechas de cabelo branco. Meus olhos eram baços, e minha boca, um vão sem dentes. Chamei de novo. *Sou eu*, gritei, *Suleika*. Mas dessa vez ninguém se virou.

Quando abri os olhos, senti o baque do trem de pouso tocando o solo. Estava em casa.

5

NOS ESTADOS UNIDOS

Desde que aprendi a falar, chamo meus pais pelo nome, o que para nós nunca pareceu estranho – até que uma professora, perplexa, mencionou esse fato.

Minha mãe, Anne, uma mulher pequena de olhos azuis e com a musculatura elegante e vigorosa de uma bailarina, nasceu numa bucólica vila suíça a uma hora de Genebra. Ela cresceu numa casa de pedra cheia de livros, antiguidades e um gramofone que sempre tocava música clássica. As janelas da sala de estar se abriam para uma praça e davam para um castelo medieval e um lago cristalino, onde minha mãe passava os fins de semana nadando e velejando com os garotos do bairro. Ela era um *garçon manqué*, uma moleca; tinha cabelo curto e o nariz estava sempre enfiado num romance. O pai dela, Luc, um físico e ativista ambiental, era bem rígido, quase militar, mas também estava muitos anos à frente de seu tempo. Ele se recusava a ter um carro por causa da emissão de carbono e proibia plásticos em casa. Mantinha no sótão uma oficina de marcenaria, onde fabricava brinquedos de madeira para Anne e seus três irmãos. A mãe dela, Mireille, uma bibliotecária, não nutria o menor interesse pelo ativismo do marido. Amava objetos bonitos, tinha uma coleção impressionante de blusões de caxemira, um amplo jardim de rosas e era famosa pelas tortas de maçã. Mireille sempre dizia que havia um jeito certo e um jeito errado de se comportar e submetia os filhos a lições rigorosas de etiqueta. Quando chegou à adolescência, Anne já estava exausta das restrições dos pais e da atmosfera hermética daquela vila.

Depois de terminar a escola de arte em Lausanne, minha mãe ganhou uma bolsa para morar em Nova York, onde pretendia se tornar uma pintora famosa. Alugou um pequeno apartamento na esquina da rua 4 com a avenida A no East Village. Era o auge dos anos 1980 e o bairro estava repleto de muros grafitados e terrenos baldios. As ruas pulsavam com a energia, e em todo lugar havia jovens escritores e músicos irradiando criatividade e ambição. Ela jamais estivera num lugar como aquele.

Trabalhar duro é a característica mais marcante da nossa família. Minha mãe tinha a ética profissional de um cavalo de tração e sempre trabalhou o dia inteiro. Conseguiu se manter pintando casas e vendendo rosas em mesas de restaurantes e cafés, ganhando o suficiente para arcar com o aluguel do apartamento e de um estúdio que compartilhava com dois outros artistas. Logo encontrou uma forma mais lucrativa de pagar as contas: abriu uma pequena empresa no apartamento. "Escola Internacional de Línguas, como posso ajudá-lo?", dizia ela ao atender o telefone, fingindo ser a secretária. A escola, se é que se pode chamá-la assim, era formada pela minha mãe e pelos seus amigos, um grupo proveniente de diversos países da Europa. Ela os contratou para dar aulas de francês, italiano, alemão e espanhol para executivos e famílias abastadas da cidade. Conseguiu economizar o suficiente para dar entrada no apartamento, à venda por 40 mil dólares, o que na época era uma fortuna.

Cinco anos depois de Anne chegar a Nova York, sua inteligência, seu cabelo curto, seu nariz aristocrático e suas maçãs do rosto elegantes capturaram a atenção de meu pai, Hédi, num bar de jazz no centro da cidade. Não foi difícil para Hédi conquistá-la. Alto, moreno, com cabelos castanhos cacheados e um charmoso espaço entre os dentes da frente, ele havia acabado de correr a maratona de Nova York e estava na melhor forma física de sua vida. Morava a alguns quarteirões de Anne, na rua 7, entre as avenidas B e C, tão perto que logo os dois passaram a se ver toda hora. Tinham em comum a língua francesa, o nomadismo e o amor pela culinária, pelo cinema e pelas artes. Tinham os mesmos valores boêmios, gastavam o que ganhavam em bons vinhos, ingressos para teatro e viagens, mas brigavam com frequência, ambos teimosos e independentes demais. A prioridade de minha mãe era pintar, e ela não tinha o menor interesse em ser a esposa de alguém. Meu pai ainda estava decidindo se continuaria nos Estados Unidos ou se retornaria ao país natal para construir sua vida. Depois de dois anos de relacionamento, fui concebida no apartamento de Hédi no Tompkins Square Park. *Um acidente*, imaginei minha mãe pensando ao urinar no teste de gravidez, já sentindo falta de sua liberdade. (Mais tarde, ela me diria que foi *uma surpresa*.)

Aos 40 anos, Hédi era quase uma década mais velho que Anne. Ele dava aulas para o ensino médio da United Nations International School e fazia frilas como tradutor de árabe e francês. Ficou felicíssimo com a notícia da gravidez, mas Anne tinha dificuldade de se ver como mãe e não estava convencida de que queria se casar. A maioria de suas amigas na Suíça tinha companheiros e filhos sem nunca oficializar a relação. Para ela, o casamento parecia algo sufocante e anacrônico. Ela insistiu que eles não precisavam de um pedaço de papel para legitimar o relacionamento. Alguns meses depois mudou de ideia, mas apenas para que meu pai se sentisse mais à vontade para dar a notícia da gravidez à mãe dele. Eles planejaram um casamento civil. Uma polaroide daquele dia mostra ambos na escada do cartório do centro de Manhattan, olhando com alegria um para o outro, os dois em roupas folgadas e segurando a versão deles de um buquê: dois galhos, ainda cheios de folhas, que haviam arrancado de uma árvore da cidade.

Sei disso tudo porque sou bem próxima de minha mãe – nenhum assunto é proibido, nenhum evento importante é deixado de lado. Com seu sotaque carregado, seu cabelo curtíssimo, suas axilas peludas e seu macacão sujo de tinta, ela era diferente de todas as outras mães que eu conhecia. Quando fiquei menstruada, aos 13 anos, ela foi a primeira pessoa para quem contei, e no dia seguinte me surpreendeu com o almoço de comemoração mais desconfortável do mundo, oferecendo um brinde à minha transformação em mulher, enquanto meu pai e meu irmão se remexiam envergonhados em seus assentos. Na adolescência, falei para ela que pretendia conservar minha virgindade até o casamento. "Não seja idiota", respondeu ela. "Você precisa saber do que gosta antes de se comprometer com algo para a vida inteira."

Na minha infância, estávamos sempre de mudança – do East Village para Adirondacks, seguido por temporadas na França, na Suíça e na Tunísia, mas sempre retornávamos para os Estados Unidos, onde meu pai conseguira o cargo de professor titular em Skidmore, uma pequena faculdade de artes em Saratoga Springs, Nova York. Apesar de suas ressalvas iniciais, Anne amava ser mãe, e, depois do nascimento do meu irmão, decidiu deixar a carreira em segundo plano para cuidar de nós dois. Ela encarava a maternidade com a mesma criatividade e o mesmo entusiasmo que permeava suas pinturas de flores, insetos e colmeias – e todas essas pinturas acabavam se assemelhando mais ou menos a vaginas. Nos invernos cheios de neve, colocava os esquis e um boné de beisebol virado para trás e esquiava até o ponto de ônibus para nos pegar. Transformou o sótão de casa num estúdio, onde tínhamos aulas de arte e passávamos a tarde de pernas cruzadas no chão de madeira, pintando com tinta guache e aquarela. Ela nos ensinou sobre o pontilhismo, mostrando as obras-primas de Georges Seurat e nos dando cotonetes embebidos de tinta para que fizéssemos nossas próprias paisagens pontilhadas.

Todas as noites, antes de dormir, ela nos lia fábulas e contos de fada em francês. Se tivéssemos nos comportado naquele dia, ela nos massageava com óleo de amêndoas. "O que vamos plantar hoje?", perguntava ela, massageando nossas costas como se estivesse arando o solo, fazendo com que soltássemos gritinhos de alegria enquanto dava beliscões leves na nossa pele para "plantar as sementes". Ela tinha um senso de humor peculiar e era famosa pelas peças que pregava, que às vezes iam longe demais. Uma vez, em um 1º de abril, seu dia favorito, enviou um e-mail para mim e meu irmão com a trágica notícia de que meu pai perdera o emprego e, por isso, teríamos que abandonar imediatamente a faculdade e começar a trabalhar. Depois se esqueceu do e-mail e foi ao cinema, nos deixando preocupadíssimos por horas. Era por causa dessas molecagens e da audácia que sua companhia era tão libertadora e mágica. Isso a tornava acessível, diferente daqueles adultos que viviam nos lembrando da nossa imaturidade. Depois que saí de casa, que me formei e fui morar num lugar com outro fuso horário, o telefone se tornou nosso cordão umbilical. Conversávamos todos os dias, às vezes mais de uma vez por dia.

Minha relação com Hédi era outra história. Ele era um enigma para mim. Hédi cresceu em Gabès, uma cidade no sul da Tunísia com um oásis na costa mediterrânea, quando ela ainda estava sob domínio francês. Seus pais não sabiam ler nem escrever. Seu pai, Mahmoud, trabalhava no fórum da cidade, com correspondências. Ele era amoroso mas firme, fiel ao ditado "*qui aime bien, châtie bien*" – quem ama, castiga. Sua mãe, Sherifa, era gentil e dedicada, com uma tatuagem berber no queixo e longas tranças tingidas com hena que ela mantinha sob um lenço. Meu pai brincava que, sempre que voltava da escola, Sherifa estava dando à luz uma criança. A família vivia com o dinheiro contado, e apenas sete dos 13 filhos sobreviveram aos tempos de escassez e doenças do pós-guerra. Meu pai, o segundo filho mais velho, não era o mais estudioso dos irmãos, mas era o mais engenhoso e o mais determinado a ter sucesso na vida. Depois de se formar na Universidade de Túnis, foi para Londres e então Paris, para continuar os estudos, antes de emigrar para os Estados Unidos, onde fez doutorado em literatura francesa.

Eu venerava meu pai-professor – com seus elegantes chapéus e ternos de linho branco, dono de uma memória impressionante para línguas –, mas também tinha um pouco de medo dele. Ele era um *bon vivant*, generoso e carismático, mas, assim como seu pai, irritava-se facilmente e podia explodir a qualquer momento. Criou meu irmão Adam e eu da mesma maneira que fora criado, com o tipo rígido de paternidade, que prega que elogios demais deixam a criança mal-acostumada. Ele não tinha a menor paciência para infantilidades. "Pessoas inteligentes não fofocam nem conversam bobagens, conversam sobre *ideias*", dizia ele sempre que eu falava demais ou o irritava.

Foi apenas no ensino médio, quando comecei a levar meus estudos mais a sério, que encontramos algo em comum. Eu amava sentar no braço da poltrona em seu escritório e ler seus livros. Ele tinha uma biblioteca com estantes que iam do chão ao teto, repletas de centenas de clássicos, romances, livros de poesia e de teoria literária. Quando eu não entendia uma palavra, procurava-a num dos dicionários na prateleira mais baixa, mantendo uma lista de vocabulário na última página do meu diário. Sob sua tutela, comecei a ler em francês, descobrindo as obras de Baudelaire, Flaubert, Camus, Sartre e Fanon. Embora eu falasse um pouco de árabe quando criança, durante a época em que moramos na Tunísia, eu tinha esquecido praticamente tudo e decidi reaprender a língua materna do meu pai. Na faculdade, inspirada por seus interesses acadêmicos, escolhi cursar estudos do Oriente Próximo, tendo como áreas de ênfase o francês e os estudos de gênero. Enviava para ele cada artigo que escrevia, e ele passava horas lendo, relendo e fazendo anotações com caneta vermelha, depois me devolvia o texto com sugestões de revisão e bibliografia. Para minha dissertação, viajei à Tunísia para registrar a história oral das mulheres mais velhas, inclusive minha avó, a respeito do código de status pessoal, uma série de leis progressistas pós-coloniais que visavam estabelecer a igualdade entre homens e mulheres. "*Je suis fier de toi*" (estou orgulhoso de você), disse ele quando me formei com as maiores honras e alguns prêmios pela minha dissertação. Era uma demonstração rara de orgulho da parte dele.

Como presente de formatura, meus pais me deram uma mala vermelha grande e com rodinhas, comprada na promoção de uma loja de departamentos. Ela foi bem útil alguns meses mais tarde, quando consegui o emprego em Paris. Eu me lembro do otimismo deles ao se despedirem de mim no aeroporto. "*Ton premier boulot! Ça va être super!*" (Seu primeiro emprego! Vai dar tudo certo!), disseram eles ao me deixarem lá. Insistiram em tirar uma última foto minha na calçada, com a mala, e eu revirei meus olhos pintados de preto, dando um sorriso sem graça antes de correr para o terminal. Estava tão ansiosa com o que me esperava que quase esqueci de virar e dar um último adeus a eles. O que nenhum de nós poderia imaginar é que sete meses mais tarde eu estaria de volta. Dessa vez ninguém iria tirar fotos ou conversar sobre meus planos.

Um funcionário do aeroporto ajudou a pegar minha mala na esteira de bagagens e estacionou minha cadeira de rodas no saguão de desembarque do Aeroporto Internacional John F. Kennedy.

– Senhorita, tem certeza de que vai ficar bem aqui?

Assenti. Meu pai estava atrasado, para variar. Pontualidade não era um ponto forte da minha família.

Enquanto aguardava, a porta giratória cuspia um viajante cansado atrás do outro. Quase uma hora depois, avistei meu pai abrindo caminho na multidão, com o chapéu preto um pouco inclinado na cabeça extremamente careca. Seus olhos, escuros e com cílios longos como os de uma vaca leiteira, percorriam o saguão em busca de alguém que se parecesse com a filha.

– Hédi! – gritei, balançando os braços. – Hédi, aqui!

O choque tomou conta do rosto de meu pai. Sua expressão mudou ao ver minhas bochechas inchadas, meus lábios azulados e o moletom que pendia no meu torso emaciado. Ele se abaixou para me dar um beijo.

– *Salut, ma belle. Désolé.* Fiquei preso no trânsito – disse ele. Empurrando a cadeira de rodas com uma mão e a mala vermelha com a outra, seguimos para o estacionamento, onde a minivan da família nos aguardava. Entrei e deitei no banco traseiro, cansada demais para falar qualquer coisa nas três horas e meia de viagem até Saratoga Springs.

É engraçado voltar para casa. Tudo tem o mesmo cheiro e a mesma aparência, parece que nada mudou, mas você está diferente. O contraste entre quem você era quando foi embora e quem se tornou é acentuado pelas lembranças. Quando estacionamos em frente à casa onde minha família mora desde meus 12 anos, Anne estava cuidando do jardim. Ela abriu a porta da van e me ajudou a descer.

– *Mon dieu* – contou ela, cobrindo a boca com a mão quando me viu. – Por que você não me contou que era tão sério?

– Vou ser modelo de passarela – respondi.

Minha mãe, cuja marca principal era o senso de humor, não riu.

– Você ainda não viu o pior – disse meu pai. – Sus, mostre sua boca.

Puxei meu lábio inferior, estremecendo de dor ao mostrar três novas feridas, três luas cheias esbranquiçadas, redondas e inchadas que surgiram durante o voo. Meus pais se entreolharam com uma expressão que não consegui decifrar.

Caminhando devagar, subi a escada direto para o meu quarto, meus ombros ficando mais relaxados quando senti o cheiro familiar de livros empoeirados e vi na parede o pôster amarelado do famoso cantor tunisiano Ali Riahi. Eu me atirei na cama e dormi que nem uma pedra. Depois de horas, acordei com o som do sino suíço de vacas que minha mãe tocava a fim de chamar todos para jantar – um lembrete de suas raízes e uma fonte de irritação profunda para mim e meu irmão. Cobri os ouvidos, tentando voltar a dormir. Como não respondi, meu pai bateu à minha porta.

– *Labess*? – perguntou ele, uma gíria tunisiana para "Tudo bem?".

– Estou sem fome – grunhi, cobrindo a cabeça com o travesseiro.

– Faz meses que não nos vemos. Pelo menos venha se sentar um pouquinho com a gente.

– Estou muito cansada – falei.

– Você está dormindo há horas. Precisa fazer um esforço. Você vai se sentir melhor quando se levantar. Venha, vamos comer e dar uma volta no quarteirão.

– Hédi, *por favor*.

Permaneci deitada sem me mexer por mais alguns momentos depois que meu pai desistiu e foi embora, e um misto de culpa e dúvida não me deixou voltar a dormir. Eu sabia que havia algo errado, mas às vezes me perguntava se não estava exagerando – se meus sintomas eram reais ou coisa da minha cabeça. Talvez eu só precisasse mesmo fazer um esforço.

Saí da cama e caminhei até a escada. Os degraus pareciam não ter fim, eu descia e minhas pernas pareciam ser feitas de cimento. Quando cheguei lá embaixo, estava tão exausta que me sentei no chão de madeira, tentando recuperar as forças. Dava para ouvir a voz dos meus pais na cozinha. O instinto infantil de escutar a conversa deles falou mais alto, e fiquei escutando.

– Deixei que ela comprasse uma passagem para daqui a duas semanas, mas duvido que esteja bem para voltar a Paris – disse minha mãe. – Acho que vai demorar um pouco.

– Em que você pensa quando escuta os sintomas: feridas na boca, perda de peso, infecções recorrentes e baixa contagem de glóbulos vermelhos? – perguntou meu pai.

Minha mãe permaneceu em silêncio.

– HIV – concluiu ele, parecendo ter pensado a respeito. – Eu sei que os testes deram negativo, mas li na internet que pode demorar alguns meses até que o vírus seja detectado. Você viu quanto ela e os amigos estavam bebendo na formatura? E isso na nossa frente. Vai saber o que ela faz quando está sozinha? Ela pode estar usando drogas e dormindo com vários homens. Como vamos saber?

Senti o rosto pegar fogo. A adrenalina deu um choque no meu peito e subi correndo as escadas, o coração acelerado, as mãos trêmulas batendo a porta do quarto. Estava furiosa com meu pai por ele ter especulado sobre minha saúde e meu caráter pelas minhas costas. Também senti muita vergonha. Ele não estava de todo errado; minha vida longe de casa realmente envolvera algumas das coisas que ele temia. Mas o que mexeu mais comigo foi que ele, que sempre se mostrou forte, soou amedrontado. Estava ficando difícil acreditar nas palavras que eu ouvia desde criança: *Vai ficar tudo bem.*

6

BIFURCAÇÃO

Havia se passado uma semana desde o meu retorno para casa. Eu me lembro apenas vagamente de como passei aquele tempo. Fui a uma porção de consultas médicas, dormi bastante e falei com Will pelo Skype. Arrastava-me para caminhar no quarteirão com meus pais. Mas me recordo com mais clareza da ansiedade que tomou conta da casa. A preocupação no ar. O medo crescente e a frustração que eu sentia enquanto esperava respostas.

"Hoje é Páscoa, mas eu estraguei tudo", escrevi no meu diário. "Anne passou seis horas cozinhando uma refeição incrível para nós três. Além de não ter comido absolutamente nada, a única coisa que consegui fazer foi ficar olhando para eles, desapontada. Na quarta-feira vou fazer uma biópsia da medula óssea e estou morrendo de medo."

"Por cautela", foram as palavras do médico quando sugeriu a biópsia. Foi um procedimento doloroso e humilhante, em que tive que deitar de bruços numa maca com a calça jeans arriada até o tornozelo. O médico limpou a região lombar com iodo enquanto explicava que o osso pélvico, rico em medula, era o local mais adequado para a biópsia. Ele injetou lidocaína na minha lombar e foi enfiando a agulha cada vez mais fundo, até chegar ao osso. Embora as camadas mais superficiais da pele estivessem anestesiadas, ainda assim iria doer, alertou ele. Trinquei os dentes enquanto ele enfiava uma agulha fina no osso e aspirava as células da medula, num movimento de sucção rápido e nauseante. Depois disso, veio uma agulha ainda maior – 25,4 centímetros de aço brilhante –, com um cabo de plástico que ele usou para empurrá-la ainda mais fundo na medula. Meus ossos eram jovens e fortes, disse o médico, colocando um pé sobre a maca e grunhindo enquanto fazia esforço para perfurar meu osso pélvico. Quando ele cortou um pedaço pequeno e sólido da medula, mordi a parte de dentro da minha bochecha, sentindo o gosto de sangue. Depois que o procedimento terminou, fiquei sentada, tonta, com as costas latejando e um curativo sobre o local da biópsia. O médico assegurou que não esperava encontrar nada de anormal, mas, dada a piora no meu estado de saúde, achava melhor tomar todas as precauções.

Uma semana mais tarde, em 3 de maio de 2011, recebemos uma mensagem na secretária eletrônica. Os resultados preliminares haviam saído e o médico queria conversar conosco quanto antes. Quando eu e meus pais chegamos à clínica, os funcionários e demais pacientes tinham ido embora. Passava do horário comercial e as luzes do escritório, mais suaves, lançavam sombras nas pilhas de revistas e nas paredes verdes. O médico sentou conosco na sala de espera. Não usou meias-palavras.

– A biópsia confirmou o que eu suspeitava, mas desejava que não fosse verdade. Você tem leucemia mieloide aguda. – Ele anunciou o diagnóstico lentamente, como um professor de língua estrangeira ensinando uma nova expressão.

Eu não sabia o que aquilo significava, mas deu para perceber que não era nada bom. Evitei olhar para o rosto arrasado dos meus pais. Congelada na cadeira, repeti sem parar o diagnóstico na minha cabeça. *Leu-ce-mi-a. Leu-ce-mi-a. Leu-ce-mi-a.* Soava como uma flor exótica, linda e venenosa.

– É um tipo de câncer agressivo que ataca o sangue e a medula óssea – explicou o médico, os ombros um pouco caídos sob o jaleco branco. – Precisamos agir rápido.

Como reagir a um diagnóstico de câncer quando se tem 22 anos?
Chorar até soluçar?

Desmaiar, gritar?

Naquele momento, um sentimento inesperado e perverso tomou conta de mim: alívio. Depois de meses de incerteza e diagnósticos errados, eu finalmente tinha uma explicação para a coceira, as feridas na boca, o esgotamento físico. No fim das contas, eu não era uma hipocondríaca inventando todos aqueles sintomas. Minha exaustão não era culpa das farras ou da incapacidade de encarar a vida adulta, mas algo concreto, real, com um nome.

Tudo o que o médico falou depois disso – que a situação era grave e que eu teria que começar o tratamento imediatamente – virou um som indistinto. Parecia que ele estava em cima de mim com um bisturi, cortando minha vida ao meio com aquele diagnóstico, fragmentando minha psique: metade de mim dançava com um cantor de mariachi, fazendo meus amigos assobiarem e urrarem de alegria, depois de tomar alguns shots de tequila no bar Don Juan, em Paris; a outra metade chorava todas as noites num quarto estéril de hospital depois de os visitantes terem ido embora.

O diagnóstico causou uma fratura irreparável: dividiu minha vida em antes e depois.

7

CONSEQUÊNCIAS

Nossa família não é de chorar em público. Quando chegamos em casa naquela noite, minha mãe se fechou em seu estúdio; eu me tranquei no quarto e deitei em posição fetal, cobrindo a cabeça com o cobertor; e meu pai saiu para caminhar no bosque perto de casa, voltando horas depois com os olhos vermelhos. Meu irmão, Adam, estava no primeiro ano da faculdade na Argentina e decidimos poupá-lo do meu diagnóstico até sabermos mais a respeito do tratamento. Quanto aos meus amigos, eles não faziam ideia de que eu não estava bem ou que havia retornado aos Estados Unidos. Ainda postavam no meu Facebook perguntando se podiam me visitar em Paris.

Deitada na cama, senti um impulso de compartilhar a terrível notícia. Se eu dissesse aquilo em voz alta, talvez começasse a parecer real. Peguei o telefone e liguei para meu amigo Jake, uma das primeiras pessoas que conheci no início da faculdade e que eu considerava um dos meus amigos mais próximos. Eu queria praticar antes de encontrar as palavras certas para dar a notícia a Will e tinha certeza de que Jake iria entender – mas até hoje nunca vi alguém desligar tão rápido. Ele se desculpou, dizendo que gostaria de poder conversar mais, mas tinha outra coisa para fazer. Prometeu ligar mais tarde naquela noite. Só que não ligou. Não tive notícias dele até muitas semanas depois. Aquele foi o primeiro indício de que o câncer é desconfortável para as pessoas ao redor e que, quando elas não sabem o que dizer, muitas vezes não dizem absolutamente nada.

Antes que eu perdesse o que restava da minha coragem, liguei para Will. Ainda estávamos no começo do namoro. O que eu esperava? Que ele largasse tudo e se mudasse de novo? Que ele viesse morar comigo e meus pais, que ele nem conhecia? Enquanto o telefone tocava, respirei fundo.

– O resultado da biópsia saiu, tenho uma doença chamada leucemia mieloide aguda – falei, a voz embargada. – Não faço a mínima ideia do que vai acontecer. Sei que isso não faz parte dos nossos planos.

Continuei explicando o pouco que eu sabia sobre a doença e disse que não poderia voltar a Paris tão cedo. Minha casa, no futuro próximo, seria meu antigo quarto até que eu me internasse no hospital para começar a quimioterapia. Um segundo se passou, talvez dois, mas pareceu durar uma eternidade. Ouvi passos e o barulho de uma porta de armário se fechando. Era manhã em Paris e eu o imaginei caminhando em nosso apartamento, o cabelo desalinhado e uma xícara de café nas mãos.

– Vou pegar o primeiro voo para Nova York – disse ele. – Estou indo para o aeroporto agora.

Foi só então que comecei a chorar.

Câncer é um ótimo assunto para fofoca. Em 24 horas, a notícia do meu diagnóstico se espalhou na nossa cidadezinha como fogo em palha. Na secretária eletrônica da casa dos meus pais piscava uma luz vermelha: caixa de mensagens cheia. Um vizinho perguntando se era verdade e, caso fosse, como poderia ajudar. Uma amiga de infância que eu não via havia mais de uma década querendo fazer uma visita. Uma colega de trabalho do meu pai dizendo que ia trazer uma panela de *chili* para o jantar. E a confirmação de uma consulta que havíamos esquecido completamente, com um homem que meus pais chamariam de "guru do câncer".

Tínhamos agendado aquela consulta alguns dias antes do meu diagnóstico, porque uma conhecida da minha mãe, que fazia ioga com ela, dissera que ele era ótimo em resolver mistérios da medicina.

– Talvez ele possa indicar alguns suplementos que a façam se sentir um pouco melhor – disse minha mãe.

Parecia sensato. Quando eu e meu irmão éramos crianças, ela havia nos ensinado que fast-food, refrigerante e cereais com açúcar eram um veneno. A loja de produtos naturais, o acupunturista, o herbanário chinês e o homeopata eram sempre a nossa primeira opção; o consultório médico tradicional, a última. Naquela época, eu tinha vergonha da obsessão da minha mãe com coisas saudáveis. (No Halloween, ela era a mãe que distribuía amendoim sem casca, maçãs e lápis HB em vez de doces.) Mas, com o passar dos anos, absorvi seu compromisso com a medicina alternativa e com tudo que fosse orgânico, e acabei vendo valor nisso.

Algumas horas mais tarde, sentada no banco do carona enquanto minha mãe dirigia, eu observava os marcos de uma parte da minha vida passando pela janela: a rua principal do centro de Saratoga, onde eu tocara música para ganhar uns trocados quando era adolescente, o sebo onde dera meu primeiro beijo, a escola onde fizera o ensino fundamental e entrara sem saber falar uma palavra de inglês. Continuamos em frente, passando por estradas secundárias até chegarmos, 45 minutos mais tarde, a um parque de trailers no subúrbio de uma cidade da qual nunca tinha ouvido falar. Estacionamos perto de um trailer com um jardim repleto de enfeites e batemos à porta.

Um homem de cabelo amarelado e barriga que caía por cima da calça jeans abriu a porta. Minha mãe imediatamente contou a ele meu diagnóstico. Antes que eu pudesse tirar a jaqueta, ele agarrou meu braço com a mão pesada e se inclinou tão perto de mim que pude sentir seu hálito úmido na bochecha.

– Antes de começarmos, quero deixar uma coisa bem clara – disse ele, olhando no fundo dos meus olhos. – Você *vai* morrer se fizer o tratamento tradicional da quimioterapia.

O guru do câncer explicou que iria utilizar uma técnica para testar meus músculos e entender melhor o que estava acontecendo comigo. A técnica incluía pingar gotas de diversos extratos florais na minha língua e então analisar quão rápido e de que maneira meu corpo reagiria. Ao longo da hora seguinte, permaneci de pé na sala de estar do trailer como um espantalho, trocando olhares assustados com minha mãe, enquanto o guru do câncer erguia e abaixava meus braços, manipulava centenas de vidrinhos e fazia anotações num pedaço de papel.

– Pode se sentar agora – disse ele, finalmente. Exausta, me deixei cair no sofá ao lado da minha mãe, ambas ansiosas para que a consulta terminasse logo. Mas o guru do câncer estava apenas começando.
– Tenho boas e más notícias – disse para minha mãe. – A má é que a sua filha de fato tem leucemia. – Ele falou isso solenemente, como se houvesse alguma dúvida em relação ao diagnóstico. – A boa é que posso curá-la.

O guru do câncer começou então a pregar, batendo os pés e balançando as mãos para dar ênfase, como um pastor de televisão. Durante uma hora e meia, ele nos bombardeou com vários relatos de pessoas com câncer que ignoraram seus conselhos e foram tratar-se em hospitais.

– Elas nunca mais saíram do hospital! – gritou ele, com uma voz retumbante. – Morreram agonizando, mortes induzidas pela quimioterapia! Você quer que isso aconteça com você? Quer?

Gostaria de poder dizer que eu e minha mãe interrompemos o guru do câncer; que dissemos onde ele deveria enfiar aqueles vidrinhos de extratos florais. Mas quando você teme por sua vida, seus sentidos tendem a ficar meio atrapalhados, e sua língua, menos afiada. O guru do câncer continuou nos bombardeando com suas teorias, e eu e minha mãe afundamos nas almofadas manchadas do sofá. Somente quando ele nos levou até a cozinha apertada na entrada do trailer e tentou tirar meu sangue sem nem lavar as mãos foi que minha mãe bateu na mesa e, com a voz trêmula, disse:

– Acho que está na hora de irmos.

Vestimos nossos casacos e fomos embora, mas apenas depois que ele nos pressionou a gastar 200 dólares em suplementos vitamínicos e diversas garrafas de suco de babosa.

No carro, de volta para casa, ficamos em silêncio.

– Não acredito que fiz você passar por isso – disse ela. – Eu me sinto a pior mãe do mundo. Me desculpe. Eu sinto muito, muito…

Mais tarde, eu veria aquele incidente – e tantos outros ao longo da minha jornada surreal na luta contra o câncer – como algo cômico. Mas, naquele momento, senti o peso da responsabilidade. Fazia apenas 48 horas desde o meu diagnóstico, mas ele já havia virado nossa vida de cabeça para baixo, nos empurrando para um mundo estranho e confuso.

Assim, antes que minha mãe pudesse terminar de falar, eu disse:
– É culpa minha. Fui eu que meti a gente nessa confusão toda.

De volta em casa, no conforto do meu quarto, acionei a repórter investigativa dentro de mim. Depois de 20 minutos de pesquisa na internet, descobri que o guru do câncer não era um cinesiologista certificado, como ele garantira, mas um veterinário. Dez anos antes, fora condenado por 71 acusações de prática ilegal de medicina e odontologia na espécie errada: seres humanos. Uma das acusações detalhava como ele havia utilizado seringas usadas para injetar urina em pacientes. Antes dessa acusação, ele fora condenado em 1995 por prática ilegal da medicina depois de receitar a uma paciente que bebesse 13,5 litros de água e tomasse 100 suplementos por dia, resultando na hospitalização dela.

Daquele dia em diante, prometi aprender tudo o que fosse possível sobre o meu diagnóstico: enfiei a cara em periódicos de pesquisa, fiz uma lista de especialistas para entrevistar e varri todos os cantos da internet em busca de informação. Eu precisava arrumar um jeito de controlar o que estava acontecendo comigo e decidi que, quanto mais eu soubesse sobre minha doença, maiores eram minhas chances de sobreviver. "Conhecimento é poder", certo? Mas, nas horas seguintes, conforme lia o que encontrava a respeito da minha doença, eu não me sentia mais empoderada. As estatísticas com as quais me deparei gelaram meu sangue. O frio na espinha aumentou ainda mais quando li que apenas um em cada quatro pacientes com o meu tipo de leucemia viviam além dos cinco anos após o diagnóstico. Pensei se meus pais sabiam disso. Rezei para que não.

Quarenta e oito horas depois do meu diagnóstico, observei por trás das cortinas do meu quarto um carro estacionar em frente à casa dos meus pais, os pneus fazendo barulho no cascalho da entrada da garagem. Will havia chegado de Paris. Ele parou na calçada para apreciar o quarteirão cheio de árvores e a casa branca em estilo vitoriano com janelas verdes, cercada de lilases, narcisos e corações-sangrentos, de que minha mãe cuidava todas as tardes. Por alguns instantes, fiquei sem saber o que me deixava mais nervosa: Will conhecer meus pais ou a primeira sessão de quimioterapia marcada para dali a alguns dias. No passado, meu pai sempre tinha sido duro com meus namorados – embora talvez seja mais preciso dizer que ele mal notava a existência deles. Daquela vez foi diferente. Quando foi apresentado a Will, apertou a mão dele e ficou agradecendo por ele ter vindo.

– Estou muito feliz de você estar aqui – disse meu pai.

Pela primeira vez meus pais não arrumaram o colchão no escritório quando um namorado meu veio passar a noite. Acho que todos nós tínhamos problemas maiores para nos preocupar do que manter as aparências. Estava quente e úmido quando eu e Will fomos nos deitar aquela noite, o ar pesado como um cobertor de lã molhado. Nós nos despimos e transamos no meu quarto de infância com pôsteres colados nas paredes cor-de-rosa, tomando cuidado para não acordar meus pais no quarto ao lado. Depois, Will começou a chorar.

– Muitas coisas ruins estão prestes a acontecer – disse ele. – Precisamos guardar nosso relacionamento numa caixinha e protegê-lo com todas as nossas forças.

8

MERCADORIA COM DEFEITO

Minha mãe, uma talentosa pianista clássica, me ensinou as primeiras escalas quando eu estava no ensino primário, mas foi somente no quarto ano que comecei a escolher música sozinha. A srta. McNamara, professora de música da Escola Fundamental Lake Avenue, enfileirou uma dezena de instrumentos de corda diante da classe.

– Venham e escolham seus instrumentos – convidou ela.

A ideia de que eu poderia escolher o instrumento que quisesse foi uma revelação. Os violinos e violoncelos eram os mais requisitados, mas foi o grande instrumento de madeira no fim da fila, encostado na lousa, que despertou minha curiosidade. O contrabaixo acústico. Era mais alto que eu – mais alto que Richard Saxon, o menino mais alto da sala. A professora disse que eu era uma das únicas meninas que ela se lembrava de ter demonstrado interesse em tocá-lo. Eu me senti estranhamente atraída pelo tamanho daquele instrumento, seu corpo sinuoso de madeira e o braço que se estendia em direção ao céu e terminava numa voluta. Dedilhei as cordas, grossas como minhocas, e notas graves e agradáveis emanaram dos orifícios em formato de *f*. Com nome de pronúncia difícil e pais imigrantes, sempre me senti o ponto fora da curva na escola, e o contrabaixo acústico me pareceu ser o instrumento mais diferente numa orquestra. Naquela mesma tarde, levei-o para casa e o batizei de Charlie Brown. Eu seria contrabaixista, decidi.

– Tudo bem – disse minha mãe –, desde que você prometa continuar com as aulas de piano.

Aos 16 anos, me ofereceram uma bolsa para participar do programa pré-universitário da Juilliard School, em Nova York. Todos os sábados, pelos dois anos seguintes, eu acordava às quatro da manhã, e meu pai dirigia 45 minutos até Albany para que eu pudesse pegar o trem até a cidade – uma viagem de três horas –, e quase sempre eu chegava em cima da hora para a aula de teoria musical, às nove. Depois de um longo dia de ensaio com a orquestra, de aulas avançadas e audições, eu arrastava meu contrabaixo acústico até o ônibus e atravessava a cidade até o Upper East Side, onde passava a noite com minha amiga Caroline e sua família, e no dia seguinte pegava o trem de volta para casa. Meu contrabaixo me acompanhava em todos os lugares. Ele atraía olhares – e ofertas de ajuda não solicitadas de homens estranhos. Levar o contrabaixo pelas estações de ônibus e de metrô e pelas calçadas de Manhattan era uma dificuldade – especialmente para uma adolescente que insistia em usar sapatos nada práticos –, mas valia a pena. Quando eu tinha que tocar em algum lugar, era como se já tivesse feito o aquecimento.

Seis anos mais tarde, nos dias que se seguiram ao meu diagnóstico, me vi fazendo a mesma viagem de quatro horas até a cidade e dormindo na casa da mesma amiga onde eu ficava quando era adolescente. Só que eu estava indo me encontrar com a equipe médica responsável pelo meu caso. O médico de Saratoga tinha dito que meu quadro de leucemia estava avançado demais para ser tratado ali e que eu teria que ser transferida para um dos centros de oncologia de Manhattan.

O pai de Caroline, que sobrevivera a dois cânceres, assim que soube da minha doença ligou para os meus pais imediatamente oferecendo ajuda. Ele nos recomendou um dos oncologistas mais renomados da cidade e generosamente insistiu que ficássemos no apartamento dele pelo tempo que fosse necessário. Eu logo iria perceber que aquilo era um grande privilégio. Sem o plano de saúde que eu tinha graças ao emprego do meu pai e o auxílio-doença da minha vaga de assistente, que ajudaram a cobrir as intermináveis despesas médicas, e os amigos que nos ofereceram sua casa e suas conexões, minha família teria falido e eu certamente estaria morta.

Tudo na ala oncológica do Mount Sinai Hospital era bege como comida de bebê: carpetes bege, paredes bege, cadeiras de vinil bege. A sala de espera estava cheia de pacientes, alguns carecas, alguns em cadeiras de rodas e outros caminhando com andador. Meus pais e Will me acompanharam na primeira consulta e, enquanto nos sentávamos, pude perceber que eu era a paciente mais jovem dali; na verdade, décadas mais jovem. Havia um freezer perto da mesa da recepção com sorvetes de graça, um detalhe atencioso. Peguei um picolé de morango. O gelo aliviava a meia dúzia de feridas que cobriam o interior da minha boca. No canto da sala, uma televisão estava ligada no mudo. Na tela, um rosto familiar. Uma loura voluptuosa demonstrava como preparar uma salada de melancia, queijo *feta* e hortelã. Ela tinha entrado um ano antes de mim na faculdade e agora, aparentemente, apresentava um programa matinal de culinária. Ah, e parecia estar grávida – uma barriga redondinha despontava no seu avental. *Que estranho estar aqui nessa sala de espera deprimente*, pensei incrédula, *enquanto meus colegas estão aí fora, iniciando carreiras, formando famílias, viajando pelo mundo e atingindo suas metas de vida.*

Depois de quase duas horas de espera, fomos levados até uma sala estéril, onde um senhor de jaleco branco e gravata de seda azul nos cumprimentou.

– Sou o Dr. Holland – disse ele, com um sorriso largo. Tinha cabelos brancos meticulosamente penteados, sobrancelhas cheias e nariz avantajado. Embora suas costas fossem curvas por causa da idade, ele esbanjava uma presença magistral. – Regra número um: nada de aperto de mãos. Com ninguém – instruiu ele, sério, deixando minha mão estendida no ar. – Sua baixa contagem de glóbulos vermelhos a torna extremamente vulnerável a germes, e você precisa ter mais cuidado daqui por diante.

O Dr. Holland era o chefe de oncologia do Mount Sinai Hospital. Era considerado um dos criadores da quimioterapia e fora pioneiro em tratamentos contra o câncer que haviam ajudado a salvar inúmeras vidas. Nos anos 1950, quando se formou em medicina, a leucemia ainda era considerada uma sentença de morte. Ele e seus colaboradores foram chamados de "caubóis da pesquisa" por seus colegas, por tentarem tratar aquela doença incurável com uma combinação de medicamentos quimioterápicos simultaneamente, em vez de sequencialmente. O tratamento experimental que o Dr. Holland desenvolvera contra a leucemia se provara eficiente, e desde então era o tratamento-padrão para pacientes como eu. Agora, apesar de ter mais de 80 anos, ele ainda trabalhava cinco dias por semana, tanto atendendo pacientes quanto conduzindo pesquisas. Seus olhos, aumentados por enormes óculos de armação metálica, não perdiam um detalhe enquanto ele estudava a mim e a meus acompanhantes.

– Vocês devem ser a mãe e o pai – disse ele, assentindo para meus pais. – E você é...? – perguntou, virando-se para Will.

– O namorado – respondeu Will.

– Muito bem. Fico feliz de ver todos vocês aqui – disse o Dr. Holland. – Suleika vai precisar do apoio de vocês. E muito. E vocês vão precisar se cuidar bem, para fortalecê-la.

Ao longo da meia hora seguinte, o Dr. Holland nos preparou para os próximos passos, enquanto minha mãe anotava todos os detalhes. Eu seria internada no dia seguinte ou no outro e permaneceria no hospital por cerca de três semanas, submetida a um ciclo agressivo de quimioterapia. A meta era tentar destruir o máximo possível de células de leucemia – ou células blásticas, no jargão médico. Esses monstros grandes, imaturos e que se multiplicavam rapidamente eram a prova da presença de câncer na minha medula óssea. O regime de quimioterapia, chamado "sete mais três", consistia em duas substâncias intravenosas superpotentes, citarabina e daunorrubicina, que eu receberia por sete dias. Todos esses termos novos eram assustadores e me peguei desejando ter prestado mais atenção nas aulas de ciências do ensino médio.

– Se tudo correr bem, em breve você vai estar em casa se recuperando e vai poder aproveitar o resto do verão – disse o Dr. Holland, otimista, mas ao mesmo tempo tomando cuidado para não fazer nenhuma promessa.

Ele pediu que eu subisse na mesa de exame. Olhou a minha boca, estalando a língua ao ver as feridas, e fez uma anotação para não esquecer de prescrever algo mais forte para a dor. Auscultou meu coração e meus pulmões e apalpou meu abdômen inferior. Na metade do exame, fomos interrompidos por dois outros médicos, um homem de meia-idade com bigode grisalho e uma jovem com longos brincos de esmeralda.

– Desculpem interromper – disse um deles. – Os outros resultados da biópsia acabaram de sair e precisamos que você dê uma olhada imediatamente.

Os três médicos saíram da sala apressados, deixando-nos a sós. Will, meus pais e eu ficamos sentados em silêncio, trocando olhares preocupados.

Quando eles voltaram, alguns minutos mais tarde, a expressão do Dr. Holland era mais séria. Ele explicou que os novos resultados demonstravam que minha leucemia era muito mais complicada do que eles haviam previsto. Eu tinha um raro distúrbio da medula óssea chamado síndrome mielodisplásica, conhecida como pré-leucemia, que não tinha sido diagnosticada. Eu provavelmente tinha essa doença havia muito tempo, o que explicava o lento aparecimento dos sintomas que eu experimentara ao longo do último ano – coceira, exaustão, anemia, falta de ar e gripes frequentes –, antes de minha condição se agravar e evoluir para a leucemia propriamente dita. O Dr. Holland explicou que a síndrome mielodisplásica normalmente afetava pacientes acima dos 60 anos. A causa era desconhecida, embora estivesse ligada à exposição a substâncias tóxicas como benzeno, pesticidas e metais pesados como o chumbo.

– Quando você era bebê, eu costumava levá-la ao meu estúdio e pintar com você amarrada ao meu peito – contou minha mãe, o rosto rígido de culpa. – É possível que a exposição aos vapores da tinta tenha causado isso?

– Isso não é culpa de ninguém – retrucou delicadamente o Dr. Holland. – Às vezes essas coisas simplesmente acontecem, sem um porquê. Não se culpe.

Até aquele momento, meu conhecimento a respeito da medula óssea provinha da culinária francesa – *boeuf à la moelle*, um prato refinado frequentemente acompanhado de baguete tostada. O Dr. Holland explicou que a medula, um órgão localizado bem no centro do corpo, era um tecido esponjoso vivo que preenchia quase todos os ossos. Numa pessoa saudável, a medula era responsável por produzir todas as células sanguíneas: glóbulos brancos, que lutam contra infecções; glóbulos vermelhos, que transportam o oxigênio; e plaquetas, que estancam sangramentos. Numa pessoa com síndrome mielodisplásica, esse processo era interrompido: em vez de se desenvolverem normalmente, as células sanguíneas morriam ainda na medula óssea ou logo depois de entrarem na corrente sanguínea. Mesmo com diversas sessões de quimioterapia, em algum momento eu entraria em "insuficiência da medula óssea". Outros termos sinistros que eu ainda não entendia – "múltiplas anomalias cromossômicas", "monossomia 7" e "mau prognóstico" – também foram mencionados.

Tudo isso significava que, além da quimioterapia, eu precisaria de um transplante de medula óssea. Era um procedimento perigoso e complicado, com alto índice de mortalidade, mas era a minha única chance, explicou o Dr. Holland. Eu seria candidata a um transplante apenas se a quimioterapia conseguisse reduzir a porcentagem de células leucêmicas na minha medula a menos de 5% – e, é claro, se eu encontrasse um doador compatível. Sem um doador, o caminho em direção à cura se tornava muito mais incerto, ou mesmo impossível. Encontrar um doador compatível era especialmente difícil para minorias pouco representadas nos bancos de registro de doadores de medula. Como norte-americana filha de pais de nacionalidades diferentes, me vi numa posição assustadora. Uma complicada busca global por um doador suíço-tunisiano atrasaria o processo. Meu irmão, que estava estudando na Argentina, era a minha maior esperança. Ele teria que interromper a faculdade e viajar imediatamente a Nova York para ser testado. Mas o Dr. Holland foi cuidadoso e dosou a esperança com toques de realidade. Irmãos eram a melhor chance de encontrar um doador compatível, mas essa compatibilidade acontecia apenas 25% das vezes. Eu havia pensado que o diagnóstico era o fim de meses de incerteza. Estava completamente errada. Como começava a descobrir, em casos como o meu, a medicina era mais uma arte que uma ciência.

O Dr. Holland suspirou, de uma hora para a outra parecendo muito cansado.

– Temos um caminho longo e difícil pela frente. A leucemia é uma doença para médicos mais jovens e não vou poder cuidar de você sozinho. Vou designar o Dr. Navada e a Dra. Silverman para ajudarem no seu tratamento – disse ele, gesticulando em direção aos colegas. – Trabalharemos em equipe para assegurar que você receba o melhor tratamento. Prometemos fazer tudo o que pudermos para ajudá-la nessa travessia.

Mais tarde naquela noite, fiquei deitada no escuro, sem conseguir dormir. Eram três horas da manhã e, ao meu lado, Will roncava suavemente. Abri o laptop e comecei a ler a respeito do transplante de medula, bem como do regime de quimioterapia que eu começaria dali a alguns dias. Na lista de efeitos colaterais, entre vômito, perda de cabelo, danos ao coração e falência dos órgãos, li algo que me deixou mais irritada do que todas as notícias ruins que recebera até aquele momento: o tratamento contra o câncer, que poderia salvar a minha vida, provavelmente também causaria infertilidade. Desde que recebera meu diagnóstico, tinha ficado aliviada, depois chocada, confusa e assustada. E agora, vinha algo mais: uma sensação aterradora de encerramento.

O câncer é uma emergência e os oncologistas são socorristas: eles são treinados para derrotar a doença, e tudo o mais fica em segundo plano. Mas ninguém da minha equipe médica, quando o plano de tratamento foi traçado, disse que a infertilidade era um possível efeito colateral. Foi somente depois de eu questionar meus oncologistas a respeito disso na consulta do dia seguinte que eles me contaram as opções disponíveis: eu poderia congelar meus óvulos ou os embriões. Dependendo do ponto em que estivesse no meu ciclo menstrual, isso poderia levar semanas e eu teria que adiar a quimioterapia, coisa que eles desaconselhavam fortemente. Mas, no fim das contas, a decisão era minha.

Embora eu me sentisse muito grata pelo suporte, a ausência de comunicação acerca de algo tão importante foi como uma quebra de confiança, logo no início da relação médico-paciente. A maioria dos pacientes com o meu tipo de leucemia passara havia muitos anos da idade reprodutiva. Apesar da dedicação da equipe médica em salvar minha vida, preservar minhas chances de algum dia me tornar mãe não parecia passar pela cabeça deles. Aquele foi o primeiro indicativo de que, não importava quão brilhantes e compassivos fossem meus médicos, eu teria que ser proativa e aprender a defender meus interesses.

Aos 22 anos, meus pensamentos a respeito da maternidade se limitavam a como evitar me tornar mãe antes de estar pronta. Nas poucas vezes que precisei comprar um teste de gravidez durante a faculdade, me lembro do alívio que senti, sentada no meu dormitório, à medida que uma linha, e não duas, aparecia no visor. Mas naquele momento, diante da possibilidade de não ter filhos, minha garganta se fechou de luto. Eu sempre imaginei que, se ficasse grávida quando fosse mais velha, aconteceria da mesma maneira que aconteceu com minha mãe: de maneira natural e sem planejamento, mas uma grata surpresa. Agora não pensava mais assim.

Depois da consulta com meus oncologistas, caminhei com Will e minha família até um restaurante próximo para almoçarmos. Em todos os lugares que eu olhava, as calçadas pareciam repletas de mulheres grávidas, mães jovens empurrando carrinhos de bebê e crianças em uniformes escolares pulando e cantando enquanto caminhavam para casa. Olhando para eles, senti uma onda de desejo, e uma parte primitiva de mim ganhando força. Embora ainda não soubesse se queria ter filhos, eu soube naquele momento que iria fazer tudo o que estivesse ao meu alcance para ter essa opção.

A minivan da família estava parada no cruzamento da 59 com a York. Will limpou minha barriga com álcool enquanto segurava a seringa. Meus pais observavam do banco da frente, estudando silenciosamente o jovem que conheceram havia duas semanas. A seringa estava cheia de gonadotrofina, um hormônio que estimula os ovários a produzirem óvulos. Uma enfermeira da clínica de fertilidade havia nos ensinado a administrar as injeções em uma almofada cor da pele. Como eu tinha terror de agulhas, Will ou minha mãe ajudaram a aplicar as injeções todas as manhãs e noites nos 10 dias anteriores, beliscando a pele do meu abdômen e injetando o medicamento. Estávamos na reta final de nossa viagem entre Saratoga e Manhattan, e era a vez de Will.

O tráfego estava lento e estávamos atrasados para a minha última consulta na clínica de fertilidade. O clima era tenso. Assim que o tratamento de fertilidade terminasse, eu teria que ser internada no hospital para começar a quimioterapia, e não voltaria para casa por várias semanas. Na noite anterior, eu me sentei à mesa do quintal da casa dos meus pais, enquanto meu pai preparava lula com molho picante na churrasqueira, seu prato favorito quando era criança. Minha mãe acendeu velas e Will ajudou a arrumar a mesa. Eu deveria estar aproveitando meus últimos dias de liberdade, mas os medicamentos me deixavam agitada. Eu estava mal-humorada e inchada, o jeans apertando minha barriga. Olhei para Will, do outro lado da mesa. Estávamos juntos havia apenas seis meses, mas ali estávamos nós, com meus pais, discutindo se era melhor congelar embriões ou apenas meus óvulos. De qualquer perspectiva, era uma conversa bastante desconfortável.

– Estou arriscando minha vida ao adiar a quimioterapia – falei. – Como me comprometi a fazer esse tratamento, acho que deveria congelar um embrião, é o que tem mais chance de sucesso.

– Mas para fazer um embrião você precisa de... *esperma* – disse minha mãe, com o sotaque suíço embolando a palavra.

– Pensei em arranjar um doador, tipo, num banco de esperma.

– Sério? – perguntou ela. – Você não saberia exatamente quem é o doador, como ele é, de onde veio, o histórico médico da família...

– A mercadoria com defeito aqui sou eu – ralhei. As palavras saíram da minha boca com mais dureza do que eu pretendia, e minha mãe parecia prestes a chorar. Os olhos de meu pai permaneceram grudados na lula que estava grelhando, a conversa estava indo muito longe da sua zona de conforto.

Virando-se para mim, Will disse:

– Eu poderia ser seu doador. Sei quanto isso significa para você. Mas é claro que a decisão é sua.

Naquele momento, eu o amei mais profundamente do que imaginava ser possível amar outra pessoa. Amei que ele estivesse ao meu lado na pior semana da minha vida. Amei que ele tivesse se dado bem imediatamente com meus pais e que sempre tentasse nos fazer rir, apesar das terríveis circunstâncias que enfrentávamos. E amei que ele estivesse disposto a se aprofundar em conversas a respeito de óvulos, esperma e embriões, meus futuros filhos – talvez *nossos* futuros filhos – e como eles viriam a este mundo. Também amei o fato de ele ser homem o suficiente para conversar a respeito disso tudo na presença do meu pai, em vez de evitar o assunto.

Na clínica de fertilidade, as paredes eram nuas, exceto pelo aviso: PROIBIDO CRIANÇAS. Diversas mulheres, algumas sozinhas, outras com parceiros, estavam sentadas em poltronas confortáveis, aguardando a moça de jaleco chamar o próximo nome da lista. Imaginei que a maioria daquelas mulheres estava pagando o valor cheio para estar ali. Um tratamento de preservação de óvulos podia custar mais de 25 mil dólares e normalmente não era coberto pelo plano de saúde. No meu caso, a equipe médica me auxiliou a conseguir uma ajuda de custo por meio de uma organização chamada Fertile Hope.

Na maioria dos consultórios, é difícil saber o que levou o estranho ao seu lado a procurar um médico, mas ali todos estavam reunidos pelo mesmo motivo. O clima na sala era tenso. Ninguém conversava, mas todos pareciam estar analisando os demais. A maioria das mulheres parecia ter 30 e poucos anos, e poucas talvez estivessem na faixa dos 40. Pelo tipo de roupa que estavam usando, imaginei que tivessem que retornar ao trabalho depois da consulta. Sentada ali com meus pais e meu namorado, usando o moletom da faculdade, com os dizeres TURMA DE 2010, me senti extremamente deslocada.

Uma enfermeira me chamou e me levou para a sala de coleta. Tirou meu sangue para testar os níveis de estrogênio e me deu um copo de suco de maçã para beber. Depois disso, tirei a roupa e vesti um camisolão de algodão. Deitei na mesa ginecológica, e o papel embaixo de mim farfalhou enquanto eu posicionava os pés nas perneiras de metal. O médico, um homem de cabelos tingidos de preto, vestiu uma camisinha no transdutor do ultrassom transvaginal. Encolhi ao escutar o som do lubrificante sendo espalhado na extremidade do transdutor e fechei os olhos enquanto o médico o inseria entre as minhas pernas. Ele ligou o monitor e ficou procurando meus ovários, até que meus folículos, sacos cheios de líquido onde os óvulos amadurecem, apareceram, semelhantes a uma colmeia.

– Parabéns, parece que você está pronta para a colheita – disse ele, assentindo para o monitor. – Você decidiu se vai querer gerar embriões ou congelar apenas os óvulos?

– Por enquanto estou pensando em embriões – respondi. – Meu namorado Will se ofereceu para ser meu doador de esperma.

– Entendi – confirmou o médico. – Nesse caso, vou pedir que vocês dois conversem com a assistente social antes de irem embora, para preencher os documentos necessários.

Meus óvulos, ou "geladinhos", como eu e Will começamos a nos referir a eles, seriam removidos cirurgicamente no dia seguinte. Eu estaria anestesiada, e o procedimento, que o médico garantira que seria rápido e praticamente indolor, não duraria mais do que meia hora. Os óvulos seriam então fertilizados com os espermatozoides numa placa de Petri para formar os embriões e armazenados num banco de embriões.

Alguns minutos mais tarde, a assistente social chamou Will e eu e nos guiou até seu escritório. Ela nos desaconselhou os embriões, citando os obstáculos legais e emocionais que surgiriam pelo caminho: *Como poderíamos planejar ter filhos se tínhamos acabado de começar a namorar? E se nos separássemos? E o que aconteceria se eu não sobrevivesse? A quem passaria a pertencer os embriões nesse caso?* Tentei contra-argumentar, mas nenhuma palavra saiu da minha boca. Will permaneceu quieto, de cabeça baixa, olhando para o chão. Eu havia adiado ao máximo aquela decisão. E agora que o médico estava esperando a minha resposta, fui invadida pelas minhas próprias perguntas: *Como eu poderia tomar uma decisão dessa magnitude em tão pouco tempo? Como poderia escolher entre a esperança que eu tinha em relação ao futuro do nosso relacionamento e o fato inegável de que nada na vida era garantido? Entre o calor de um novo amor e o sopro gelado da lógica?* Os segundos estavam passando e eu precisava dar uma resposta. Com um pouco de relutância, pedi que o médico congelasse apenas os meus óvulos.

O timing daquilo tudo, assim como de todos os acontecimentos daqueles últimos dias, parecia errado. Mas essa era a minha nova realidade. Que eu soubesse, as mulheres na sala de espera não estavam com câncer, mesmo assim eu me sentia ligada a elas. Meus seios, assim como os delas, estavam inchados e sensíveis por causa das injeções de hormônios. Nosso corpo estava enviando sinais para que nos preparássemos para a gravidez, embora nenhuma de nós tivesse certeza de que aquilo iria acontecer. Ter um bebê não estava nos meus planos de curto prazo, mas preservar a possibilidade de um dia ter filhos era uma tábua de salvação em um futuro repleto de incertezas.

9

A GAROTA DA BOLHA

Era uma manhã de primavera perfeita no Upper East Side em Manhattan, o céu azul limpíssimo. Estacionamos a minivan e caminhamos os 10 quarteirões até o Mount Sinai Hospital, passando pelos diversos seguranças uniformizados da Quinta Avenida. As nuvens flutuavam levemente no céu, como papel de seda. O Central Park explodia em cores, o verde majestoso de folhas novas nascendo nas árvores, a explosão de rosa das azaleias, o amarelo pálido das tulipas brotando da terra. Abri mais os olhos, tentando absorver todos os detalhes, tentando memorizar a sensação do sol no meu cabelo, a forma como a brisa suave soprava na minha nuca.

Quando chegamos à entrada principal do hospital, meus pais pararam para me dar um colar de prata com um pingente de turquesa.

– Para cada etapa do seu tratamento, te darei outro pingente – disse minha mãe, sorrindo, mas com os olhos cheios de uma tristeza que eu nunca tinha visto antes. Will também tinha um presente, um Moleskine roxo. Dentro dele, na parte que dizia "Em caso de perda, favor retornar para...", ele havia escrito meu apelido de infância, "Susu", e "Um milhão de dólares de recompensa se devolvido ao dono". Quando abrimos as portas de vidro e entramos, respirei profundamente o ar fresco uma última vez e prendi a respiração o máximo que consegui, sabendo que demoraria até que eu tivesse permissão de sair novamente.

Fui acompanhada até a ala de oncologia, para um quarto sem graça com paredes brancas e duas camas hospitalares. As duas estavam vazias, então escolhi a mais próxima à janela. Pendurei meu vestido de verão favorito no armário, como um atleta aposentando seu uniforme, e vesti o camisolão do hospital, aberto nas costas. Uma pulseira eletrônica foi colocada no meu pulso direito, uma precaução para os pacientes que, sob efeito dos fortes analgésicos ou desorientados devido à demência, às vezes tentavam sair do hospital. Assinei tantos formulários que perdi a conta, incluindo um que designava minha mãe como responsável pelas decisões sobre minha saúde. Preenchi também um testamento vital, manifestando minha vontade em relação às diretrizes do tratamento, caso ficasse sem possibilidade de me expressar no futuro. Então segui de cadeira de rodas até a sala de cirurgia, onde implantariam um cateter no meu peito, criando uma via central por onde os medicamentos quimioterápicos e outros fluidos intravenosos seriam administrados.

Quando acordei na sala de recuperação, olhei para meu peito. De um corte abaixo da minha clavícula saía um tubo plástico com três lumens pendurados, como tentáculos de uma terrível criatura do mar. Ver aquela alteração no meu corpo me chocou. Eu me inclinei por cima da grade de ferro lateral da cama e vomitei. Até aquele momento, com exceção das feridas na boca, minha doença tinha sido praticamente invisível. Eu estava começando a perceber que a vida antes da doença terminara – e a pessoa que fui tinha sido enterrada. Eu nunca mais seria a mesma. Até meu nome havia mudado, mesmo que por acidente. Quando fui levada de volta para a ala de oncologia, notei que a placa na porta do meu quarto dizia S. JAQUAD – com um *q* no lugar de um *o*. Eu estava chegando a um novo território. E a cada passo me sentia um pouco menos Suleika.

Duas enfermeiras entraram no meu quarto trazendo bolsas de medicamentos antieméticos e quimioterápicos, que seriam administrados em mim ao longo da semana seguinte. A enfermeira mais jovem disse que se chamava Younique. Parecia ter a minha idade, e seus cabelos, pretos e alisados, estavam presos num coque prático. Olhei para ela com a desconfiança de quem está prestes a se deixar envenenar por um desconhecido.

– Cuidado com esse mocinho – alertou Younique, apontando para a bolsa menor, que continha um medicamento quimioterápico cor de ponche. – Algumas pessoas o chamam de Diabo Vermelho, porque os efeitos colaterais são terríveis. Se você precisar de qualquer coisa, basta apertar o botão.

Will e meus pais estavam sentados em cadeiras dobráveis, me observando até o sol ficar alaranjado. Preenchi o silêncio com piadas idiotas e papo furado. Eu trouxera de casa meus chinelos e meu bichinho de pelúcia favorito, assim como uma pilha de livros que eu pretendia ler durante minha estadia no hospital.

– Me sinto como se tivesse acabado de me mudar para um dormitório no primeiro dia de faculdade – falei entusiasmada, pegando *Guerra e paz*, de Tolstói, e folheando as páginas. – Vou poder colocar minha leitura em dia. Quem sabe até escrever um pouco.

Eu estava sendo sincera: queria realmente seguir em frente, tentar ser produtiva. Desde o diagnóstico, eu passava meus dias num estado de empolgação constante, com o corpo inundado de adrenalina e medo, as artérias bombeando um otimismo desesperado. A doença cruel dilacerando meu sangue e minha medula óssea, a tristeza espartana daquele quarto de hospital, os terríveis efeitos colaterais da quimioterapia à minha espera – eu tinha certeza de que nada daquilo iria me destruir. Pelo contrário, só me deixaria mais forte. Quem sabe? Talvez eu me tornasse uma dessas pessoas que derrotam o câncer e criam uma fundação de pesquisa ou correm ultramaratonas. Mas o que eu mais queria era atenuar a preocupação que via estampada no rosto de Will e dos meus pais, convencê-los de que tudo ia ficar bem. Eles sorriram para mim, murmurando palavras de encorajamento enquanto eu falava sem parar.

O céu foi ficando escuro.

– Vão para casa e descansem – falei para Will e meus pais, que estavam hospedados no apartamento de um amigo da família, a alguns quarteirões de distância. Eles pareciam exaustos, mas não se mexeram. Só se levantaram quando eu insisti.

– Tem certeza de que vai ficar bem sozinha? – perguntou minha mãe, na soleira da porta.

– Estou ótima – garanti, confiante.

Foi somente depois que eles saíram que minha máscara de força começou a se desfazer.

As alas de oncologia, talvez mais do que qualquer outro lugar na Terra, são lugares desprovidos de música. Em vez de melodias, há apenas o bipe insistente de máquinas. Durante o dia, o que se ouve são apenas constantes chamadas por médicos e enfermeiras, que operam num ciclo: enfermeiras gritando instruções umas para as outras; pacientes pedindo, às vezes gritando, por morfina; enfermeiras correndo à procura de médicos; visitantes à procura de enfermeiras. Mas, de certa maneira, esses barulhos – ainda que irritantes – são uma distração bem-vinda, um lembrete de que a "máquina" do hospital está funcionando bem. São as horas silenciosas depois do anoitecer, os sons do sofrimento solitário, que são os momentos mais assustadores.

Younique me deu um zolpidem antes de dormir. Dentro de poucos minutos caí num sono profundo, entrando num buraco mais escuro que a noite enquanto sonhava com todos os pacientes que estiveram ali antes de mim e usaram o mesmo travesseiro, seus rostos encovados povoando meu sono. Acordei tonta e desorientada por volta das duas horas da manhã, com gemidos que me despertaram do meu pesadelo. No começo pensei que estava tendo alucinações, mas, quando acendi a luz, descobri que tinha uma colega de quarto – uma mulher por volta dos 70 anos que chegara durante a noite. Seus olhos estavam fechados, a boca comprimida de dor, enquanto arfava por entre lábios rachados. Ela gemia, se revirando num estupor induzido pelos medicamentos. A presença daquela desconhecida, afundada em sua dor, era um vislumbre do que me aguardava. Apaguei a luz e fechei a fina cortina verde que separava nossas camas, sem querer olhar para ela. Fechei os olhos, tentando recobrar a força e o otimismo que sentira mais cedo. No entanto, só encontrei terror.

Tentando ser o mais silenciosa possível, peguei o telefone e liguei para Will.

– O que aconteceu? – perguntou ele, a voz sonolenta. Tentei falar, mas nenhum som saiu da minha garganta. – Vou pegar um táxi e daqui a pouco estarei aí – disse ele.

Meia hora depois, sua silhueta esguia preencheu a porta do quarto. Ele entrou na ponta dos pés, passando pela cama da minha colega de quarto, e se deitou na cama comigo, suas longas pernas se estendendo para além da beirada.

– O que acontece quando jogadores de basquete ficam com câncer? Precisam solicitar uma cama de hospital maior, feita sob medida? – sussurrei.

– Boa pergunta – respondeu ele. – Ainda bem que a paciente é você.

Eu me deitei mais para cima, para que nossas testas pudessem se tocar. Relaxei ao lado de Will, me aconchegando nos seus braços, sentindo seu perfume quente de limpeza, como o de roupas recém-saídas da secadora.

Quando acordei na manhã seguinte, minha companheira de quarto estava bem mais animada.

– Ei, Park Avenue! – exclamou ela quando me levantei para ir até o banheiro, que ficava próximo à sua cama. Era a minha quinta ida ao banheiro aquela manhã: o procedimento de coleta dos óvulos me deixara com infecção urinária.

– Oi – respondi, me apoiando no suporte de soro. – Meu nome é Suleika. Prazer em conhecê-la.

– Sou Estelle – respondeu ela, acenando da cama. – O prazer é meu.

– Por que você me chamou de Park Avenue?

– Porque você tem um penteado chique.

Passei imediatamente a mão pelo meu cabelo, recém-cortado na altura do queixo. Alguns dias antes de ser hospitalizada, pedi a uma cabeleireira que cortasse meu cabelo, que ia até a cintura. Uma medida preventiva contra a quimioterapia, que em breve o reclamaria para si.

– Eu tinha cabelos compridos – expliquei para Estelle. – Pensei em raspar a cabeça antes de vir, mas minha mãe falou que não estava pronta para me ver assim. Então eu encontrei um meio-termo.

A cabeleireira havia me dado meu cabelo para levar para casa, uma longa trança castanho-avermelhada, que eu pedira à minha mãe que doasse para a Locks of Love, uma organização que faz perucas para crianças com câncer. Meses depois, encontrei-a guardada numa caixa de joias de madeira, no estúdio da minha mãe.

– Bom, o corte ficou muito bonito em você, mas vou continuar a chamá-la de Park Avenue, se não se incomodar – disse Estelle. – Minha cabeça não ficou muito boa depois da químio e não vou conseguir me lembrar do seu nome.

Ri, assentindo.

– Por que a senhora está aqui? – Eu queria perguntar que tipo de câncer ela tinha, mas ainda não sabia a etiqueta para essas situações.

– Câncer de fígado, estágio 4. E você? Uma mocinha jovem assim não devia estar aqui. Você devia estar passeando por aí com seu namorado. Isso mesmo, não pense que não ouvi vocês dois ontem à noite!

Fiquei vermelha de vergonha.

– Leucemia, estágio… não sei. Não perguntei isso aos médicos ainda.

– Cirurgia? Rádio? Químio? – perguntou Estelle, como se estivéssemos conversando sobre diferentes sabores de refrigerante.

– Químio, a primeira rodada. Disseram que vou ficar aqui umas três semanas, mais ou menos.

– Ah… essa é uma rodada longa. É melhor você ir caminhar pelos corredores e se exercitar um pouquinho enquanto ainda consegue.

Seguindo o conselho de Estelle, adquiri o hábito de aproveitar os momentos em que ainda tinha energia para explorar o hospital. Usando meu suporte de soro como apoio, percorri os corredores da ala de oncologia, conversando com as enfermeiras e os demais pacientes. Depois de alguns dias, havia feito uma porção de amigos.

– A rainha da oncologia – disse Will, em tom de brincadeira. Eu era velha demais para a ala pediátrica e muitas décadas mais jovem que a maioria dos pacientes na ala adulta. Eu me sentia deslocada, mas estava dando o meu melhor.

Foi durante um dos meus passeios que conheci Dennis, que tinha cerca de 40 anos e parecia nunca receber nenhuma visita. Quando nossas bandejas começaram a chegar com a comida ainda congelada – algum gênio estava esquecendo de descongelá-las no micro-ondas –, Dennis declarou greve de fome, indo de porta em porta para pedir a adesão dos demais pacientes. Eu era totalmente a favor do ativismo no hospital, mas também estava preocupada com a saúde dele. Depois de um ou dois dias, pedi que Will comprasse o milk-shake de chocolate mais cremoso que pudesse encontrar no Upper East Side, pondo um ponto-final à greve de fome dele.

No quarto ao lado do meu havia uma mulher que estava sempre dormindo. Eu a via encolhida na cama sempre que passava pela porta do seu quarto. Estava tão magra que parecia cadavérica, a pele sem viço, amarelada. Sua filha adolescente a visitava quase todos os dias. Então, certa tarde, ouvi um grito abafado, um choro de dor atravessando a parede que separava nossos quartos. Saí da cama e parei na porta, observando as enfermeiras acompanharem a filha pelo corredor, consolando-a enquanto ela soluçava. Logo depois, o corpo sem vida da mãe foi levado e um faxineiro apareceu para limpar o quarto. No dia seguinte, perto do meio-dia, outro paciente estava no lugar dela.

Meu novo vizinho era da Argélia. Seu nome era Yehya e estava tratando um linfoma. Seu abdômen estava distendido, os nódulos linfáticos pareciam ameixas maduras no pescoço e ele tinha as pernas mais finas que eu já vira. Logo ficamos amigos, conversando numa mistura de francês e árabe sobre a terra em que nascemos, sobre fé e a nossa sorte de estar doentes nos Estados Unidos, onde tínhamos acesso a um excelente sistema de saúde. Era Ramadã, e sua esposa vinha ao hospital todas as noites com um pote gigante cheio de comida para o *iftar* – a refeição que os muçulmanos fazem quando o sol se põe para quebrar o jejum –, mas ele raramente dava mais que uma mordida.

Um dia, os médicos transferiram Yehya para um quarto privativo algumas portas distantes do meu, com um janelão com vista para o Central Park. Ele chorou de gratidão e se ajoelhou para rezar, mas sem querer caiu e bateu a cabeça no chão de linóleo.

– O que aconteceu? – gritaram as enfermeiras quando ouviram a batida, correndo para o quarto dele e pedindo uma tomografia da cabeça.

Um pouco depois, Yehya confessou que mentira para as enfermeiras, dizendo ter tropeçado.

– Não queria que elas me achassem um muçulmano maluco – contou ele. A doença complicava tudo, até mesmo, ou talvez principalmente, a oração.

Fazia mais ou menos uma semana que eu estava internada no hospital e havia começado a quimioterapia. Estava me sentindo relativamente bem, até mesmo animada em comparação com os demais pacientes da ala, a maioria dos quais estava de cama ou precisava de cadeira de rodas para se locomover. Embora fosse exagero dizer que eu estava *gostando* de ficar ali, também não estava triste por isso. Quando não estava papeando com os demais pacientes, eu e Will jogávamos uma partida de Scrabble atrás da outra. Meus pais me visitavam todos os dias, trazendo mimos e comida caseira. Quando a notícia do meu diagnóstico se espalhou, alguns amigos também começaram a aparecer no hospital com buquês de flores. Me senti em suspenso – pela primeira vez na vida, ninguém esperava nada de mim. Eu tinha a liberdade de usar meu tempo para fazer o que quisesse. Escrevi no meu diário e me inscrevi em aulas de artesanato. Uma voluntária do hospital estava me ensinando a fazer crochê, e eu estava fazendo um cachecol para dar de presente a Will.

Ingenuamente, ou talvez até por arrogância, comecei a achar que havia sido poupada dos efeitos colaterais mais fortes da quimioterapia. Exceto pela fadiga e pelas feridas na boca, não sentia nada de diferente. Toda manhã eu examinava meu couro cabeludo no espelho, à procura de sinais de que meu cabelo estava começando a cair, mas ele continuava cheio e brilhoso, as raízes firmes. Pensei que estivesse entre a pequena porcentagem de pacientes que não perdem o cabelo durante a quimioterapia e me arrependi de tê-lo cortado tão curto. Comecei até a fantasiar que poderia me mudar para um apartamento com Will quando recebesse alta. Talvez, até o fim do verão, eu estivesse bem o suficiente para voltar a trabalhar.

Entretanto, a ingenuidade tem vida curta, e a minha não durou muito tempo.

Cerca de 10 dias depois do início do tratamento, me mudaram para um quarto privativo – "isolamento", como os médicos chamaram –, e fui proibida de sair sob qualquer circunstância. Não sabia que isso iria acontecer. Fiquei chocada e um pouco irritada com as regras rígidas do meu novo quarto, mas ao mesmo tempo estava aliviada de não ter que dividi-lo com alguém. Qualquer pessoa que entrasse no meu quarto, que batizei de "a bolha", tinha que usar uma armadura obrigatória: máscara descartável, luvas, traje cirúrgico. A quimioterapia estava dizimando minhas células sanguíneas; minha hemoglobina e minhas plaquetas atingiam níveis perigosamente baixos. Os resultados dos exames mostravam que eu estava praticamente sem glóbulos brancos – *zero*, disse o médico de plantão, fazendo um círculo com a mão para enfatizar. Logo eu terminaria a primeira rodada de quimioterapia e, na semana seguinte, se tudo corresse bem, minha medula estaria livre da leucemia e começaria a se recuperar, e minhas células sanguíneas aos poucos voltariam ao normal. Uma vez que eu não precisasse mais de transfusões para manter estáveis os níveis de glóbulos vermelhos e de plaquetas, receberia alta e poderia voltar para casa. Mas até lá meu sistema imunológico era inexistente, e o médico alertou que um mero germe ou um espirro poderia me matar.

Quase ao mesmo tempo, os efeitos colaterais da quimioterapia começaram a aparecer. A mucosa que cobria a parte interna da minha garganta começou a desprender, um terrível efeito colateral chamado mucosite, que tornava impossível comer, beber ou falar mais alto que um sussurro.

— Está pronta para a balada? — brincou Younique na primeira vez que me conectou à infusão de morfina. Abençoadas sejam as excelentes enfermeiras com um senso de humor maravilhoso: elas tornam tudo melhor. Mas, mesmo com a morfina, a dor era grande demais para eu conseguir engolir qualquer coisa. Além das marcas de agulha e dos hematomas que agora cobriam meus braços, vários pontinhos roxos apareceram em todo o meu peito e pescoço. Sem plaquetas, o componente do sangue que ajuda o corpo a formar coágulos, os vasos capilares mais próximos da superfície da pele haviam se rompido, deixando o sangue vazar para a superfície. Eu evitava me olhar no espelho.

E então finalmente aconteceu: um dia, acordei de manhã e percebi um bolo de fios de cabelo no meu travesseiro. Na hora do almoço, meu cabelo caía aos tufos, deixando falhas pálidas em toda a minha cabeça. Passava compulsivamente os dedos pela cabeça e colocava uma mão cheia de cabelo no amontoado em forma de ninho na mesinha de cabeceira. Perder o cabelo era a prova concreta de algo que eu sabia, mas ainda não havia conseguido aceitar completamente, e passei o resto da tarde lutando contra as lágrimas. Naquela noite, Will me ajudou a arrancar o resto com as mãos. Era como arrancar ervas daninhas de solo molhado. Perto da hora de dormir, eu estava careca.

Mais de quatro semanas haviam passado desde que tinha sido internada e eu aguardava meu sangue se recuperar da quimioterapia, mas, para minha decepção, os resultados não mostravam nenhuma melhora. Os médicos me asseguraram que não havia motivo para me preocupar – pelo menos por enquanto –, mas é claro que me preocupei mesmo assim. Nesse ínterim, meu corpo se tornou completamente dependente de transfusões. O sangue de desconhecidos corria pelas minhas veias, bolsa após bolsa, dia após dia. Às vezes eu tentava imaginar quem eram aqueles doadores – uma professora, um ator famoso, uma taróloga? Não conseguia imaginá-los, mas eles me mantinham viva.

Ficar isolada num quarto vários dias enquanto me furavam com agulhas e me apalpavam, sem data para sair, era enlouquecedor. As janelas não abriam. A luz fluorescente machucava meus olhos. Meu estômago, minha cabeça e meus membros doíam; tudo doía, até respirar. Cada vez que me furavam com uma agulha ou me davam banho de esponja, eu sentia vontade de arremessar o suporte de soro contra a parede. Quando perdi peso a ponto de a pulseira eletrônica ficar larga, comecei a imaginar minha fuga dali. O Central Park me tentava pela janela. Durante uma tempestade, senti uma necessidade visceral de sair e sentir a chuva na minha pele – mesmo que por apenas um minuto. Finalmente, num dia em que minha dor estava em um nível tolerável, escondi a pulseira eletrônica debaixo do travesseiro e, quando as enfermeiras não estavam olhando, caminhei de cabeça baixa pelo corredor e entrei no elevador com o suporte de soro. Consegui chegar até o refeitório no térreo. Então fiquei paralisada. Era hora do almoço e havia um mar de pessoas ao meu redor, encostando e trombando em mim. Comecei a ficar mais ansiosa à medida que pensava em todos os germes presentes no ar. Comecei a ter dificuldade de respirar. E se eu caísse? E se eu desmaiasse? Alguns minutos depois, estava de volta ao meu quarto. *Bip, bip*, fazia o monitor. Era estranho, mas eu me sentia segura novamente.

Se havia alguém capaz de entender o que eu estava passando, eram os outros pacientes, mas eu não podia mais interagir com eles, pois o risco de uma infecção era alto demais. Sentia falta de jogar conversa fora e tentei acompanhar o progresso deles brincando de telefone sem fio, com auxílio das enfermeiras. Estelle havia recebido alta e estava se recuperando em casa, em Staten Island. A mais recente ultrassonografia de Dennis mostrara uma constelação de novos tumores em seus pulmões. Ele também ia acabar precisando de um transplante de medula. Quanto a Yehya, ele ainda passava em frente ao meu quarto todas as tardes e, se ninguém estivesse olhando, abria uma fresta na porta, fazia um joinha e dizia que Alá estava cuidando de mim.

Eu ainda podia receber visitas externas, mas mesmo isso ficara complicado. Meus colegas de farra da faculdade não haviam feito nenhum contato, e embora eu não tivesse ficado surpresa, ainda assim me senti magoada com o silêncio deles. Tentei me concentrar naqueles que vieram me visitar: minha amiga Mara, que vinha quase todos os dias, e vários outros amigos de infância, colegas de escola e de trabalho, que apareciam com presentes. Nos dias que se seguiram ao meu diagnóstico, eu ansiava pela visita deles. Mas, com o passar do tempo, desenvolvi alergia aos olhares de pena e aos otimistas que tentavam me animar com cartões de "melhoras" e seus cansativos refrãos "seja forte" e "continue lutando". Comecei a ficar irritada com as reclamações triviais das pessoas, como um dia ruim no trabalho ou um dedo quebrado que os impedia de ir à academia por duas semanas, e era difícil não me sentir excluída quando me falavam de um show ou de uma festa à qual tinham ido juntos.

Pior ainda eram os que gostavam de ver a desgraça alheia: aquelas pessoas que eu não conhecia muito bem, mas apareciam do nada e sem avisar, com um desejo exagerado de ajudar ou de testemunhar o carnaval médico que minha vida tinha se tornado. Olhavam minha careca boquiabertos, com os olhos cheios de lágrimas, e eu me via tendo que consolá-los. Ou então me bombardeavam com conselhos de saúde, falando sobre um ótimo médico que conheciam ou o amigo de um amigo que havia se curado do câncer com óleos essenciais, sementes de damasco, enemas de café ou dieta do suco. Eu sabia que a maioria deles tinha boas intenções, por isso sorria e assentia, mas por dentro eu borbulhava de raiva. Conforme fui ficando mais doente, menos pessoas passaram a aparecer – e quando apareciam, comecei a fingir que estava dormindo.

Eu não estava completamente sozinha, apesar das tentativas de me recolher do mundo. O Dr. Holland me visitava quase todos os dias em seu horário de almoço. Ele era educado com as enfermeiras e com os demais funcionários do hospital. Diferentemente de alguns dos outros médicos, que muitas vezes eram ríspidos e condescendentes, ele era calmo e sempre me tratava com dignidade, tendo o cuidado de fazer com que eu me sentisse primeiro como pessoa e depois como paciente. Após terminar de me examinar, ele se sentava na poltrona ao lado da minha cama e conversávamos sobre tudo, de política a história da arte e os nossos livros favoritos.

Will, que ainda estava desempregado, praticamente morava no meu quarto, dormindo ao meu lado todas as noites na cama pequena demais. Meus pais ficavam comigo durante o dia, se revezando na tarefa de sentar na minha cama e oferecer minhas comidinhas favoritas, numa tentativa de me fazer comer. Desde que dera entrada no hospital, eu passara de um saudável número 40 para o 34 – o mesmo que eu usava no sexto ano –, mas eu normalmente sentia muita dor para engolir, e com certeza não conseguia comer risoto de cogumelos. Tentava me mostrar animada quando eles estavam por perto, mas era difícil permanecer acordada por mais que alguns minutos. Minha mãe trouxe um pôster de uma pintura de Vermeer e pendurou na parede próxima à minha cama. O quadro mostrava uma jovem tocando alaúde num quarto escuro, o rosto virado para a janela, a expressão melancólica e aberta.

– Ela me lembra você – disse minha mãe.

Eu sabia que tinha muita sorte de estar cercada de tanto amor – muitos pacientes não tinham ninguém que viesse visitá-los –, mas, mesmo com meus pais e Will ao meu lado, eu me sentia dolorosamente isolada. A euforia do período pós-diagnóstico e todos os planos que eu traçara haviam evaporado. Eu não tinha mais energia para escrever no meu diário. As agulhas de crochê e o cachecol inacabado estavam juntando poeira. Não li *Guerra e paz* nem nenhum dos outros tantos livros na mesinha de cabeceira. Estava entediada, extremamente entediada, mas exausta demais para fazer algo a respeito.

Uma tarde, depois de mais de cinco semanas no hospital, uma equipe de médicos com máscaras azul-bebê apareceu no meu quarto. Eles se debruçaram sobre a minha cama, olhando para mim. Olhos e gravatas. E jalecos brancos.

– Infelizmente, temos más notícias – disse um mascarado. – Quando você veio para cá, tinha 30% de blastos em sua medula óssea. Os resultados da última biópsia mostram que os números mais que dobraram, agora são cerca de 70%.

— Vocês podem voltar quando minha mãe estiver aqui? – sussurrei. Naquele momento, me senti como uma criança.

Mais tarde, com meus pais ao meu lado, a equipe médica explicou que minha medula óssea estava entrando em colapso e que os tratamentos de rotina não estavam funcionando. Meu pai ficou arrasado. Minha mãe parecia prestes a desabar, mas, quando percebeu que eu estava olhando para ela, se recompôs, segurando as lágrimas e assumindo uma feição mais estoica. Os médicos recomendaram que eu me registrasse para um tratamento experimental em fase dois, o que queria dizer que ainda não se sabia se a combinação de medicamentos quimioterápicos era segura e efetiva, nem se era melhor que o tratamento-padrão. Num momento em que tudo já parecia tão incerto, eu não queria participar de um experimento. Eu almejava estatísticas, fatos e provas de que meu tratamento faria valer a pena o desgaste físico e mental que estava sendo infligido a mim e àqueles que eu amava. Embora eu fosse fã de pesquisas, não tinha a menor vontade de ser um rato de laboratório. Eu queria a cura.

— Não seria melhor eu passar esse tempo que me resta com vocês ou fumando um baseado numa ilha tropical? Ou seja lá o que se deve fazer quando se está morrendo? – perguntei aos meus pais.

Ninguém sabia o que dizer. Os médicos também não tinham uma resposta, mas insistiram que o tratamento experimental era a minha melhor opção e que, quanto mais eu esperasse, menos opções eu teria. No fim, acabei concordando com eles.

No Quatro de Julho, véspera do meu aniversário de 23 anos, ganhei uma permissão especial para sair da bolha por alguns minutos. Era a primeira vez que eu colocava o pé para fora do quarto em quase seis semanas, sem considerar meu plano de fuga frustrado. Eu tinha ouvido rumores de que era possível ver a queima de fogos do corredor dos fundos, próximo aos elevadores. Depois de vestir a armadura de proteção necessária, eu e Will caminhamos pelo corredor, puxando o suporte de soro atrás da gente. Paramos no quarto de Yehya para ver se ele queria juntar-se a nós. Ele estava cansado demais para se levantar da cama, mas tinha presentes para mim em sua mesa de cabeceira: uma pulseira da amizade rosa e uma plaquinha de madeira pintada em cores primárias com os dizeres SOU SEU FÃ!, que ele pedira à esposa para comprar na lojinha do hospital. Will me ajudou a colocar a pulseira e carregou a placa. Depois, fomos ao quarto de Dennis, e nós três saímos da enfermaria, passando pelo balcão das enfermeiras.

Quando chegamos ao corredor, um grupo de pacientes já estava amontoado ali, olhando pelas janelas. Via-se pouco através do vidro grosso, como se tentássemos ver peixes-dourados dentro de um aquário sujo. Mas se você inclinasse o corpo para a esquerda e virasse o pescoço para a direita, podia ver vagamente fogos explodindo a distância. Eles eram vermelhos e azuis e dourados, e explodiam bem alto, colorindo os arranha-céus, mas estavam a muitos quilômetros, e por causa das paredes à prova de som não era possível ouvir as explosões. Os fogos, a cidade, seus habitantes – o mundo – pareciam tão distantes quanto a Lua. Enquanto isso, o alarme do suporte de soro de um senhor começou a tocar e não calava a boca, irritante o suficiente para fazer qualquer um perder a cabeça.

– Desculpem o palavrão – falei para Dennis e Will –, mas isso é a merda mais deprimente que já vi.

Meus ombros começaram a tremer. A princípio, achei que fosse chorar, mas então comecei a rir. De repente, todos estavam rindo. Risos, soluços e muitas lágrimas diante do absurdo de toda aquela situação.

10

CRONÔMETRO

Depois de quase dois meses na bolha, os médicos me deixaram ir para casa por duas semanas, para que eu recuperasse um pouco as forças antes de começar o tratamento experimental. Minha contagem de blastos ainda era aterrorizante – tão alta que, não fosse minha extrema fraqueza, eu teria que começar o experimento imediatamente. Mas o risco de os remédios me matarem era maior que o risco de os blastos continuarem a se multiplicar na minha medula e no meu sangue. Assim, mais doente do que nunca, voltei a Saratoga.

De pé na entrada de casa, parei para apreciar o movimento das minhas pernas, o ar entrando e saindo dos meus pulmões, o sol na minha pele. Como um prisioneiro liberto depois de uma longa sentença, tudo me maravilhava: a garoa molhando meu rosto, os vaga-lumes piscando no jardim ao entardecer, o cheiro de churrasco emanando do quintal do vizinho.

Tentei aproveitar ao máximo minha nova liberdade. Sempre que me sentia forte o suficiente, Will me ajudava a entrar na minivan, me enrolava em vários cobertores e dirigia pelas estradas comigo. Se eu estivesse bem, andávamos um pouco. O centro de Saratoga ficava a oito minutos da casa dos meus pais. Vinte, se você tem leucemia. A corrida de cavalos anual que atraía apostadores, turistas e pessoas com chapelões durante o verão estava a todo vapor. Em cada esquina havia artistas de rua tocando música. A rua principal, Broadway, estava lotada de motoqueiros, que estacionavam suas

Harley-Davidson em longas filas, e apostadores, que evitavam a pista e iam para os bares, onde podiam assistir à corrida pela televisão.

Estar ao ar livre era uma mudança muito bem-vinda, mas com minha careca pálida, olhos sem cílios, sobrancelha prestes a desaparecer e máscara cirúrgica, logo notei que estava atraindo muitos olhares. Na ala de oncologia, minha aparência era a mesma dos outros pacientes. Agora, aonde quer que fosse, eu destoava das pessoas ao meu redor. O câncer falava por mim antes que eu pudesse abrir a boca, e quando eu entrava em um ambiente, o silêncio se instalava. Havia algumas vantagens nisso. Naquele verão, ganhei vários cafés e sorvetes de graça. Os atendentes de caixa me diziam, com os olhos marejados: "Espero que você melhore, querida. Esse é por conta da casa." Mas, em outros momentos, aqueles olhares faziam com que eu me sentisse uma aberração. Uma tarde, quando entrei na biblioteca pública, uma menininha apontou para mim e começou a gritar.

Na maioria das vezes, eu não me sentia disposta para passear. Uma exaustão extrema me colava ao sofá de couro da sala de estar, com Will ao meu lado. Ele era especialista em melhorar meus dias ruins.

– Dia de ver filmes – dizia ele, como se estivéssemos escolhendo passar o dia todo em casa. – Você tem uma grande lacuna em seu conhecimento da cultura pop norte-americana, por isso fiz uma lista. Hoje, vamos começar pelo final dos anos 1980: *Curtindo a vida adoidado*, *Clube dos cinco* e *Um príncipe em Nova York*. Aí paramos para almoçar.

A vida dos acompanhantes é ditada pelos ciclos de decadência e demanda do corpo de outra pessoa. Will havia assumido esse novo papel com um entusiasmo e uma devoção que impressionavam a todos. Todas as manhãs, ele ajudava minha mãe a preparar pudim de arroz, a única coisa que eu conseguia engolir, e chá de verbena com hortelã fresca, que supostamente combatia o enjoo. Depois, levava tudo numa bandeja até o meu quarto, para que eu pudesse comer na cama. Ele ajudava meus pais com as tarefas domésticas e à tarde jogava basquete com meu irmão, que estava de férias. Organizava meus remédios, trocava o curativo do meu cateter e me acompanhava em todas as consultas. Will jamais reclamava, mesmo quando cuidar de mim significava deixar de ir a festas ou de viajar com os amigos. Ele me dizia o tempo todo que não queria estar em nenhum outro lugar que não ao meu lado. Eu gostava de pensar que, se fosse o contrário, se fosse ele o doente, eu teria a mesma paciência e a mesma dedicação, mas no fundo eu não tinha muita certeza disso.

Os pais de Will vieram nos visitar naquele verão, vindo da Califórnia para demonstrar seu apoio. Seria a primeira vez que eu os veria, e fiquei imaginando o que iriam pensar quando me vissem ao vivo, magra e acinzentada, com tubos saindo do peito. Eu temia que uma parte deles desejasse que o único filho tivesse outro tipo de namorada. Alguém como a ex de Will, que tinha a cabeça cheia de fios louros, escrevia para uma revista de prestígio e tinha ovários saudáveis – alguém com um futuro, em vez de um diagnóstico.

Se os pais dele pensavam isso, não deixaram transparecer. Estacionaram em frente à casa, rindo e distribuindo abraços. Depois de alguns poucos minutos, o pai de Will, Sean, um irlandês alto com bigode branco e olhos azuis brilhantes, me puxou para o lado e disse:

– Meu filho é um homem melhor depois de ter conhecido você. Obrigado pelo que está fazendo por ele.

A mãe de Will, Karen, uma radiante hippie loura que usava vestidos de linho e joias coloridas, tinha a mesma facilidade de Will para fazer todos ao seu redor se sentirem bem. Ela me disse incontáveis vezes quão forte e bonita eu parecia com minha careca.

– Você deveria manter os cabelos curtos depois que estiver melhor – aconselhou ela.

Nossas famílias passaram o fim de semana juntas explorando Saratoga. Caminhamos pelo jardim de rosas da Yaddo, uma famosa colônia de artistas nos arredores da cidade. Fomos até o hipódromo e fizemos apostas de 2 dólares nos cavalos com os nomes mais interessantes. (Não sei como, mas perdemos todas as vezes.) À noite comíamos no quintal, sob o pergolado coberto de plantas, que minha mãe havia decorado com luzes e lanternas de papel. Nossos pais se deram tão bem que era difícil conseguir dizer alguma coisa durante o jantar. Sean, jornalista e documentarista que havia coberto a Guerra do Iraque, discutia sobre o Oriente Médio com meu pai, enquanto nossas mães conversavam sobre arte, a paixão de ambas. Eu e Will trocávamos piscadelas furtivas e revirávamos os olhos um para o outro enquanto nossos pais falavam sem parar.

No último dia da visita deles, caminhamos até a feira na cidade. O sol quente batia no meu chapéu de palha azul. Eu tinha dificuldade de acompanhá-los, enquanto perambulavam de uma barraquinha a outra, provando geleias caseiras de amora, azeitonas e queijos. Pedi licença e fui até uma mesa de piquenique, onde me sentei à sombra de uma árvore. O som de um violino e os gritos das crianças brincando de pega-pega na grama estavam me deixando tonta. Eu me abanei com o chapéu, desejando poder me teletransportar de volta para a quietude do meu quarto, abrigada do calor.

Quando chegou a hora de irmos para casa, andei atrás deles, tentando esconder que mancava. Não queria estragar o que havia sido um fim de semana perfeito, mas, quando chegamos em casa, meus membros tremiam e meu vestido estava molhado de suor. Eu me despedi dos pais de Will, prometendo visitá-los na Califórnia quando estivesse melhor, e voltei para dentro de casa.

– Como você está se sentindo? – perguntaram meus pais depois de me verem imóvel no sofá por horas.

– Bem – insisti, travando o maxilar. Uma dor pulsava entre as minhas pernas, como a batida de um coração. Eu estava envergonhada demais para explicar onde doía; para dizer à minha mãe, ou ao meu médico, que usava gravata-borboleta à moda antiga, ou a qualquer pessoa: *Minha perereca dói*, ou alguma outra descrição anatômica vaga. Eu esperava que a dor fosse embora sozinha. Mas, alguns dias mais tarde, já não conseguia caminhar. Quando Will e minha família se sentaram para jantar, permaneci no sofá, os dentes batendo de febre. Quando minha mãe tirou minha temperatura, estava pouco acima de 38 graus.

– Agora chega. Vamos para o hospital – ordenou ela.

Minha mãe foi dirigindo e Will se sentou comigo no banco de trás, apoiando minha cabeça em seu colo enquanto acelerávamos pela estrada escura. Mais ou menos a cada meia hora, Will tirava minha temperatura, que continuava a subir. Minha mãe acelerou ainda mais, franzindo o cenho, preocupada. Três horas mais tarde, quando chegamos à ponte Tappan Zee, que cruzava o rio em direção a Manhattan, ela estava dirigindo 30 quilômetros acima do limite de velocidade, e minha febre chegara aos 40 graus.

Era uma noite de domingo. A sala de espera da emergência do Mount Sinai estava lotada, pessoas inquietas em frente às máquinas de comida, outras adormecidas em cadeiras de plástico ou segurando curativos ensanguentados, mães embalando bebês que choravam, diabéticos caminhando com pés inchados. Todos esperavam os guardiões dos portões – as enfermeiras e recepcionistas – chamarem seus nomes. A triagem, processo pelo qual os especialistas em medicina determinavam quem seria atendido primeiro, aguça o instinto de sobrevivência das pessoas. Todos pensam que seu caso é mais urgente que o da outra pessoa, e ter a sua urgência, e a urgência de seus filhos, comparada à urgência dos outros pode gerar certo pânico. Salas de emergência lotadas não trazem à tona o melhor nas pessoas.

– Minha filha tem leucemia e está com uma febre altíssima – rosnou minha mãe, normalmente calma e contida, para a recepcionista, depois de nos deixarem esperando 45 minutos. – O sistema imunológico dela está extremamente comprometido e, se você a fizer esperar mais um pouco, terá sangue em suas mãos. – Sua ameaça funcionou, e, quando uma enfermeira se aproximou de nós, nos sentimos vitoriosos por alguns instantes. Mas do outro lado das portas de aço da sala de espera, o caos era ainda maior. Macas cobriam cada centímetro do chão. Os pacientes gritavam e gemiam, alguns implorando ajuda. Uma mulher de olhar feroz em uma cadeira de rodas gritava, sem olhar para ninguém em particular, que havia sido envenenada pelos colegas de trabalho.

Não havia aonde ir e praticamente nenhum espaço para minha mãe e Will. Eu me lembro de ter olhado para Will e pensado que ele parecia atordoado. Minha mãe deve ter tido a mesma impressão, pois sugeriu que ele fosse descansar.

– É, acho que não faz sentido nós três ficarmos aqui – disse Will. – Acho que vou me encontrar com um amigo para um drinque. – Alguns minutos mais tarde, ele se foi.

Fui colocada numa maca ao lado de um jovem com *dreadlocks*. Ele estava imóvel e de olhos fechados, as roupas sujas contrastando fortemente com os lençóis brancos da maca. O médico fechou a cortina entre nós para oferecer alguma privacidade, mas pude ouvir cada palavra da conversa deles. Nos minutos seguintes, fiquei sabendo que o homem tinha aids e que sua contagem de hemoglobinas estava em 3 g/dL.

– Você quer fazer uma transfusão de sangue? – perguntou o médico.

– Não – murmurou o jovem.

– Você sabe que sem a transfusão vai morrer, não é?

– Tudo bem.

Pouco tempo depois, um funcionário do hospital apareceu para distribuir sanduíches para os pacientes. O jovem estava tão fraco que não conseguiu segurar o sanduíche, que caiu no chão entre nossas camas, espalhando alface e pedaços de presunto pelo piso.

– Ele está bem? Alguém precisa ajudá-lo! – gritei para minha mãe.

Essa é a última coisa de que me lembro antes de desmaiar.

As 12 horas seguintes foram preenchidas por uma série de desmaios causados pela febre, pontuados por luzinhas fluorescentes.

Primeira lembrança: Acordei com três médicos olhando entre as minhas pernas com lanternas. Meu rosto ficou vermelho de vergonha. Fiquei tentando fechar as pernas, mas uma mão enluvada as manteve abertas. "Tem um pequeno corte nos lábios internos", disse alguém por trás de uma máscara. "Está infeccionado, possivelmente com sepse", relatou outro. "Posso dar uma olhada?", pediu o terceiro. Segundo eles, a pele ao redor do corte estava necrosada.

Segunda lembrança: "Onde estou?", perguntei, em pânico. A boca de aço de um elevador se abriu para um andar que não reconheci. Fui levada até um pequeno quarto branco quadrado com luzes alaranjadas. Uma enfermeira explicou que eu estava sendo internada na ala geriátrica. O hospital estava lotado e eu teria que passar a noite ali até que um quarto da oncologia vagasse. Achei aquilo engraçado – de fato, eu me sentia com 80 anos –, mas não tive energia para explicar o motivo das minhas risadas, como se alguém tivesse contado uma piada muito engraçada.

Terceira lembrança: *Estou com tanto frio, estou com tanto frio, estou com tanto frio*, repeti sem parar para minha mãe, mas quanto mais cobertores ela colocava em cima de mim, mais frio eu sentia. Nada conseguia me aquecer. Meus dentes batiam violentamente e comecei a tremer descontrolada. "Precisamos de um médico!", gritou alguém. Mais tarde, fiquei sabendo que tive algo chamado "neutropenia febril", o que significava que eu estava praticamente sem células de defesa para lutar contra a infecção.

Quarta lembrança: Minha temperatura subiu sem parar até chegar a 41 graus. Quando tentei falar, minhas palavras saíram emboladas, como se estivesse falando em outra língua. Meu corpo, em convulsão, tremeu e defecou. Will apareceu na porta bem quando uma enfermeira tentava colocar um penico sob minhas pernas nuas. "Diga para ele esperar lá fora", gemi para minha mãe, conseguindo me fazer entender, enquanto cobria meu rosto com as mãos.

Quinta lembrança: Meu oncologista, o Dr. Holland, que quase sempre sorria, não estava sorrindo quando apareceu. "Ligue para seu marido e diga para ele vir para o hospital", ouvi-o dizer para minha mãe. Era noite e meu pai estava em Saratoga, a três horas e meia de distância. "Podemos esperar até de manhã?", perguntou minha mãe. "Não quero assustá-lo." O médico colocou a mão no ombro da minha mãe e olhou fundo nos seus olhos. "Anne, ligue para seu marido. Pode ser que ela não saia dessa."

Quando recobrei a consciência no dia seguinte, meus olhos percorreram o quarto, tentando entender onde eu estava e o que havia acontecido. Meus pais estavam sentados ao lado da minha cama, parecendo décadas mais velhos. Uma enfermeira se debruçou sobre mim, me entregando um copo de papel e um comprimido de oxicodona. Alguns minutos depois eu vomitava na bacia de plástico ao lado da cama. Os remédios e a compreensão de que eu estava viva me atingiram como um trem em alta velocidade, e meu alívio se transformou em euforia.

Os quartos da ala geriátrica eram maiores e melhores que os da oncologia. Gostei de ficar lá, exceto pela enfermeira de cabelos louros tingidos, que falava demais.

– Eu trabalhava na oncologia – contou ela, colocando um termômetro debaixo da minha língua. – Me lembro de uma menina chamada Joanie. Ela era uma menina ótima, mais ou menos da sua idade. Cada vez que ela voltava para o hospital com uma nova infecção, eu queria chorar. Quando ela morreu, foi tão triste. Só de olhar para você eu fico triste, me lembrando da Joanie. Por isso agora eu trabalho aqui, na geriatria.

A doença havia me deixado boa na arte da dissimulação. Algumas palavras eu mantinha na minha cabeça – *Por favor, pare de falar, você não consegue ver que já estamos muito assustados?* –, e as palavras que eu de fato dizia em voz alta eram:

– Joanie teve sorte de tê-la como enfermeira.

Naquela noite, Will chegou ao hospital para que meus pais pudessem ir descansar. Ele se recostou na cadeira ao lado da minha cama – não parecia muito confortável nela –, cobrindo-se com um lençol de algodão fino. A geriatria estava sem leitos para acompanhantes. Naquela noite, como em muitas outras, Will iria sacrificar seu conforto para ficar perto de mim.

– Acho que deveríamos nos casar – falei, do nada, a oxicodona deixando minha língua solta. Eu temia que, se esperássemos, talvez nunca tivéssemos a chance.

– Eu topo – respondeu Will, sem nem parar para pensar.

Ficamos acordados até tarde conversando sobre os detalhes da cerimônia, a lista de convidados e quais dos meus amigos músicos chamaríamos para tocar. Liguei para minhas amigas mais próximas da época da faculdade, Lizzie e Mara, que entraram em ação, se oferecendo para ajudar. Lizzie e sua mãe iriam levar Will à rua das lojas de diamante para comprar a aliança. Mara ofereceu a casa de sua família para ser o local da cerimônia. A festa seria pequena, uma reunião simples no quintal com nossas famílias e alguns amigos mais próximos. Esperávamos poder celebrar nas próximas semanas, se não houvesse mais nenhuma internação de emergência.

Alguns dias mais tarde, um quarto na oncologia ficou vago e fui transferida. Apenas três meses antes, a oncologia parecia uma terra estrangeira. Agora, eu me sentia em casa entre o bipe das máquinas e os pacientes carecas. Eu pertencia àquele lugar. Quando vi Younique, conversamos como duas amigas que se reencontravam depois de um longo período sem se verem.

– Ah, olá, srta. Suleika! Ouvi dizer que você estava de volta. Como estão você e seu bonitão?

– Noivos – respondi.

Perguntei como estavam meus amigos. Younique se sentou aos pés da minha cama e me cobriu gentilmente com um lençol. Yehya tinha ido embora.

– Não, ele não voltou para a Argélia – corrigiu ela. Ele havia morrido no quarto com a linda vista para o Central Park, com a esposa ao seu lado. Quanto a Dennis, ele estava progredindo para fazer o transplante, até que, uma tarde, seus órgãos começaram a falhar, um atrás do outro. Apesar de os médicos terem tentado de tudo, não conseguiram ressuscitá-lo. Ninguém apareceu para levar seu corpo.

Younique esfregou minhas costas enquanto eu tentava processar as notícias. Só conseguia pensar: *A próxima sou eu.*

11

PRESA

Sempre tive diário. A estante do meu quarto de infância é repleta de dezenas de cadernos coloridos, cada um deles detalhando um capítulo da minha vida. As páginas são como conversas comigo mesma, escritas em traços grossos e ágeis: sonhos para o futuro; aventuras noturnas que nunca tive, mas gostaria de ter tido; contos veladamente autobiográficos protagonizados por mulheres inspiradoras; poesia ruim; e listas, sempre listas – de coisas a fazer, de coisas que nunca deveria fazer e sonhos. A Suleika de 12 anos escrevia coisas diferentes da Suleika de 16 ou 20 anos. Mas todas tinham algo em comum: olhavam para o futuro.

    Com a mortalidade na balança, uma das atividades mais deliciosas da juventude – imaginar o futuro – se tornara um exercício assustador. O futuro um dia parecera infinito e cheio de possibilidades. Agora, era coberto por incertezas, um caminho escuro que, em vez de possibilidades, guardava apenas a promessa de mais tratamentos venenosos e uma terrível indeterminação. Pensar no passado trazia uma nostalgia que eu preferia não sentir, uma dolorosa lembrança de tudo o que eu havia perdido ou estava perdendo: meus amigos, minha juventude, minha fertilidade, meu cabelo, o colar que meus pais me deram no primeiro dia da quimioterapia e se perdera em algum lugar na viagem entre o hospital e a casa deles, minha mente, pois a quimioterapia me deixava avoada e lenta, minha esperança de que eu fosse conseguir sobreviver até o transplante.

Viver com uma doença que pode ser fatal me transformou numa cidadã de segunda classe na terra do tempo. Meus dias eram uma lenta emergência, minha vida resumida a quatro paredes brancas, uma cama de hospital, luzes fluorescentes, meu corpo perfurado por tubos e fios que me conectavam a vários monitores e ao suporte de soro. O mundo fora da janela do meu quarto parecia cada vez mais distante, meu campo de visão se reduzia a um pontinho. O tempo era uma sala de espera – à espera de médicos, à espera de transfusões de sangue e resultados de exames, à espera de dias melhores. Tentei manter o foco na preciosidade do presente: nos momentos em que eu me sentia disposta a caminhar pelos corredores da unidade de oncologia com meus pais, na voz de Will quando ele lia para mim todas as noites antes de dormir, nos fins de semana em que meu irmão vinha visitar – todos nós juntos, enquanto ainda era possível. Mas, por mais que eu tentasse, não conseguia evitar sentir culpa e tristeza quando pensava no que seria de Will e dos meus pais se eu não sobrevivesse.

A infecção havia me atrasado umas duas semanas, mas o tratamento experimental estava agendado para começar assim que os médicos achassem que eu estava forte o suficiente. Eu era uma entre 135 pacientes dos Estados Unidos inscritos naquele tratamento. Nos primeiros nove dias de cada mês, eu receberia uma combinação de duas drogas quimioterápicas extremamente fortes, azacitidina e vorinostat, então teria cerca de duas semanas de recuperação antes de iniciar o próximo ciclo. O tratamento não iria requerer internação, o que significava que, quando eu não estivesse na cidade para as consultas ou internada devido a alguma complicação, poderia ficar em casa, em Saratoga. O tratamento duraria seis meses – quer dizer, se tudo corresse conforme o planejado.

Quando as folhas do bordo no quintal dos meus pais ficaram alaranjadas e secas, uma inquietude projetou uma sombra sobre meus longos e herméticos dias ao lado de Will. Ele tinha sido minha companhia constante desde o diagnóstico e planejava continuar ao meu lado durante o tratamento experimental. Eu amava poder passar tanto tempo com ele. Embora eu estivesse acamada, careca, algumas vezes incontinente e morando com meus pais, o fato de ter um namorado trazia certa normalidade para a minha vida, fazia com que me sentisse jovem, desejada e até mesmo bonita. Mas parte de mim sabia que aquela situação não era sustentável.

A terra dos doentes não era lugar para alguém viver 24 horas por dia, sete dias por semana. Eu jamais desejaria isso ao meu pior inimigo. Eu sabia que, se quisesse que nosso relacionamento durasse, teria que encorajar Will a retomar sua vida novamente.

– Vamos procurar um emprego para você – falei com cuidado para ele certa tarde. Havíamos acabado de terminar a quinta partida seguida de Scrabble.

Ele suspirou.

– Eu sei, eu sei, também tenho pensado nisso. O dinheiro bem que viria a calhar. Mas não quero que você sinta que está sozinha nessa luta.

– Eu não estou melhorando. E isso não vai acontecer tão cedo – falei, e ele concordou que não podia deixar sua vida em suspenso indefinidamente.

No começo, ele procurou vagas que fossem perto da casa dos meus pais, mas não havia muita coisa além de trabalhar como garçom ou bartender no centro de Saratoga. Ampliamos o raio de pesquisa, e quando vi uma vaga de editor-assistente num famoso grupo de mídia em Manhattan, incentivei Will a mandar seu currículo. Ele hesitou. A vaga ficava a três horas e meia de distância de Saratoga – longe demais para ir e voltar todos os dias. Se ele fosse escolhido, teríamos que nos separar durante a semana. Quando Will disse que estava preocupado com a distância, especialmente com a proximidade do início do tratamento experimental e a minha saúde tão frágil, eu o acalmei. Queria que ele fosse feliz, mas parte de mim estava vivendo através dele também. Aquela era uma vaga que eu teria amado preencher se vivesse na realidade alternativa em que meu corpo não estivesse tentando me destruir. Por isso, fiz de tudo para ajudá-lo: revisei a carta de apresentação, pratiquei com ele para a entrevista e até encontrei um lugar onde ele pudesse passar a semana de graça, no apartamento de um amigo, caso conseguisse o emprego. Quando o telefone tocou, com a notícia de que a vaga era dele, abracei Will com toda a força que restava nos meus frágeis ossos de passarinho.

– As coisas vão começar a melhorar para nós – falei, e estava sendo sincera.

Pouco tempo depois, numa manhã de outono, fomos até a estação de trem de Saratoga, onde Will subiu a bordo do Ethan Allen Express para sua primeira semana de trabalho. Quando ele se virou para olhar para mim, dei o meu melhor sorriso, então acenei, entusiasmada, até que as portas se fechassem. As rodas começaram a se mover e o trem apitou quando fez a curva e desapareceu. Sozinha, senti minha excitação diminuir, depois desaparecer.

De volta à casa dos meus pais, subi até meu quarto, tranquei a porta e me deitei na cama, o rosto enfiado no travesseiro. Permaneci imóvel por alguns instantes, prendendo a respiração. Então gritei – um uivo de frustração e inveja direcionado a Will, aos meus amigos e a todas as pessoas que estavam trabalhando, viajando, descobrindo coisas novas, tudo que a doença estava me negando. O fato de todos estarem começando suas vidas enquanto a minha estava se acabando era muito injusto. Quando fiquei sem fôlego, os pulmões ardendo, me levantei, caminhei até a mesa de madeira em frente à janela e abri meu diário.

O mundo está girando e eu estou parada, escrevi.

Com Will em Manhattan durante a semana, era tentador sentir pena de mim mesma, por isso comecei a procurar algo produtivo para fazer com meu tempo livre. Primeiro, decidi me matricular num curso de escrita criativa na Skidmore, a faculdade no fim da rua onde meu pai era professor no Departamento de Língua Francesa e meu irmão estava terminando o último ano. Mas só consegui comparecer ao primeiro dia de aula. O tratamento experimental já havia começado, e em duas semanas fui internada mais uma vez com neutropenia febril. As feridas na minha boca se multiplicaram e ficaram tão doloridas que, quando recebi alta, os médicos prescreveram um adesivo de fentanil, um opioide bem mais potente que morfina.

Eu passava os dias na cama, apoiada em travesseiros. Até o câncer me pegar de surpresa, sempre me orgulhei de ser ambiciosa. Os lembretes de vitórias passadas que enchiam meu quarto – medalhas, troféus, prêmios e diplomas – agora zombavam de mim. Determinada a continuar procurando alguma coisa para fazer, decidi começar a estudar para o exame GRE, pensando em cursar uma pós-graduação. Passei as semanas seguintes estudando álgebra, fazendo testes e pesquisando acerca de programas de Ph.D. em Relações Internacionais e Estudos do Oriente Próximo. Fui hospitalizada mais uma vez antes de poder me inscrever – dessa vez por conta de uma infecção causada pelo cateter no meu peito, que foi cirurgicamente removido e substituído por um novo –, mas, assim que cheguei em casa, me inscrevi para prestar o exame naquela mesma semana, antes que alguma outra complicação sabotasse meus planos. Na manhã da prova, minha mãe preparou um café da manhã especial, com comidas que estimulavam o cérebro: ovos mexidos com couve refogada e mingau de aveia com linhaça moída e mirtilos. Tentei comer mais do que duas garfadas, mesmo sem apetite. Enquanto ela dirigia até o local em que o exame seria aplicado em Albany, dormi no banco de trás, tentando preservar minha energia. Quando chegamos, a recepcionista ranzinza nos informou que eu não poderia usar o gorro de lã que cobria minha careca durante a prova. Minha mãe explicou que eu estava fazendo quimioterapia, mas a recepcionista permaneceu irredutível.

– Essas são as regras – disse ela.

Tremendo por causa do ar-condicionado da sala e com a cabeça brilhando sob as luzes fortes, eu estava determinada a terminar aquele maldito exame. Levei três horas e 45 minutos. No fim eu estava delirante, as pálpebras caídas de exaustão e os dentes batendo de febre, mas tinha terminado. Recebi os resultados algumas semanas mais tarde e vi que foram medíocres, mas nada iria me deter. Ao longo do mês seguinte, me inscrevi em diversos programas de doutorado ao redor do país, pedindo cartas de recomendação aos meus antigos professores, redigindo os textos necessários para a admissão e preenchendo solicitações de bolsa de estudos. Quando finalmente enviei minhas inscrições, esperava me sentir vitoriosa, mas no fundo sabia que meus esforços tinham sido em vão. Mesmo que alguma pós-graduação me aceitasse, eu provavelmente não estaria bem o suficiente para levar o curso adiante.

Parei de escrever no meu diário depois disso. Eu me resignei à ideia de que, pelo menos por enquanto, eu tinha apenas uma preocupação: seguir em frente. O tratamento experimental estava atacando mais o meu corpo do que o previsto. A toxicidade dos medicamentos era tão grande que, ao final de cada ciclo, eu era internada às pressas e permanecia no hospital por várias semanas, lutando contra a neutropenia febril e complicações sérias como colite e sepse. Minha boca estava tão machucada que, mesmo com o adesivo de fentanil e um coquetel de medicamentos suplementares, eu não parava de sentir dor. Comecei a deixar um vidro de morfina líquida na mesa de cabeceira, e quando a dor me fazia acordar à noite tomava alguns goles até conseguir dormir novamente. Comecei a pensar se os efeitos colaterais do tratamento experimental e dos analgésicos me matariam antes da leucemia. Eu pensava constantemente em abandonar o tratamento. Se não fossem os apelos dos meus pais e de Will, acho que o teria feito.

Em uma das muitas internações daquele outono, compartilhei os planos do meu casamento com a equipe médica. Esperava que eles ficassem animados com a novidade, mas a reação deles foi mais de preocupação do que de celebração. Cerca de uma hora depois, uma assistente social apareceu na porta do meu quarto, pedindo para conversar comigo e com meus pais.

– A meta aqui é fazer você chegar à etapa do transplante de medula – disse ela. – Tenho certeza de que vocês sabem que é um procedimento caro: um transplante pode custar mais de 1 milhão de dólares. Por sorte, você está no plano de saúde do seu pai, e quase todos os custos serão cobertos, mas um casamento pode prejudicar sua elegibilidade para permanecer como dependente dele. Achamos que não vale a pena correr esse risco. Pelo menos até você estar fora de perigo.

Olhei para a assistente social. Ela era jovem e bonita, com lindos cabelos louros abaixo dos ombros. No dedo fino e bem cuidado havia uma aliança com um enorme diamante. Eu sabia que ela era apenas a mensageira e que tinha razão, mas senti ódio dela. O casamento foi adiado, juntando-se à longa lista de planos, sonhos e metas que haviam sido relegados ao purgatório até segunda ordem. Ninguém mais tocou no assunto.

Uma separação estava acontecendo dentro de mim. Havia a paciente amigável, jovem, destemida e bem-humorada, que lutava corajosamente contra sua enfermidade, determinada a tirar o melhor proveito das terríveis circunstâncias. E uma nova versão, invejosa, impaciente, que dormia 16 horas por dia e quase não saía do quarto. Nas noites de domingo, quando Will arrumava as malas, preparando-se para deixar Saratoga para a semana de trabalho, eu tentava alegrá-lo e incentivá-lo. Tentava. Mas, com o passar das semanas e a piora na minha saúde, ficou cada vez mais difícil. Era injusto que eu me ressentisse de ele partir – em primeiro lugar, porque fui eu quem o convencera a aceitar o emprego –, mas uma raiva borbulhava dentro de mim de uma maneira que eu jamais havia experimentado, ameaçando consumir tudo e todos ao meu redor. Will, a assistente social e todos que estavam lá fora fazendo parte do mundo não eram meus inimigos – o câncer era. Eu sabia disso, mas a cada dia, a cada plano prorrogado, ficava mais difícil diferenciá-los.

12

DEPRIMIDA

Naquele inverno, meus pais se convenceram de que eu estava deprimida. Eu havia adquirido o hábito de pressionar o botão do suporte de soro que injetava uma dose de morfina diretamente na corrente sanguínea sempre que possível. Eu ansiava por aquela calma quimicamente induzida, um descanso muito bem-vindo do falatório incessante da minha mente. Eu conversava cada vez menos, fechando-me em copas. Às vezes, por frustração ou raiva, eu extravasava e depois me enterrava ainda mais fundo em mim. *L'appel du vide*, o chamado do vazio, acenava; meu humor se afundou num buraco de onde eu não sabia mais como sair.

Quando eu não estava dormindo ou com enjoo por conta dos medicamentos do tratamento experimental, estava batendo o recorde de episódios de *Grey's Anatomy* assistidos consecutivamente. Quando um episódio terminava, eu começava o episódio seguinte sem pensar, em busca de uma distração para o declínio do meu estado físico e mental. Havia algo estranhamente calmante nas séries médicas – ferimentos horrendos jorrando sangue falso, pacientes à beira da morte sendo ressuscitados por médicos lindos, frotas de ambulâncias parando apressadas no estacionamento do hospital depois de mais uma tragédia na cidade. Inundar minha mente com aquelas imagens me entorpecia e me fazia esquecer do meu próprio drama. Além disso, também me davam uma narrativa excitante e alguns enredos apimentados que eu projetava nos jovens residentes que via caminhando pelos corredores. Certo dia, enquanto estava internada, perguntei a uma das residentes se a vida dela tinha alguma semelhança com a dos médicos da série.

– Todos são bem menos atraentes – disse ela –, mas transamos tanto quanto eles.

O que eu mais gostava de assistir, quando não estava maratonando episódios de *Grey's Anatomy*, era um filme chamado *Pronta para amar*. Nele, Kate Hudson interpreta uma mulher independente que é diagnosticada com câncer de cólon – ou câncer de cu, como ela diz – e se apaixona por seu belo oncologista. Alerta de *spoiler*: ela morre no final, mas o funeral é alegre, cheio de guarda-chuvas cor-de-rosa, champanhe, balões flutuantes e um desfile de banda. Para muita gente, inclusive para mim, o filme é horrível, mas ele foi um dos únicos retratos de jovens com câncer que encontrei que me fez sentir menos isolada. Cada vez que eu assistia – e foram dezenas de vezes –, chorava incontrolavelmente por horas, o que era um alívio, porque estava achando difícil sentir qualquer coisa nos últimos tempos. Aquilo me permitia encarar um tópico que meus familiares e amigos se recusavam a discutir, muito embora passasse pela cabeça de todo mundo: a possibilidade de que eu viesse a morrer, e logo.

Diante disso tudo, não é de surpreender que meus pais estivessem preocupados, e que conversassem comigo a respeito.

– Por que você não participa de um grupo de apoio para pessoas com câncer, ou entra em contato com alguma amiga sua de Saratoga? – disseram eles. – Dê um pouco de tempo dessa televisão, saia um pouco de casa, faça algo divertido. Não acha que seria bom?

Eu não tinha o menor interesse em participar de um grupo de apoio, mas fiz o esforço de me reconectar com algumas amigas de infância pelo mesmo motivo que deixava me envenenarem continuamente com drogas experimentais que ainda não tinham eficácia ou segurança comprovada: não queria que meus pais se preocupassem mais do que já estavam se preocupando. Entrei em contato com Molly, que eu conhecia desde a pré-escola e morava em uma cidade perto de Saratoga, onde trabalhava numa fazenda de criação de abelhas. Conversamos pelo telefone um dia e planejamos de nos encontrar no shopping, o único local em que jovens suburbanos que não tinham mais o que fazer podiam se ver. Quando chegou o dia, peguei uma camisa amassada e uma calça jeans preta da minha mala, que ficava num canto do meu quarto e não fora desfeita desde que eu voltara de Paris. As roupas estavam folgadas no meu corpo esquelético, mas eu não tinha outra coisa para usar. Havia muito tempo eu tinha trocado as roupas de civil pelo uniforme de paciente: calças de moletom confortáveis, roupões, pijamas e chinelos. Meus pés estavam tão finos e ossudos que precisei pegar emprestado um par de botas da minha mãe, que usava um número a menos. Cobri minha careca com uma peruca rosa, ajeitando-a em frente ao espelho. Peguei minha bolsinha de maquiagem pela primeira vez em meses e pensei em desenhar sobrancelhas, mas fui interrompida por minha mãe balançando o sino energicamente.

– Não se esqueça de que preciso aplicar sua injeção antes de você sair! – gritou ela do pé da escada.

Meu corpo ficou tenso quando ela apareceu na porta do meu quarto com duas seringas nas mãos. As enfermeiras a haviam ensinado a aplicar as injeções de quimioterapia. A princípio, tinha parecido uma boa ideia, pois assim eu poderia permanecer em casa por mais tempo antes que inevitavelmente fosse internada mais uma vez com neutropenia febril, mas rapidamente comecei a temer aquele ritual, sentia o gosto metálico do medo na língua ao ver as agulhas. Eu sabia que tinha sorte de ter uma mãe que cuidasse de mim com tanta dedicação e devoção. Desde o meu diagnóstico, cuidar de mim virara o principal foco dela. Eu tentava lembrar a mim mesma de que algumas pessoas, como meu amigo Dennis, não tinham ninguém para cuidar delas. Mas naquele momento era difícil localizar minha gratidão.

Minha mãe se sentou na beirada da cama e começou a limpar delicadamente meu braço em círculos concêntricos com toalhinhas embebidas em álcool.

– Me desculpe, me desculpe, me desculpe – disse ela.

A cada dia que passava, as injeções se tornavam mais dolorosas. Embora minha mãe tivesse o cuidado de alternar os braços, no fim de cada ciclo a pele ao redor do local de aplicação descascava. Abaixo dele, cistos duros como pedras se formavam, tão doloridos que eu gritava de dor só de tocar neles. Quando minha mãe enfiou a primeira agulha no músculo, fechei os olhos, depois gemi de dor. Quando ela aplicou a segunda injeção, eu não consegui nem olhar nos olhos dela. A razão sabe que às vezes a gente precisa sofrer antes de poder melhorar. Mas o corpo tem sua própria memória: ele se lembra daqueles que o machucaram. Num nível irracional, eu me sentia machucada por aqueles que me "envenenavam" (pessoas de jaleco branco, enfermeiros, minha mãe) e por aqueles que me encorajavam a pensar positivo (amigos, cartões de melhoras, a seção de "livros sobre câncer" da livraria). Encontrar a parte boa me parecia parte da punição.

Muito mais tarde, minha mãe compartilharia comigo o diário dela durante aquele inverno: "Liguei para a minha amiga Catherine para cancelar meu chá com ela amanhã de manhã. Eu queria dizer: 'Catherine, como isso pode estar acontecendo conosco, com a Suleika?' E, em vez de dizer isso, pergunto sobre o filho e o marido dela. Me faz sentir melhor, mas magoada ao mesmo tempo, porque o que tenho para falar é sobre fadiga, transfusões e realidade. As lágrimas estão em meu coração, mas elas nunca saem. Somente quando Suleika não fala comigo é que perco toda a minha força. Conversas, risadas, amor, a presença dela – é o que faz isso tudo ser suportável, o que nos possibilita seguir adiante, como Ulisses."

Se eu tivesse lido isso naquela época, talvez tivesse feito alguma diferença – embora, para ser sincera, eu duvide disso. O sofrimento pode transformar você em alguém egoísta e cruel. Quando você está deitado numa cama de hospital, pode achar que não existe nada além de você e da sua raiva, do papel que cobre a mesa sob seus membros machucados, da maneira como seu coração bate acelerado quando o médico entra no quarto trazendo o resultado da sua última biópsia. Mas, se tiver sorte, você não estará sozinho, não será a única pessoa naquele quarto que está sofrendo, cuja vida foi interrompida pela sua doença.

Minha mãe foi direto para a cama, coisa que ela normalmente fazia depois das injeções, e meu pai me levou de carro até o shopping. Nunca tirei minha habilitação, mas, mesmo se tivesse uma, não poderia dirigir naquelas condições. Um dos efeitos colaterais da quimioterapia e das doses cavalares de analgésicos era o comprometimento das habilidades motoras e cognitivas. Outro eram pais que observavam cada movimento meu, permanecendo por perto o tempo inteiro caso meu corpo decidisse falhar.

– Não é melhor eu estacionar para poder acompanhá-la até lá dentro? – perguntou meu pai, enquanto se aproximava da entrada do shopping.

– Pode deixar comigo, pai – respondi, tentando esconder minha frustração. Eu odiava a maneira como, desde meu diagnóstico, todos, especialmente meus pais, me tratavam como um bebê.

Caminhei pela praça de alimentação à procura de Molly. Quando não consegui encontrá-la, me sentei em frente ao Burger King, respirando fundo para tentar acalmar a náusea que estava sentindo. Pensei que fosse nervosismo. A última vez que eu vira Molly tinha sido durante o ensino médio. Um incidente envolvendo uma garrafa de vodca, *tacos* e horas tomando sol num dia quente de verão terminara com Molly vomitando e sua mãe gritando que eu era uma "péssima influência". Não pudemos mais sair juntas depois disso. Depois da faculdade, Molly voltou para casa para cuidar da mãe, que tinha Alzheimer. Assim que ficou sabendo do meu diagnóstico, ela me enviou um cartão singelo, perguntando se eu queria vê-la. Relutei, sem querer aceitar o convite, que eu tinha certeza de que fora feito por pena, mas enquanto a esperava chegar, percebi que não me importava mais. Agora que eu estava no mundo, me sentia animada por ter planos com alguém que não fosse meus pais ou o elenco de *Grey's Anatomy*.

Molly finalmente chegou, meia hora atrasada. Ela não havia mudado, mas estava mais alta, com cabelos louros revoltos descendo pelas costas e coturnos que faziam suas pernas, já bem alongadas, parecerem ainda mais longas. Ela se desculpou pelo atraso e disse:

– Dei uma paradinha no caminho. Imaginei que isso fosse ajudar nos efeitos da quimioterapia. – Ela piscou e me deu uma sacolinha de tecido que cheirava a maconha.

Conversamos sobre amenidades enquanto caminhávamos até o cinema. Compramos ingressos para a sessão seguinte e nos acomodamos nas poltronas acolchoadas. Tentei me concentrar no filme, mas o cheiro de pipoca e de suor me deixou ainda mais enjoada. Ao sentir aquele pânico familiar subir pelo meu esôfago, lembrei: na pressa de me arrumar, havia esquecido de tomar o remédio para enjoo antes da injeção de quimioterapia. Saí correndo, tentando chegar ao banheiro a tempo, mas só consegui chegar até a lata de lixo perto do balcão onde vendiam a pipoca. Vomitei, vomitei e vomitei, meu corpo tremendo violentamente. Um grupo de adolescentes que esperava na fila ficou me olhando.

– Eca – disse uma delas.

– A vadia está bêbada – disse outra.

Eu as ignorei. Desde que começara o tratamento experimental, não era a primeira vez que esvaziava meu estômago em público, e com certeza não seria a última. Já estava me acostumando a perder minha dignidade na frente de desconhecidos.

Quando terminei, voltei ao meu assento como se nada tivesse acontecido. Ainda não estava pronta para ir para casa, embora estivesse tremendo e com enjoo. Por uma noite pelo menos, queria fingir que era uma jovem normal, fazendo coisas que jovens normais faziam. Fiquei sentada de olhos fechados, tentando acalmar meu estômago, até os créditos rolarem na tela.

Depois do filme, Molly me levou embora. Quando estacionamos em frente à minha casa, a rua estava escura, exceto por uma luz pálida no primeiro andar, iluminando a estante vermelha cheia de livros da biblioteca. Meu pai estava sentado à mesa, debruçado sobre uma pilha de papéis, lendo alguma coisa. *Provavelmente alguma coisa médica*, pensei. Negociar com o plano de saúde e decodificar o jargão médico havia se tornado um trabalho em tempo integral.

– *Bonne nuit* – falei para meu pai, espiando pela porta antes de subir para o meu quarto.

– Como foi?

– Muito divertido – respondi. Eu não queria preocupá-lo dizendo a verdade.

Meu pai parecia exausto. Ele tinha olheiras e seu rosto estava pálido e flácido em lugares novos. Senti o impulso de abraçá-lo, de dizer que eu o amava, mas não tínhamos esse tipo de relação.

– Molly me deu isso – falei, lançando o saquinho cheio de maconha em cima da mesa dele. – Você parece estar precisando mais do que eu.

13

O PROJETO DOS 100 DIAS

– Você precisa encontrar um passatempo, algo que consiga fazer *dentro* das suas limitações – disse a terapeuta que meus pais me forçaram a consultar. As palavras dela parecem óbvias, mas na época eu as considerei uma epifania. O casamento, a aula de escrita criativa, o exame GRE, as inscrições para a pós-graduação, a ida ao shopping com Molly eram coisas que teriam feito sentido na minha vida antes da doença. Eu tinha que encontrar algo que pudesse fazer de casa ou da cama do hospital. Eu precisava não apenas aceitar minhas limitações – exaustão, náusea, cansaço mental e constantes hospitalizações –, mas encontrar uma maneira de extrair algo útil da minha dor.

– Alguns pacientes me dizem que cozinhar ajuda muito – sugeriu a terapeuta. Essa sugestão não tinha nada a ver comigo. As pessoas estavam sempre sugerindo que eu fizesse algo. Voluntários do hospital ofereciam uma variedade de atividades para preencher o dia: fazer crochê, bordados, murais e apanhador de sonhos. Alguns amigos me enviavam quebra-cabeças, livros de colorir "para adultos" e jogos de tabuleiro. Mas nenhuma daquelas atividades era a minha cara. *Estou doente, não aposentada ou na pré-escola*, queria dizer para eles.

No fim, acabei concordando em iniciar algo que chamamos de Projeto dos 100 Dias. Não me lembro exatamente de quem pensou nisso primeiro, mas a ideia era de que minha família, eu e Will separássemos alguns minutos para trabalhar em um projeto criativo durante os 100 dias seguintes.

O projeto seria um jeito de organizar nossa vida em torno de alguma coisa criativa. Mas, com o passar do tempo, se transformou em algo muito maior.

O Projeto dos 100 Dias de Will seria me enviar vídeos do mundo lá fora todos os dias, desde notícias sobre o tempo até a pizza do refeitório do hospital. "Hoje estou aqui no Central Park", dizia ele em um deles. "Quero te apresentar ao meu vendedor de cachorro-quente favorito. Rafiki, mande um oi para a Suleika." Eu assistia aos vídeos várias vezes quando estava me sentindo sozinha. Às vezes temia que a distância entre nós estivesse ficando intransponível, mas os vídeos me ajudavam a me sentir conectada a ele e ao mundo do lado de fora das minhas janelas.

Já a minha mãe decidiu pintar um pequeno azulejo de cerâmica todas as manhãs. Ao final do projeto, ela os montou num grande mosaico colorido, que pendurou na parede do meu quarto. "O escudo de Suleika", disse ela, me assegurando que ele traria proteção. Ela tentou esconder a dor em sua arte, mas fico pensando se aquelas pinturas, em sua maioria pássaros em perigo – caindo, de cabeça para baixo, bicos abertos de medo – não refletiam seu estado emocional. *Le coeur qui saigne*, o coração que sangra, dizia um dos azulejos.

O projeto de meu pai foi escrever 101 memórias de sua infância, que ele imprimiu e encadernou em formato de livro e me deu na manhã de Natal. Foi a primeira vez que tive contato com algo de seu passado. Ele escreveu sobre as visitas anuais da família ao santuário do padroeiro Sidi Gnaw, nas cavernas Matmata, na Tunísia. Escreveu sobre minha bisavó Oumi 'Ouisha, curandeira da cidade, que enviava meu pai em busca de ervas e plantas do deserto, que ela mantinha debaixo da cama enquanto murmurava feitiços no ouvido dos doentes. Sobre o choque que sentiu quando menino em sua primeira visita à "praia francesa" do outro lado da cidade, onde os colonizadores ficavam estendidos na areia de biquíni e sunga. "Nossas mulheres, quando se banhavam no mar, o que acontecia uma vez por ano durante o Awossu, entravam apenas até a altura dos joelhos, e completamente vestidas. Nós as chamávamos de 'tendas flutuantes.'"

Uma história me assombrou por muito tempo depois que a li. Era a história da irmã mais nova do meu pai, Gmar, a que tinha "um lindo rosto". Eu nunca tinha ouvido falar dela – ninguém na família nunca nem mencionou seu nome, que quer dizer "lua" em árabe. À medida que fui lendo, entendi por quê. Gmar havia passado a maior parte de sua curta vida acamada, acometida por uma doença misteriosa, até que certa manhã quente de verão ela "expirou", como descreveu meu pai. Ele tinha 4 anos quando Gmar morreu, mas ainda podia ouvir os gritos de sua mãe ecoando pela casa. Ele nunca perguntara a ela que doença havia acometido Gmar, por medo de remexer memórias dolorosas. Até onde eu sabia, não havia histórico de câncer na família do meu pai, mas, ao terminar a história, não pude deixar de pensar se eu e Gmar dividíamos o mesmo diagnóstico. De certa maneira, era reconfortante pensar que eu não era a única.

Quanto ao meu Projeto dos 100 Dias, decidi retornar ao que sempre foi meu refúgio: manter um diário. Prometi a mim mesma que, não importasse quão doente eu estivesse, iria escrever um pouco todos os dias, mesmo se fosse apenas uma frase.

As pessoas normalmente respondem à notícia de uma tragédia com "me faltam palavras", mas não me faltaram palavras naquele dia, nem no seguinte, nem em nenhum outro dia – elas jorravam de mim, no início com cautela e então de maneira exuberante. Minha mente estava acordando de seu longo sono, os pensamentos surgindo mais rapidamente do que a caneta era capaz de registrar. Aquilo foi diferente de qualquer tipo de escrita que eu tinha feito. Nela, eu não olhava para o futuro. Cada frase estava ancorada no presente. Sempre me considerei o tipo de escritora que ajudaria outras pessoas a contarem suas próprias histórias, mas me vi cada vez mais gravitando em direção à primeira pessoa. O câncer fizera meu olhar voltar-se para dentro.

Como paciente, sempre solicitam que você investigue o seu corpo, que analise o que está acontecendo nele e reporte o que encontrou: *Como você está se sentindo? Qual a sua dor numa escala de 0 a 10? Algum sintoma novo? Se sente pronta para ir para casa?* Agora eu entendia por que tantos escritores e artistas, quando no auge de sua doença, se tornavam memorialistas. Isso devolvia a eles a sensação de controle, uma maneira de reformular a situação em suas próprias palavras. "É o que a literatura oferece – uma linguagem poderosa o suficiente para dizer como é", escreveu Jeanette Winterson. "Não é um esconderijo. É um local de descobertas."

É claro que havia dias em que eu estava cansada demais para escrever muito, mas manter um diário me reconectou com meu amor pelas palavras e me inspirou a voltar a ler. Minha mãe havia me dado uma edição em capa dura de *O diário de Frida Kahlo*. Me debrucei sobre ele. Fiquei emocionada quando descobri que, não muito mais jovem que eu quando fui diagnosticada com leucemia, Kahlo cursara medicina na Cidade do México. Um dia, enquanto voltava da faculdade, o ônibus em que estava se envolveu num acidente com um bonde. Ela sofreu fraturas na clavícula, nas costelas, na coluna, no cotovelo, na pélvis e na perna. Seu pé direito foi esmagado, e seu ombro esquerdo, deslocado. Uma barra de ferro do bonde entrou pelo quadril esquerdo dela e saiu pelo assoalho pélvico. Ela ficou acamada por vários meses.

Antes do acidente, Kahlo sonhava em se tornar médica. Depois, ela teve que abandonar esse plano, mas o tempo que passou presa à cama, convalescendo em casa, a fez descobrir uma nova paixão. "Nunca pensei em pintar antes de 1926, quando fiquei de cama por conta de um acidente automobilístico", disse ela. "Estava muito entediada, e com uma bota ortopédica de plástico... por isso decidi fazer alguma coisa. Roubei algumas tintas a óleo de meu pai e minha mãe encomendou um cavalete especial, porque eu não conseguia me sentar. Então comecei a pintar."

Kahlo transformou seu confinamento num lugar iluminado por metáforas e significado. Usando um cavalete de colo e um espelho pendurado no dossel da cama para que pudesse ver seu próprio reflexo, ela começou a pintar os autorretratos que a tornariam uma das artistas mais famosas de todos os tempos. O corpete que usava para dar suporte à coluna danificada – o corpo em si – serviu como a primeira tela de Kahlo, uma tela à qual ela sempre retornava. Ao longo de sua vida ela teve dezenas de corpetes, objetos tanto de beleza quanto de tortura, aprisionamento e inspiração, que definiriam a trajetória de sua existência e de sua carreira. Ela adornava cada um deles, cobrindo-os com pedaços de tecido e imagens de macacos, pássaros coloridos, tigres e bondes. Às vezes ela pintava suas cicatrizes, e até suas lágrimas. "Eu pinto a mim mesma porque estou sozinha com tanta frequência", escreveu ela. "Sou minha própria musa, a coisa que conheço melhor. A que quero conhecer melhor."

As cirurgias e as convalescenças de Kahlo, suas paixões e suas desilusões seguiram em suas pinturas depois de sua morte, e ela ganhou um status quase mítico de padroeira dos desajustados e dos sofredores. Será que suas obras de arte poderiam ter sido pintadas por alguém saudável? Eu me fazia essa pergunta. Será que poderiam ter sido criadas por alguém que não foi obrigado a enfrentar a terrível fragilidade do corpo humano? Eu não tinha certeza.

É claro que eu não era nenhuma Frida Kahlo, por isso foi difícil para mim imaginar como interagir criativamente com o que estava acontecendo comigo. Mas a história dela havia acendido algo dentro de mim. Comecei a pesquisar a longa linhagem de artistas e escritores acamados que transformaram seu sofrimento em criatividade: Henri Matisse, enquanto se recuperava de um câncer intestinal, trabalhou no projeto da Capela do Rosário, em Veneza, fingindo que o teto de seu apartamento era a capela e prendendo o pincel numa vara, o que lhe permitia trabalhar deitado. Marcel Proust passou a vida deitado por causa de uma asma severa e da depressão, que o atormentavam desde criança. Escreveu os sete volumes de seu épico *Em busca do tempo perdido* em uma cama de ferro estreita, que era forrada com cortiça para protegê-lo dos sons do mundo exterior. Roald Dahl acreditava que sua dor crônica fora a mola de sua carreira de escritor: "Duvido que tivesse escrito uma linha sequer, ou que tivesse a habilidade de fazê-lo, se alguma pequena tragédia não tivesse tirado minha mente do trilho", escreveu ele numa carta para um amigo. Em todos esses casos, foi o simples fato de estarem fisicamente limitados, de outras áreas da vida terem sido colocadas em pausa, que aguçou a imaginação e impulsionou a produtividade. Como escreveu Kahlo: "Para que preciso de vocês, pés, quando tenho asas para voar?"

Decidi reimaginar minha sobrevivência como um ato criativo. Se as feridas em minha boca, causadas pela quimioterapia, tornavam falar doloroso demais, eu encontraria novas maneiras de me comunicar. Enquanto estivesse acamada, minha imaginação seria o veículo em que eu viajaria para além dos confins do meu quarto. Se meu corpo ficava tão exaurido que me sobravam apenas três horas funcionais no dia, eu definiria minhas prioridades e aproveitaria ao máximo o tempo que tivesse.

Com isso em mente, reorganizei meu quarto para que tudo que eu precisasse estivesse ao alcance dos braços: uma mesinha de cabeceira cheia de canetas, cadernos e papel; uma estante cheia dos meus romances e livros de poesia favoritos; uma tábua de madeira, que eu colocava sobre os joelhos para fazer de mesa. Eu escrevia quando estava em casa e cada dia que estava no hospital. Escrevi até a raiva, a inveja e a dor secarem – até não ouvir mais o bipe persistente dos monitores, o sopro dos respiradores, os alarmes que soavam constantemente. Eu não tinha como prever aonde o Projeto dos 100 Dias iria me levar, mas o que eu sabia, por enquanto, era que estava começando a encontrar o meu poder.

14

DO TANGO PARA O TRANSPLANTE

Quase um ano antes, pouco depois do meu diagnóstico, liguei via Skype para Adam, meu irmão, enquanto ele estudava na Argentina. Eu tinha que dizer a ele que havia acabado de ser diagnosticada com leucemia e que ele – sem pressão nenhuma – era a minha única chance de cura. No começo, ele achou que eu estava brincando.

– Isso não tem graça – disse ele.

– Estou falando sério – respondi. – Bem que eu queria estar brincando.

Meus pais e eu não havíamos contado a ele os meus problemas de saúde, tentando poupá-lo de preocupações, e quando ele finalmente percebeu que, de fato, eu não estava brincando, ficou arrasado. Sem hesitar, pediu licença da faculdade e, alguns dias mais tarde, embarcou num avião com destino a Nova York para se submeter aos exames necessários.

Os exames mostraram que Adam era compatível – na verdade, um candidato perfeito, um 10 na escala de doadores, que ia até 10 – e comemoramos, animados com a boa notícia. Estávamos tão alegres que conseguimos encontrar humor naquela situação. Logo depois, meu irmão me deu um novo apelido. "*Salut*, Suleikemia", dizia ele todas as manhãs. Mas então, a realidade do porvir fez nossa ficha cair – de repente, estávamos todos contando com meu irmão. Adam insistia que estava feliz de poder fazer algo para ajudar, mas havia uma pressão enorme sobre ele. Quando o tratamento experimental começou, ele estava no último ano de faculdade e, enquanto seus amigos estavam se candidatando a vagas de emprego e celebrando os últimos meses de faculdade, ele estava viajando de um país a outro para comparecer a consultas com a equipe de transplante. Além de tudo isso, meus pais estavam aterrorizados de que ele fizesse algo que prejudicasse sua saúde, por isso começaram a pegar no pé dele para que não bebesse, não fumasse ou não ficasse na rua até tarde. Um dia, durante o jantar, minha mãe fez um comentário acerca do consumo de açúcar dele, e Adam perdeu a paciência. "O que é isso? Uma versão de merda de *Uma prova de amor*?", gritou ele, antes de deixar a mesa. Nos meses seguintes, Adam teve dificuldade de dar conta dos estudos e cursou menos matérias. Começou a tomar medicamento para ansiedade e, quando passava os fins de semana em casa, eu podia ouvi-lo se revirando na cama no quarto ao lado.

Tudo isso aumentou o sentimento de culpa que me acompanhava em segredo desde o diagnóstico. Me sentia culpada pela pressão financeira que estava impondo à minha família. A pilha de despesas médicas. A perda de renda. Quando adoeci, minha mãe parou de se dedicar às suas pinturas e passou a cuidar de mim em tempo integral, e meu pai frequentemente perdia aulas devido às minhas emergências médicas e estava começando a ponderar se não deveria se afastar da sala de aula no semestre seguinte. Eu me sentia culpada sempre que uma febre me acometia no meio da noite, porque um deles teria que dirigir três horas e meia até a cidade, acelerando pela estrada para conseguir chegar a tempo à emergência. Me sentia culpada quando meu pai voltava de suas longas caminhadas na floresta com o rosto inchado. Me senti culpada quando Will recusou uma promoção. Ele não disse que foi por minha causa, mas eu sabia que era. Ele já estava pedindo coisas demais ao chefe, sempre pedindo para fazer *home office* para poder ficar comigo no hospital, a exaustão das noites dormidas na cama do hospital estampada em seus olhos, afinal era impossível descansar com o bipe incessante dos monitores. Me sentia culpada pelo meu irmão, que não falava sobre seus sentimentos, mas que uma noite confessou à minha mãe que, por ser meu doador, se sentia responsável pelos resultados do transplante. Eu me sentia culpada pelo que a doença havia feito à minha família, pela dor e pelo estresse que estava causando a todos, a quantidade de "espaço" que meu corpo e os problemas que causava ocupavam. Era impossível não me sentir um fardo.

Depois de cada ciclo do tratamento experimental, os médicos realizavam uma biópsia da minha medula para ter certeza de que não havia blastos leucêmicos ocultos. Uma nova agulhada, uma nova cicatriz na minha lombar. Em sua maioria, os resultados mostravam uma melhora, mas era lenta. "Só mais algumas rodadas de quimioterapia", dizia o Dr. Holland ao final de cada ciclo. As coisas permaneceram assim por meses, até que finalmente – depois de inúmeras biópsias, complicações quase fatais e meses de hospitalizações – atingimos o número mágico. Embora o tratamento experimental não tivesse erradicado a leucemia, o número de blastos na minha medula caiu para 5%, um nível seguro o suficiente para que eu pudesse passar para, assim esperávamos, a última fase: o transplante.

O Dr. Holland fez o melhor que pôde para preparar a mim e à minha família para o que estava por vir. Ele nos disse que eu ficaria cerca de oito semanas na unidade de transplante. Na primeira semana, eu passaria por um regime intenso de químio com o intuito de destruir minha medula e meu sistema imunológico, para que meu corpo pudesse receber a nova medula. Eu já estava familiarizada com a náusea e os vômitos que acompanhavam as sessões de quimioterapia, mas o Dr. Holland nos alertou que aquele tratamento seria bem mais agressivo que os anteriores. Meu corpo teria que lutar contra febres e mucosites sem nenhum glóbulo branco para me proteger. Eu provavelmente precisaria de uma sonda de alimentação e ficaria conectada 24 horas por dia a um soro com morfina.

Na semana anterior ao transplante, meu irmão receberia injeções para estimular a produção de células-tronco, células primitivas da medula óssea que amadureciam e se transformavam em glóbulos vermelhos, glóbulos brancos e plaquetas. Quarenta e oito horas antes do transplante, Adam seria internado para que as células pudessem ser coletadas. Ele ficaria sentado durante cerca de nove horas num quarto de hospital, com uma agulha enfiada no braço e ligado a uma máquina que filtrava as células-tronco do plasma sanguíneo por meio de um processo conhecido como aférese.

Quando uma quantidade satisfatória de células-tronco fosse coletada, elas seriam injetadas no cateter implantado no meu peito. Meu destino dependia daquelas células-tronco, na capacidade de elas se moverem pelo meu sangue e encontrarem o caminho até minha medula, onde iriam crescer e se multiplicar. As duas semanas após o transplante seriam as mais difíceis, enquanto aguardávamos para ver se o procedimento dera certo – se as células-tronco haviam se fixado na minha medula com sucesso. Supondo que o transplante funcionasse, as células do doador iriam lentamente reabastecer minha medula e construir um novo sistema imunológico. Quando minha contagem sanguínea estivesse estável e eu não precisasse mais receber transfusões, receberia alta. Eu teria que morar em algum lugar próximo ao hospital, pois precisaria fazer acompanhamento diário. O processo de recuperação levaria meses, até meu novo sistema imunológico estar forte o suficiente para que eu pudesse sair de casa sem usar máscara e luvas de proteção.

Entre os pacientes com câncer, o transplante de medula óssea é considerado um renascimento, um segundo aniversário – mas somente se funcionar. O transplante em si é perigoso. Uma das maiores complicações possíveis é a doença do enxerto contra hospedeiro pós-transfusional (DECHT), que ocorre quando o enxerto (as células do doador) não reconhece o hospedeiro (as células do paciente) como derivadas da mesma pessoa. As células do sistema imunológico atacam incansavelmente aquilo que consideram estranho – é assim que o corpo luta contra infecções –, mas no caso da DECHT o alvo é o paciente. Os primeiros sintomas, que em geral aparecem nos primeiros 100 dias depois do transplante, podem ser leves como uma alergia, mas também podem ser bem mais graves, atacando os pulmões, o fígado, os olhos e o trato gastrointestinal. Mesmo se o transplante funcionasse – mesmo se eu não desenvolvesse DECHT –, eu ainda poderia estar sujeita a infecções e a uma gama de outras complicações, incluindo insuficiência cardíaca e danos nos órgãos. Os médicos nos disseram que eu tinha 35% de chance de sobrevida no longo prazo. *Trinta e cinco por cento*. Aquele número me deu arrepios. E mesmo se eu sobrevivesse "no longo prazo", os possíveis efeitos colaterais, que ironicamente incluíam o risco de desenvolver novos cânceres no futuro, eram aterrorizantes. Eu sentia como se estivesse caminhando com uma arma apontada para a minha cabeça. Em um jogo de roleta-russa médica.

Antes do meu diagnóstico, a frase *carpe diem* sempre soou como um clichê, o tipo de coisa que se escutava naquele filme piegas do Robin Williams ou em discursos de formatura. Agora, com a proximidade do transplante, os dias pareciam uma contagem regressiva de *carpe diem*. Eu sentia a necessidade de tirar o máximo proveito de cada coisa que fazia. Cada dia, cada momento, era único. Não podia ser desperdiçado. O tempo me perseguia como se eu fosse uma caça. Eu não era a única com esse sentimento. Pela primeira vez, minha mãe contratou um fotógrafo profissional para tirar uma foto da família. Will e meus amigos mais próximos organizaram uma festa, que parecia dizer "Boa sorte", mas também "Adeus". E meu pai começou a dizer "*Je t'aime*", eu te amo, todas as noites antes de dormir. Sempre me senti amada pelo meu pai, mas era a primeira vez na vida que me lembrava de escutá-lo dizer aquilo em voz alta.

Fiquei emocionada com todos esses gestos, mas também assustada. Quando você enfrenta a possibilidade de morte iminente, as pessoas te tratam diferente. O olhar delas é mais demorado, registram cada marca, traçam o contorno dos seus lábios, reparam no tom exato dos seus olhos, como se estivessem pintando um retrato seu para pendurar na galeria da memória. Fazem vídeos e tiram dezenas de fotos com o celular, tentando congelar o tempo, conservar o som de sua risada, imortalizar momentos especiais que poderão ser revisitados mais tarde. Toda essa atenção pode fazer você se sentir uma memória viva.

Mas o que me assustava mais que o transplante, mais que os efeitos colaterais debilitantes que o acompanhavam, mais que a própria possibilidade de morrer, era a ideia de ser lembrada como alguém que não conseguiu alcançar seu potencial. Minhas maiores conquistas na vida adulta tinham sido servir cafés e fazer cópias de documentos quando trabalhava como assistente jurídica, além de lutar contra uma doença indesejada. Eu ainda não tinha feito nada de que me orgulhasse. Havia vivido 23 anos neste planeta me preparando para a vida: estudando até altas horas para tirar notas boas e conseguir uma bolsa numa boa faculdade e, um dia, poder escolher uma carreira;

aprendendo a cozinhar para poder fazer as festas que planejava; guardando dinheiro para poder viajar; falando a respeito do que eu gostaria de escrever sem nunca realmente ter coragem de dividir meu trabalho com o mundo. Eu sabia que provavelmente era tarde demais para algumas dessas coisas, mas estava determinada a aproveitar os dias que me restavam. Encarar minha mortalidade havia apagado qualquer preocupação de ter que ser descolada, e não parecia muito vergonhoso ou arrogante dizer que eu queria fazer a diferença. Eu queria, do meu jeito, e mesmo que um pouco, contribuir para o mundo. Deixar mais do que havia pegado.

Depois de mais de um ano de isolamento, em trânsito entre a casa dos meus pais em Saratoga e o hospital, eu estava farta de me esconder. "É sempre o que está sob pressão dentro de nós, especialmente o que está sob pressão para ser escondido, que explode em poesia", escreveu Adrienne Rich. Eu queria entender o que havia acontecido comigo, descobrir seu significado nos meus próprios termos. Eu queria que a última palavra fosse minha.

Assim, decidi começar um blog.

A ideia era criar uma plataforma para uma população que é frequentemente mal interpretada e esquecida: jovens com câncer. Eu ainda não sabia como seria esse blog, mas comecei a documentar meus dias acamada e no hospital. Com a ajuda de meus pais e de Will, comecei a trabalhar. Pedi a um amigo do ensino médio, que era fotógrafo, para tirar fotos. Arranjei uma filmadora baratinha e passei horas filmando e editando pequenos vídeos. Me debrucei sobre tutoriais do YouTube para aprender a fazer um site básico. E finalmente, me preparando para o grande lançamento, rascunhei minhas primeiras postagens, aproveitando alguns dos textos que havia escrito para o meu Projeto dos 100 Dias.

Levei a mim e ao meu novo blog a sério. "Tenho prazo para terminar isso", dizia às enfermeiras quando elas vinham ver se eu estava bem ou ajustar meus medicamentos. É claro que os prazos era eu que estipulava, mas me sentia bem tendo um trabalho – tendo um propósito que fosse mais do que ser apenas uma paciente.

Quando o blog entrou no ar, no início de 2012, minhas expectativas eram baixas. Eu tinha certeza de que apenas Will e meus pais o leriam, e talvez minha avó. Mas, para minha surpresa, meu primeiro texto começou a ser compartilhado, não apenas por parentes, mas também por amigos, colegas de faculdade e até meu professor de jornalismo, que me escreveu para dizer que estava impressionado e planejava compartilhar com alguns colegas. Quando acordei no dia seguinte, descobri que o *The Huffington Post* havia publicado meu texto, cujo título era "Boa tarde, você tem câncer", em sua homepage. "Hoje, enquanto me preparo para um transplante de medula óssea, descobri que meu maior desafio talvez não seja físico", escrevi. "E sim aguentar o tédio, o desespero e o isolamento que acompanham o estar doente e confinada a uma cama por um período indeterminado." Em algumas horas, meu humilde blog havia ganhado milhares de visualizações. Publiquei um segundo texto, dessa vez mais curto, intitulado "Dez coisas que não se deve dizer para uma pessoa com câncer", com um guia de comportamento para os amigos de pessoas que estão enfrentando essa doença. Logo eu estava recebendo cartas de desconhecidos de todas as partes do mundo.

Uma das primeiras cartas que recebi foi de um jovem cujo apelido era Lil' GQ. Ele queria que eu soubesse que minha história havia tocado, como disse ele, "o coração de um homem no corredor da morte." Mas o real motivo de ter escrito foi porque, de certa forma, ele se identificava com meu dilema. "Sei que nossa situação é diferente", escreveu ele numa caligrafia caprichada, "mas a morte nos espreita de nossas sombras." Embora Lil' GQ nunca tivesse estado doente, também estava preso num limbo, aguardando notícias do seu destino.

Deitada numa cama de hospital em Nova York, lendo e relendo sua carta, era surreal imaginar Lil' GQ em sua cela a 2.500 quilômetros de distância, no Texas. Eu queria fazer tantas perguntas a ele! Fiquei pensando se ele, assim como eu, já havia planejado fugir. Queria saber se o medo que ele tinha da morte era igual ao meu. Ou se era diferente esperar sua execução não pelas mãos de uma doença, mas de guardas uniformizados e autorizados pela lei. Queria mais detalhes do passado de Lil' GQ – saber como ele acabou indo parar no corredor da morte. Tinha curiosidade de saber o que ele fazia para passar o tempo. Como você acorda todos os dias, como segue em frente quando o futuro guarda incertezas ou, pior, a morte?

Esbocei algumas respostas, mas não consegui escrever de volta. O blog consumia o pouco de energia que eu ainda tinha. Fraca demais para me sentar à mesa, eu escrevia da cama, encostada numa montanha de travesseiros. A químio havia deixado meu cérebro lento e viscoso, e eu trabalhava devagar, em pequenos intervalos de 10 minutos ao longo do dia. Para ganhar um pouco mais de energia, bebia cappuccinos gelados. A baixa temperatura acalmava as feridas em minha boca e a cafeína ajudava a me manter lúcida. Quando estava cansada demais para digitar, eu ditava para Will, sentado ao pé da minha cama, e ele escrevia no meu laptop, dando conselhos e me encorajando. Era um trabalho árduo, exaustivo e gratificante.

Duas semanas mais tarde, enquanto esperava fazer a última biópsia antes do transplante, recebi um e-mail. Era de um editor do *The New York Times*, que havia lido meu blog e queria saber se eu estava interessada em escrever um ensaio para o jornal. A ideia de assinar um ensaio do *The New York Times* me deixou extremamente animada, e eu de repente quis pular e dar cambalhotas de alegria no quarto do hospital. Respondi a mensagem com o número do meu telefone, e para minha surpresa o editor me ligou imediatamente.

– E então, está interessada? – perguntou ele.

– Talvez – respondi, blefando.

Eu nunca havia sido publicada num jornal de verdade. Nunca havia trabalhado com um editor. Fora *rejeitada* pelo programa de escrita criativa no início da faculdade e, tirando duas disciplinas optativas de jornalismo, nunca estudara escrita formalmente. Mas, durante as muitas horas escrevendo no meu diário e sonhando com o blog, uma ideia começou a se formar na minha cabeça e a crescer e ficar mais insistente, até que eu não conseguia pensar em mais nada. Eu ansiava encontrar palavras para descrever o mistério que estava acontecendo nos meus ossos, os meses intermináveis na cama, forçada a uma reflexão solitária, todas as humilhações e o flerte com a morte, a experiência de presenciar a morte de vários amigos no hospital, assim como de parte de mim mesma. Na verdade, eu não tinha a menor ideia do que estava fazendo e não tinha certeza se iria conseguir. Mas eu sabia que não tinha quase nada a perder. O câncer me dera coragem para arriscar.

– O que eu adoraria escrever é uma coluna semanal sobre ter câncer na juventude – falei.

Pedir uma coluna ao *The New York Times* quando se tem 23 anos e nenhum trabalho publicado é mais que um pouco presunçoso. Eu sabia que, em vez de dedicar o pouco de energia que eu tinha à escrita, deveria descansar meu corpo, me preparar para o transplante e passar mais tempo com minha família. Eu deveria ter parado e me perguntado como compartilhar em tempo real os momentos mais difíceis da minha vida iria impactar minha saúde, meu futuro e aqueles que eu amo. Mas lá estava eu, andando de um lado para o outro do quarto em meu camisolão de hospital e com o celular no ouvido, tentando convencer o editor, explicando que eu pretendia explorar o que havia acontecido comigo desde o diagnóstico e traduzir essas experiências em uma coluna de mil palavras. Talvez a coluna pudesse ser acompanhada de uma série de vídeos, propus, pois sabia quão difícil é ler quando se está doente e queria que o projeto fosse o mais inclusivo possível.

– Está bem – respondeu o editor. – Vamos tentar a coluna por umas duas semanas e ver no que dá. Vou colocar você em contato com um dos nossos diretores, para que você discuta com ele a possibilidade de uma série de vídeos. Me avise quando terminar o rascunho da primeira coluna.

Desliguei o telefone e comecei a chorar.

– O que foi? – perguntou minha mãe, preocupada.

– Acho que acabei de conseguir um emprego.

"Escreva como se estivesse morrendo", ensina Annie Dillard. "Somos todos pacientes terminais na terra – o mistério não é 'se', mas 'quando' a morte vai aparecer no enredo." Com a proximidade do dia do transplante, as palavras dela ressoavam em mim. Minha mortalidade lançava sombra sobre cada respiração, cada passo que eu dava, mais presente do que nunca em minha vida. Uma energia frenética tomou conta de mim. Trabalhei diuturnamente durante um mês para esboçar 13 colunas antes de ser internada na unidade de transplante, alimentada pela certeza de que demoraria bastante até que eu me sentisse bem para escrever, caminhar ou fazer qualquer coisa de novo. Sobre o que você escreveria se soubesse que iria morrer em breve? Debruçada sobre meu laptop, sentada na cama, viajei para onde estava o silêncio na minha vida. Escrevi sobre minha infertilidade e sobre como ninguém havia me alertado sobre ela. Sobre aprender a lidar com o absurdo sistema de saúde norte-americano. Sobre como era se apaixonar quando doente e sobre como conversamos – ou não conversamos – a respeito da morte. Escrevi sobre culpa. Escrevi também um testamento, caso o transplante não desse certo. Nunca mais fui tão prolífica. A morte pode ser um grande motivador.

Em 29 de março de 2012, minha coluna, assim como uma série de vídeos – chamada "Vida, interrompida"* –, faria sua estreia. Alguns dias depois, eu receberia o transplante de medula óssea. A confluência dessas duas datas tão decisivas era atordoante: um sonho e um pesadelo dançando tango.

---

* "Life, Interrupted", no original.

15

EM LADOS OPOSTOS DE UM TELESCÓPIO

Na minha primeira noite na unidade de transplante, me vi deitada na cama, com os olhos arregalados e uma profusão de bolsas de soro e medicamentos ao meu redor. Meu medo estava vivo. Eu podia sentir o cheiro de seu pelo molhado e a respiração quente em minha pele. Empurrei os lençóis e saí da cama, tomando cuidado com os inúmeros tubos que me conectavam a diversas máquinas. Me ajoelhei, como meu falecido amigo Yehya havia feito – prestando atenção para não bater minha cabeça –, e pressionei a testa contra o chão frio. Com um pai que tinha sido criado muçulmano e uma mãe criada católica, cresci com uma mistura de crenças e tradições. Quando estávamos com o lado suíço da família, celebrávamos a Páscoa e íamos à missa. Quando estávamos com a família tunisiana, jejuávamos durante o Ramadã e, ao final, matávamos um carneiro em celebração no Eid. E nos Estados Unidos, vivíamos uma vida secular, exceto no Natal. Embora eu sempre tenha tido um interesse especial por religiões, nunca pratiquei nenhuma. Não sabia como rezar ou para quem fazê-lo, mas uma coisa era bem clara para mim naquele momento: eu precisava de toda a ajuda que conseguisse.

Mas o que exatamente eu queria pedir? Quantas outras pessoas desesperadas tinham estado naquele mesmo quarto de hospital tentando negociar com um poder superior? Eu estava começando a ficar tonta, minhas pernas finas tremiam sob o peso do meu corpo. Me esforçando para levantar, peguei uma caneta que brilha no escuro – presente de uma amiga – e andei até a parede. Não havia em mim nenhuma poesia, nenhuma declaração eloquente para escrever. Apenas um desejo simples, animal: *Me deixe viver*, escrevi em letras pequenas – em parte uma oração, em parte uma súplica.

A intensidade do momento foi acentuada pelo ambiente novo. Depois de pesquisar a respeito de unidades de transplante, decidi me transferir do Mount Sinai Hospital para o Centro Oncológico Sloan-Kettering, considerado a melhor unidade de transplante da cidade, se não dos Estados Unidos. Mas, ainda assim, eu não tinha certeza se havia feito a escolha certa. Decidir qual unidade de transplante era a melhor foi um pouco como visitar universidades – além dos encartes brilhantes e dos breves tours, somente o tempo diria se eu tinha feito a escolha certa. Na unidade de transplante do Sloan-Kettering, com seus monitores barulhentos, equipamentos futurísticos e desconhecidos em trajes cirúrgicos e com máscaras, eu me sentia a bordo de uma nave alienígena. Sentia saudades do Dr. Holland e do restante da equipe médica – nossas piadas internas, seu brilhantismo profissional e sua imensa compaixão. No último ano, aqueles médicos e enfermeiras se tornaram minha segunda família. "Prometa que vai voltar para visitar quando estiver melhor", disse Younique ao se despedir de mim.

A última semana havia sido repleta de despedidas. Na semana anterior ao transplante, fiquei em Saratoga. Deixei minha mala vermelha arrumada para as oito semanas que iria passar no hospital, e na última hora decidi levar Soneca, o cachorrinho de pelúcia que eu amava na infância. Não consegui dormir nada na noite anterior à minha partida, por isso me levantei às cinco e fiquei perambulando pela casa. Dei uma última olhada no meu quarto de infância, me despedindo das paredes cor-de-rosa, das estantes de livros e dos meus pôsteres favoritos. Correndo a mão pelo meu contrabaixo acústico, me despedi dele também. Falei adeus à mesa da sala de jantar, onde partilhamos inúmeras refeições em família ao longo dos anos, e aos canteiros de flores congelados do jardim da minha mãe. Will e meus pais desceram para o café da manhã e colocaram as malas no carro. Senti uma tristeza imensa quando começamos a nos afastar de casa, pensando se algum dia eu retornaria. Para a pessoa que encara a morte, o luto começa no presente, numa série de despedidas privadas e precoces que acontecem muito antes que o corpo dê seu último suspiro.

Na unidade de transplante, estava cercada de pessoas que se preocupavam, primeiro e acima de tudo, com o que eu tinha – não necessariamente com quem eu era. Médicos e enfermeiras de máscara se debruçavam sobre a minha cama, olhando para mim e discutindo meu caso como se eu não estivesse no quarto. Eles deram à paciente um traje hospitalar. Falavam e sussurravam sobre a paciente, olhavam para ela, examinavam-na, cutucavam-na. A meta deles era uma só – curar a paciente para que ela pudesse voltar a ser ela mesma. E havia nisso tudo uma imensa ironia: fazia apenas um ano que eu tinha sido diagnosticada, mas já não conseguia mais me lembrar o que significava ser eu mesma.

Na semana seguinte, meu sistema imunológico foi atacado com 20 infusões de fortes quimioterápicos – mais do que eu tinha sido submetida desde o meu diagnóstico. Durante isso tudo, mantive meu quarto de hospital organizado. Sempre gostei de organizar coisas, mas meu asseio se tornou quase obsessivo-compulsivo. Eu arrumava meus livros, meus remédios e minhas garrafas de água em linhas retíssimas na mesinha de cabeceira. Me recusei a usar os trajes hospitalares, optando, em vez disso, por meus próprios pijamas, meu roupão e chinelos quentinhos. Toda manhã eu levantava da cama e caminhava até o sofá-cama, que havia arrumado com lençóis e cobertores limpos. Trouxera de casa uma caixinha de som portátil e, enquanto revisava minhas colunas para o *The New York Times*, tocava James Brown ou Bach para abafar os sons do hospital. Trabalhava furiosamente, querendo fazer o máximo que conseguisse antes que os efeitos colaterais da quimioterapia se intensificassem. Inevitavelmente isso aconteceu; assim, enquanto digitava, mantinha um balde amarelo debaixo do braço, para o caso de querer vomitar.

Na manhã do meu transplante – o dia zero, como é chamado –, meus pais e Will chegaram no quarto usando traje cirúrgico amarelo e máscara facial azul. Meu irmão vinha logo atrás deles, com sua saudação costumeira.

– *Salut*, Suleikemia – disse ele, inclinando-se para me cumprimentar com um soquinho. Ambos usávamos luvas de látex.

Ri e respondi:

– Espero não precisar escutar isso nunca mais.

Alguns minutos depois, uns seis médicos e enfermeiras entraram enfileirados no quarto, e a leveza que pairava no ar se dissipou imediatamente.

Apesar de toda a ansiedade, o procedimento em si foi anticlimático. Os presentes formaram duas filas, uma em cada lado da minha cama, como um regimento de soldados, observando enquanto as células da medula óssea do meu irmão gotejavam de uma bolsa. Me senti calma conforme as últimas gotas entravam em minhas veias, talvez porque eu não estivesse ali. Não realmente. Fechei os olhos e comecei a me imaginar do outro lado do oceano, em outro continente, sentada num café de Paris com Will, depois caminhando pelas ruas de Túnis. Meu corpo estava forte, e meus cabelos, longos outra vez.

Em poucos minutos o procedimento terminou, e todos saíram do quarto para que eu pudesse descansar.

A parte mais difícil, alertaram os médicos, seriam os dias e semanas seguintes, à medida que eu esperaria as células de Adam se fixarem na minha medula. Voltei para o isolamento. As precauções da unidade de transplante eram muito mais extremas do que as que eu havia experienciado no Mount Sinai. O purificador de ar no meu quarto filtrava quaisquer impurezas. Toda a comida era bem cozida para matar os germes. Qualquer pessoa que entrasse no meu quarto tinha que lavar as mãos e usar o equivalente a um traje de proteção química – luvas de proteção, traje cirúrgico, máscara e coberturas descartáveis para os sapatos. Um beijo, um aperto de mão, frutas e vegetais frescos, uma gripe comum ou um corte de papel – todas essas coisas podiam me matar, pelo menos até que meu sistema imunológico começasse a funcionar novamente. Até mesmo flores eram proibidas, embora isso fosse difícil de dizer a familiares e amigos, por isso buquês se amontoavam, intocados, do lado de fora do meu quarto.

A meta era chegar ao dia 100, ou "dia do exame", o primeiro grande marco na avaliação da recuperação do paciente depois do transplante. Tentei acompanhar os dias da minha cama, onde passei dias e noites deitada num ângulo de 45° para evitar que meus pulmões se enchessem de líquido, mas as horas se derretiam com eles. O suporte de soro cobria minha cama como um toldo, controlando minha dose diária de líquidos, imunossupressores, medicamentos antináusea, três tipos diferentes de antibióticos e doses de morfina. O purificador de ar soprava um vento frio e emitia um chiado constante que me gerava ansiedade.

Passei quase duas semanas assim, sem maiores incidentes. Então, nas primeiras horas do dia 14, alguém começou a gritar, um lamento profundo e constante tão alto que me fez acordar. O quarto estava escuro. Um alarme soava. Tubos me envolviam como cobras. Meu peito estava molhado. Senti algo molhado jorrando da minha clavícula, escorrendo pelas laterais do meu corpo. Alguns segundos depois, a porta se abriu e o rosto de uma enfermeira apareceu acima de mim. Ela apertou meu ombro, e foi só então que percebi que era eu quem estava gritando.

– Puta merda – disse ela, enquanto me olhava horrorizada.

Eu tinha tido um pesadelo: dezenas de insetos corriam em cima de mim, mordiscando minha pele. Em pânico, eu tinha arrancado o cateter do meu peito.

Existe um momento crítico, um tipo especial de claustrofobia reservado para longos períodos de hospitalização, que se instala por volta da segunda semana depois de você estar trancado num quarto. O tempo começa a se alongar, o espaço se desfaz. Você fica olhando o teto por tantas horas que começa a ver formas e padrões, universos inteiros aparecendo nas rachaduras e ondulações do teto. As paredes começam a se fechar ao seu redor. Quando o tamborilar da chuva na janela o acorda de um sono induzido por medicamentos, você deseja mais do que nunca estar lá fora, sentir a chuva escorrendo pelo seu pescoço, erguer a cabeça e abrir a boca para sentir o sabor do céu na sua língua. Você tenta abrir as janelas, mesmo sabendo que elas estão seladas. Seu desespero começa a beirar a loucura.

A maioria das pessoas não sabe o que é viver desse jeito, trancada num pequeno quarto branco sem uma data de saída definida, a não ser talvez que elas já tenham sido presas. Enquanto estava na unidade de transplante, eu sempre me lembrava de Lil' GQ, o presidiário no corredor da morte que me escrevera algumas semanas antes. Pensei no que ele fazia para passar todo aquele tempo confinado. Pensei como – e se – ele havia conseguido manter a sanidade mental. Em parte inspirada por ele, comecei a escrever uma coluna na qual refletia sobre o que chamei de meu "encarceramento".

> Para o paciente com câncer, o léxico do prisioneiro parece gritar de todos os lados. Seu movimento é monitorado. Decisões tão básicas como o que e quando comer requerem a pré-aprovação de um poder superior. Sem falar que a quimioterapia parece uma punição semiletal. Os médicos fazem as vezes de juízes. A qualquer momento, seu médico pode dar uma sentença: liberdade condicional, prisão domiciliar, prorrogação do tempo de "prisão" e, para alguns, o corredor da morte. Nunca fui julgada em um tribunal, mas imagino que a adrenalina seja igual ao momento em que o médico dá o resultado da biópsia.

Lil' GQ não foi o único desconhecido cujas palavras me fizeram companhia naqueles longos e delirantes dias na unidade de transplante. Todas as manhãs eu olhava a minha caixa de entrada e a encontrava cheia de mensagens de leitores da minha coluna "Vida, interrompida". Embora eu não tivesse permissão para sair do meu quarto de hospital, escrever me proporcionara um portal pelo qual eu podia viajar no tempo, no espaço e até entre continentes.

As mensagens eram enviadas por pessoas de todos os tipos, muitas das quais haviam tido câncer. Uma adolescente da Flórida chamada Unique, que estava tratando um câncer no fígado, escreveu uma mensagem cheia de *emojis*. Howard, um historiador da arte aposentado que morava em Ohio, escreveu que convivia com uma misteriosa doença autoimune. "Você é jovem, eu sou velho. Você olha para o futuro, eu olho para o passado. Provavelmente a única coisa que temos em comum seja nossa mortalidade", escreveu ele. "O sentido não está no plano material – jantares, jazz, drinques, conversas ou seja lá o que for. O sentido é o que nos resta quando tudo é arrancado de nós." Recebi mensagens de muitas pessoas que nunca estiveram doentes, mas que se identificavam com a noção mais ampla de uma vida "interrompida". Da esposa de um senador do Meio-Oeste que sofria com a infertilidade. De um jovem com distúrbio bipolar que recentemente ficara em situação de rua e vivia no seu carro, em Boston. De Katherine, uma professora do ensino médio da Califórnia que sofria com a morte do filho.

Eu deveria me sentir mais sozinha do que nunca na unidade de transplante, mas aqueles desconhecidos e suas histórias rapidamente se tornaram minha ligação com o mundo exterior. Saboreava cada mensagem, embora raras vezes tivesse energia para responder. Quando tinha, minha prioridade era responder aos jovens com câncer – afinal de contas, eles eram o meu público. Um deles era Johnny, um rapaz de Michigan de 19 anos, que também estava fazendo tratamento para leucemia no Sloan-Kettering. Ele tinha lido minha coluna e me mandou uma mensagem no Twitter, que respondi logo em seguida. Era a primeira vez que eu tinha a oportunidade de conversar com um jovem com o mesmo diagnóstico que eu. Nós dois estávamos em isolamento, presos em nossas respectivas bolhas em andares diferentes do mesmo hospital, e não podíamos nos conhecer cara a cara. Conversávamos on-line, sobre temas bobos e sérios, normalmente na mesma frase. Ambos estávamos cheios de morfina nas veias, por isso estava tudo bem errar a pontuação e a ortografia – o que era um alívio.

JOHNNY: Qual sua comida favorita do hospital?
EU: As quesadillas.
JOHNNY: sim, comi quesadillas ontem e estavam ótimas.
EU: Vc tá internado?
JOHNNY: Acabei de ser transferido pra unidade pediátrica. Fiquei c a cama do meio e o outro cara tem q passar pela minha cama p ir ao banheiro, além do mais a vista não é tão boa
JOHNNY: como vc tá se sentindo depois do TMO [transplante de medula óssea]
EU: ranzinza e irritada. as enfermeiras me pesam todos os dias às 5 da manhã.
JOHNNY: Mal posso esperar pra me livrar do câncer.
EU: eu tb. você conhece algum feitiço pra fazer o tempo passar mais rápido?

Eu sentia a dor de Johnny. Nossa experiência era brutal, mas entre nós existia uma beleza estranha: ali estávamos nós, dois completos desconhecidos, os braços saindo de nossas telas e abraçando um ao outro.

Quase três semanas depois do meu transplante – ou no dia 20, como diziam os médicos e as enfermeiras –, Will estava de costas para mim, olhando pela janela do meu quarto e descrevendo o amanhecer enquanto eu permanecia na cama. Raios de sol refletiam-se no East River. Um pedaço de ponte despontando acima de prédios cujas janelas ainda estavam apagadas. Táxis amarelos passando pela York Avenue, pequenos como peças de Monopoly. Pequenos seres humanos de terno a caminho do trabalho. Eu queria me juntar a ele, mas eu estava cansada demais para arrastar o suporte de soro pelo metro e meio que nos separava. Eu sabia que dali a poucos minutos ele teria que ir trabalhar, mas os medicamentos estavam deixando meus olhos pesados. Quando acordei, ele já tinha ido embora.

O sono pesado era um tipo de refúgio, um alívio para os efeitos colaterais do transplante. Os poucos cabelos e pelos que haviam voltado a crescer durante o tratamento experimental estavam caindo de novo, deixando minha pele sensível e sedosa, quase como a de uma larva. Meu peso diminuiu ainda mais, e meu torso, já esquelético, murchou, mas minhas bochechas estavam redondas e inchadas por causa dos esteroides e dos líquidos que eram bombeados no meu corpo. *Cara de bolacha*, era como os pacientes de câncer chamavam. Com um corpo quase só de pele e osso e veias visíveis sob minha pele, eu me sentia horrorosa – menos cara de bolacha e mais monstro.

Meu sistema imunológico era inexistente. Estava aguardando as células-tronco saudáveis de Adam se fixarem, mas aquilo estava demorando mais do que o esperado. Adam estava nas últimas semanas de faculdade e deveria estar se concentrando nos exames finais, nas festas e na formatura. Mas, assim como meus pais e todos que entravam naquela bolha estéril, ele escondia sua preocupação atrás da máscara cirúrgica.

Mais tarde naquele mesmo dia, acordei com a voz dos meus pais. Quando virei a cabeça para dizer oi, senti algo na minha garganta descolar como um velcro. Me inclinei para a frente, a boca se enchendo de sangue. Vomitei uma bola de carne nojenta no balde plástico ao lado da minha cama.

– O que aconteceu? – gritaram meus pais, assustados, chamando a enfermeira.

– Sua filha acabou de vomitar a membrana que cobre o esôfago – explicou a enfermeira com uma voz tranquila, inspecionando o conteúdo do balde como se fosse a coisa mais normal do mundo.

A quimioterapia estava queimando as membranas que cobriam minha boca, minha garganta e o trato gastrointestinal, o que me impossibilitava de falar e comer qualquer coisa que não fosse gelo. Por várias horas, vomitei bolos de carne queimada no balde ao lado da cama. Os analgésicos e antieméticos traziam algum alívio, mas eu passava a maior parte do tempo em que estava acordada fingindo ser uma estátua, tentando ficar imóvel na esperança de que isso pudesse acalmar meu estômago. Quando os médicos chegaram, cercando minha cama com seus trajes cirúrgicos amarelos, me conectaram a uma sonda de alimentação, ligada a uma bolsa com um líquido amarelo-esverdeado que parecia refrigerante.

Naquela noite, Will retornou. Ele deixara de ir a um jantar de trabalho para poder passar algum tempo comigo. Eu queria perguntar tudo sobre o seu dia. "Você fez alguma coisa interessante? Almoçou no parque? Alguma fofoca nova no escritório?" Mas fomos interrompidos pela enfermeira, que trouxe uma outra bolsa com medicamentos que me deixariam sonolenta. Will se ofereceu para ler para mim e disse que poderia arrumar o tabuleiro de Scrabble, mesmo que fosse para jogarmos apenas algumas partidas. Não conseguia me lembrar da última vez que havíamos jogado.

A vida de Will estava atribulada com trabalho e os times de basquete e futebol em que ele havia começado a treinar antes de eu ser internada na unidade de transplante. Na maioria das noites, quando ele chegava no hospital, eu já estava dormindo a sono solto. Eu sabia que ele precisava de uma válvula de escape para conseguir lidar com o estresse da nossa situação – todos os cuidadores precisam –, mas não conseguia entender por que ele estava tão ocupado de repente. Cada vez mais, parecia que estávamos nos vendo em lados opostos de um telescópio.

Meus dentes batiam enquanto Will me envolvia num cobertor elétrico. Ele trouxe um pouco de água num copo descartável. Molhei a língua e deixei o líquido na boca – um breve alívio para minhas bochechas inchadas –, depois cuspi. Não queria ter raiva da mão que segurava a jarra d'água. Era contra o meu corpo que eu estava lutando. Eu e Will precisávamos conversar sobre tantas coisas, mas subitamente fui tomada por uma profunda exaustão. Minhas pálpebras ficaram pesadas de novo. Will se sentou ao lado da minha cama. Enquanto eu adormecia, ficamos de mãos dadas, os dois com luvas azuis de látex.

16

HOPE LODGE

Ao sair do hospital e entrar na York Avenue numa cadeira de rodas, ergui o rosto em direção ao sol, deixando o calor aquecer minha pele pálida. Era uma tarde morna de maio, mas eu usava um gorro de lã e uma jaqueta de esquiar, e ainda assim batia os dentes, como sempre. A cadeira de rodas tomava quase todo o espaço da calçada em frente à entrada principal do hospital enquanto eu esperava minha mãe e Will chamarem um táxi. Os pedestres desviavam da gente, espectadores inadvertidos da nossa pequena procissão. Meus pés tocaram brevemente o chão ao entrar no carro.

Fazia pouco mais de um mês desde o transplante. Os médicos tinham dito que, embora meu sistema imunológico ainda fosse inexistente, testes preliminares mostravam que as células de Adam estavam finalmente começando a se fixar na minha medula. Eu mostrava sinais de progresso: nos últimos dias, havia parado de utilizar a sonda de alimentação e já conseguia comer algumas bolachinhas de água e sal, já podia caminhar – devagar – quase sem ajuda, e meu hemograma indicava uma melhora. Ainda levaria várias semanas até sabermos se o transplante havia funcionado – o centésimo dia ainda estava distante –, mas, por enquanto, estava me concentrando numa pequena vitória: a alta do hospital.

Os médicos estavam me encaminhando para o Hope Lodge, um tipo de casa de apoio para pessoas com câncer em Midtown Manhattan, onde eu permaneceria pelos três meses seguintes. O prédio cinza, feito de concreto, ficava próximo a uma loja de "tudo por 99 centavos" e a um quarteirão da Penn Station, e tinha 60 quartos. Eu teria que usar luvas e máscara sempre que fosse a algum lugar. "Nada de metrô, nada de locais públicos e nada de germes", alertaram meus médicos. Empurrei a cadeira de rodas do táxi até a entrada do prédio, a calçada lotada de pedestres. Ajeitei a máscara no rosto.

Eu era grata pela existência de lugares como o Hope Lodge e pela generosidade dos desconhecidos que haviam levantado o dinheiro para abri-lo, mas no mundo ideal eu não precisaria viver ali. No mundo ideal, eu teria meu próprio apartamento. Teria mudado para o primeiro apartamento da minha mãe, no East Village, que ela havia mantido por todos aqueles anos, alugado até recentemente para inquilinos de longa data. Mas meu sistema imunológico ainda estava frágil demais para viver no apartamento térreo de um prédio ao lado dos coletores de lixo. Mais do que isso, era muito pequeno para abrigar a mim, minha mãe e Will. Depois do transplante, ficara claro que cuidar de uma pessoa recém-transplantada era um trabalho em tempo integral, cujas responsabilidades minha mãe e Will pretendiam dividir. Assim, decidimos que eu ficaria no Hope Lodge e eles usariam o apartamento quando precisassem. Foi o melhor plano que pudemos traçar naquelas circunstâncias.

O plano foi por água abaixo assim que chegamos ao Hope Lodge. Dentro do prédio, a recepcionista nos cumprimentou e nos entregou a chave do quarto e um pacote de informações. Então Will e minha mãe começaram a me seguir até o elevador para irmos ao quarto, quando a recepcionista nos chamou e disse que era permitido apenas um acompanhante por vez nos apartamentos – sem exceções. Tentamos contra-argumentar, dizendo que protocolos tão rígidos não contemplavam as demandas e a imprevisibilidade da doença. Mas regras eram regras. Naquele momento, ficou claro que minha esperança de que Will e minha mãe dividissem as responsabilidades de cuidador – de maneira fluida e simultânea, como uma família – não seria possível. Não haveria espontaneidade, nenhum espaço para que eles dois cuidassem de mim juntos e se ajudassem quando preciso. Eu teria sempre que escolher entre um ou outro.

Estava dividida. Precisava do tipo de ajuda que só era possível pedir aos pais – mas sentia que Will e eu estávamos nos distanciando e não queria me separar dele. Desde o primeiro dia do meu diagnóstico, meu maior medo, além da morte, tinha sido perdê-lo e naquele momento, quando eu estava mais doente do que nunca, meu instinto foi mantê-lo perto de mim. Assim, sugeri que Will ficasse comigo no Hope Lodge e que minha mãe viesse me visitar durante o dia enquanto ele estivesse trabalhando. A princípio, parecia um bom arranjo.

O quarto que eu e Will dividíamos no Hope Lodge era sombrio – duas camas de solteiro, móveis de motel e um carpete amarronzado, um lugar em que quase não batia luz natural. No fim do corredor havia uma cozinha comunal, onde encontrávamos outros cuidadores e pacientes e perguntávamos coisas do tipo "Vindo do hospital?" ou "Como está o tumor no cérebro?". A atmosfera do prédio era pesada e triste. Todos ali haviam deixado para trás uma vida de verdade.

Os funcionários do Hope Lodge tentavam ao máximo alegrar o ambiente. No sexto andar, havia uma sala de estar com lareira e uma varanda espaçosa onde os pacientes podiam se sentar com amigos e familiares. Eles também ofereciam aulas de temas como meditação zen e comidas adequadas a pacientes com neutropenia, e várias vezes por semana os voluntários organizavam eventos especiais – shows de música, de comédia e jantares doados pelos restaurantes locais. Havia até mesmo um "chá da tarde" semanal promovido pelas socialites de Manhattan. Toda quarta-feira à tarde, elas desciam até o salão usando calças Chanel e se equilibrando em saltos finíssimos de 15 centímetros enquanto dispunham pratos com bolos e salgados. Tenho certeza de que essas mulheres eram bem-intencionadas, mas eu não suportava como falavam conosco – os pacientes – em voz alta, devagar e cheias de superioridade, como se, além de estarmos doentes, não soubéssemos falar inglês. Rapidamente comecei a detestar a hora do chá. Não queria a caridade nem a piedade delas. Não queria ser a boa ação da semana de ninguém.

Minha rotina pós-transplante consistia basicamente em dormir 18 horas por dia. Quando não estava dormindo, ficava deitada na cama com os olhos fechados, cansada demais para me levantar, conversar ou ler. Por mais estranho que pareça, eu só conseguia ler *Cinquenta tons de cinza*. Devorei a trilogia inteira em um fim de semana. A história era tão diferente da minha realidade, em todos os sentidos, que mais parecia ficção científica. Era também a única coisa cativante, cômica e ruim o suficiente para me distrair da náusea avassaladora.

– Pergunta clássica: você preferiria ter leucemia ou ler *Cinquenta tons de cinza*? – perguntei para o Will.

– Leucemia – disse ele, sem hesitar.

Will estava preparando meu café da manhã, como fazia todo dia, embora eu nunca comesse mais do que algumas garfadas. Depois disso, ele passava o turno para minha mãe e saía para trabalhar. A parte mais terrível do dia era ir do Hope Lodge até o hospital, onde eu recebia transfusões de sangue, soro, magnésio e outros nutrientes que se perdiam com a quimioterapia. Me sentia tão enjoada o tempo todo que raramente conseguia completar o percurso de 20 minutos de táxi até o hospital sem vomitar. Uma vez, durante um acesso de vômito especialmente terrível no banco de trás, o motorista pensou que eu estava bêbada e me expulsou do táxi junto com a minha mãe. Antes que eu pudesse explicar, ele nos abandonou na calçada e foi embora.

Menos de uma semana depois que me mudei para o Hope Lodge, fui convidada para falar no programa de rádio *Talk of the Nation* sobre minha coluna no *The New York Times*. Era um grande dia: minha primeira saída de verdade desde que havia deixado o hospital. Depois de terminar minhas infusões, eu e minha mãe pegamos um táxi até o escritório da NPR, a rede de rádio que produzia o programa, em frente ao Bryant Park. Eu nunca havia sido entrevistada e estava muito animada.

Ainda não sabia por quê, mas desde o lançamento da coluna, eu recebera diversos convites para entrevistas. Leitores começaram a me interpelar na sala de espera do hospital, alguns até nas ruas de Manhattan, para dizer quanto adoravam minha coluna e que estavam torcendo por mim. Toda aquela atenção me deixava lisonjeada, às vezes sufocada e até um pouco apreensiva. A doença havia me transformado num emblema da luta contra o câncer, posição que nunca desejei ocupar.

Nem todos partilhavam dessa animação. A coluna tinha começado a criar atritos com Will. Ele se preocupava com os efeitos que a pressão traria à minha saúde e reclamava que eu estava dedicando ao trabalho a pouca energia que me restava. Ele não estava errado. Eu sentia mesmo minha ambição indo de encontro às limitações do meu corpo. Meu cérebro, inundado de inúmeras toxinas presentes em medicamentos que estavam sendo bombeados no meu sangue, parecia danificado. Se antes eu tinha uma memória afiada e era capaz de recordar quaisquer informações nos mínimos detalhes, da cor da blusa que minha professora do terceiro ano usara no primeiro dia de aula a trechos inteiros dos meus livros favoritos, agora eu tinha dificuldade para me lembrar do nome dos meus amigos próximos e até do número do meu celular. Antes do transplante, escrever era o meu refúgio, agora quase sempre terminava em lágrimas e frustração. Mas eu estava determinada a fazer o que conseguisse enquanto ainda podia, mesmo que com isso eu forçasse meu corpo além do limite do que era prudente.

Na noite anterior à entrevista na NPR, eu tive febre e passei a noite inteira tremendo sob as cobertas, e com uma tosse que me acometia a cada dois minutos. Tanto Will quanto minha mãe imploraram para que eu mudasse o dia da entrevista, mas recusei. Não sabia por quanto tempo oportunidades como aquela estariam disponíveis para mim ou mesmo se eu estaria bem para dar a entrevista em outra data. Eu iria àquela entrevista e ninguém me faria mudar de ideia.

Depois de me acomodar no estúdio de gravação da NPR e concluir o teste de som, eu estava exausta. Minhas mãos tremiam enquanto eu tomava um gole de água de um copo plástico e minha voz era um sussurro fraquinho. Dei o melhor de mim ao responder às perguntas do repórter, assim como dos ouvintes que ligaram, embora não me lembre de uma única palavra que disse naquele dia. Só lembro de apertar o botão que dizia TOSSE para omitir o som da tosse cheia que roubava meu fôlego. Devo ter apertado aquele botão umas 50 vezes.

Quando a entrevista terminou, eu estava recostada na cadeira, completamente exausta por ter que falar e ficar sentada ereta. O repórter tinha uma última pergunta:

– Temos só mais alguns segundos – disse ele. – A essa altura você está encarando a possibilidade de morrer?

Fui pega de surpresa. A possibilidade de morrer era algo em que eu pensava muito, claro, mas aquela era a primeira vez que alguém havia me perguntado a respeito de maneira tão direta. Escutar aquela pergunta numa estação de rádio com ouvintes no país inteiro tornou a possibilidade da morte ainda mais vívida e iminente. Me fez perceber que o repórter, os ouvintes, os leitores da minha coluna, todos provavelmente se faziam a mesma pergunta: eu iria morrer ou sobreviver? Minha sobrevivência havia de repente se tornado uma narrativa de suspense. Desconhecidos acompanhavam minha história com uma curiosidade mórbida, querendo saber o que aconteceria nas semanas seguintes. Aquele pensamento me deixou desconcertada. Respirei fundo, determinada a terminar aquela entrevista num tom positivo, mas, quando falei, minha voz saiu bem fraca:

– Me sinto muito otimista em relação ao futuro – sussurrei sem convicção.

O que quer que estivesse se desenvolvendo nos meus pulmões naquele dia rapidamente tomou conta do meu sistema imunológico. Naquele fim de semana, no Dia das Mães, em vez de tomar café e assistir a um filme com minha mãe na sala de estar do Hope Lodge, como havíamos planejado, passei o dia em posição fetal numa maca da emergência, com ela ao meu lado. Minha pressão caía e meus batimentos cardíacos estavam perigosamente alterados. Apesar dos meus protestos, os médicos me internaram.

– A culpa foi minha – falei para minha mãe, relembrando minhas últimas palavras na entrevista. – Eu deveria ter dito que me sentia *um pouco* otimista em relação ao futuro.

Nascemos e morremos precisando de cuidados, mas para mim era difícil aceitar quão vulnerável eu estava. De volta ao Hope Lodge, depois de ter passado alguns dias no hospital que deixaram poucas memórias, eu estava extremamente fraca, dependente como uma criança de Will e de minha mãe. Nas semanas seguintes fiquei ainda mais fraca, e quando atingi o septuagésimo dia, precisava de ajuda até para as tarefas mais simples, como tomar banho e preparar um sanduíche. Frágil e enjoada demais para caminhar, eu usava a cadeira de rodas para me locomover. Acordava no meio da noite sentindo o coração bater descompassado no peito, devagar demais em alguns momentos, rápido demais em outros, me deixando extremamente consciente da minha vulnerabilidade.

Então, por volta do octogésimo dia, uma alergia apareceu na minha testa, e todos entraram em pânico. Esse era o primeiro sintoma de DECHT, a complicação do transplante potencialmente fatal de que os médicos haviam me alertado. Eles aumentaram a dose de esteroides e de imunossupressores e ficaram me monitorando de perto, torcendo para que tudo desse certo.

Minha independência não era a única coisa que eu sentia indo embora. Desde que eu havia me mudado para o Hope Lodge, Will começara a voltar do trabalho cada vez mais tarde. Ele ligava de última hora perguntando se alguém poderia assumir o turno da noite, e quando eu respondia que talvez fosse difícil assim, tão em cima da hora, ele perguntava por que ninguém mais nos ajudava. Eu sabia que o Hope Lodge não era o melhor lugar do mundo e que as demandas do meu corpo eram exaustivas. Eu não tinha nenhuma energia para dedicar a ele, e mesmo assim precisava dele mais do que nunca. Quando estávamos juntos, eu sugava seu amor como uma esponja, tentando desesperadamente me sentir perto dele de novo. Quando mencionei que ele estava se distanciando, Will insistiu que era coisa da minha cabeça. Mas, ainda assim, eu estava preocupada.

Certa noite, enquanto esperava Will voltar do trabalho, recebi uma mensagem dele: "Estou tomando uns drinques com alguns amigos num bar em Saint Marks. Quer vir?" Fiquei olhando para a mensagem, pensando em como responder. Talvez ele me quisesse mesmo lá ao lado dele, mas ambos sabíamos que ainda levaria semanas, talvez meses, até que eu estivesse bem para ir a locais públicos. Ainda mais um bar em Saint Marks, um dos lugares mais lotados em toda Lower Manhattan. Enquanto tentava escrever uma resposta, meus olhos se encheram de lágrimas. Afundei a unha na palma da mão para não chorar. "Desculpe, não posso ir. Mas acho que você sabe disso", respondi. Minha mãe estava vestindo o casaco e se preparando para ir embora. Excepcionalmente naquela noite, ela tinha planos para jantar com uma amiga, e embora eu soubesse que ela teria ficado feliz de passar a noite comigo, não quis pedir.

Fiquei esperando Will voltar, sozinha em minha cama de solteiro. A noite chegou, inundando o quarto de sombras, e as luzes da cidade brilhavam do outro lado da janela. À medida que as horas passavam, um medo visceral começou a crescer em mim. Precisava comer alguma coisa antes de tomar os últimos remédios do dia, mas estava muito fraca para caminhar até a cozinha comunal no fim do corredor. Assim, tomei os remédios com água mesmo. Um erro de principiante. Quando Will chegou, já passava da meia-noite. Eu estava debruçada sobre o balde de lixo, os lençóis da cama sujos de vômito e meu pijama encharcado de suor. Ele ficou petrificado ao me ver, o rosto cheio de culpa. Enquanto ele me carregava nos braços até o chuveiro, senti duas emoções disputando espaço no meu coração: *odeio você, preciso de você.*

Era a manhã do centésimo dia. Estava sentada numa das cadeiras de plástico azul da cozinha comunal enquanto Will preparava meu café da manhã. Para agradá-lo, mexi o mingau de aveia com a colher de um canto a outro do prato, fingindo comer, mas meus pensamentos estavam em outro lugar. Dentro de alguns minutos iríamos ao hospital para saber o resultado da batelada de testes e biópsias que eu havia feito na semana anterior. Na minha cabeça, havia dois cenários possíveis: os resultados mostrariam que o transplante havia funcionado e que ficaria bem dali a algum tempo, ou que o transplante havia falhado e a leucemia retornaria, dessa vez me levando à morte. Jamais me passou pela cabeça que poderia haver uma terceira possibilidade.

Enquanto Will lavava os pratos, dei uma olhada nos e-mails não lidos dos meus leitores, buscando uma distração. Uma mensagem em particular chamou minha atenção. O assunto era: "A dificuldade de fazer a transição de volta." Anexada ao e-mail estava a foto de um jovem sem camisa sentado num quarto de hospital. Ele tinha ombros largos e musculosos e suas bochechas rosadas emanavam um brilho quase radioativo. A cabeça dele, assim como a minha, estava careca, mas me impressionou como ele parecia confiante. Mostrei a foto para Will. Ele assobiou.

– Nossa, ele parece melhor do que eu. Se não te conhecesse tão bem, iria pensar que você arranjou um namorado com câncer para me substituir.

O nome do jovem era Ned. Sua mensagem começava com uma história. Em 2010, Ned estava a um semestre de terminar a faculdade, sem saber o que o aguardava depois da formatura. Estava ocupado com o trabalho de conclusão de curso e havia começado a namorar uma linda garota. Tinha se inscrito numa bolsa para estudar na Itália, onde pretendia morar depois de se formar. Então, enquanto estava na casa de sua família, em Boston, para passar as férias de Natal, ele fez uma tomografia que mostrou um inchaço no baço. Depois de mais alguns testes, os médicos confirmaram que era leucemia. Não era a primeira vez que Ned ficava doente. Três anos antes, ele tinha recebido o diagnóstico de câncer de testículo, mas mencionou isso como se fosse irrelevante. "'Um cancerzinho', só precisei fazer uma cirurgia", escreveu ele.

Era uma história que eu conhecia bem. A minha história. A história de incontáveis outros jovens com câncer que eu havia conhecido desde a estreia da coluna, histórias que me traziam conforto, que mostravam quantos de nós havia lá fora, uma comunidade invisível, escondida em quartos de hospital e presa a suportes de soro.

Mas então a história de Ned deu uma reviravolta inesperada. "O que me inspirou a te escrever foi algo que tenho certeza de que você vai experimentar mais cedo ou mais tarde: a transição de volta à 'normalidade' do mundo real", escreveu ele. "Estou tendo dificuldade para montar de novo no cavalo." Quando li isso, percebi que aquela não era uma carta sobre o câncer na juventude. Mas sobre o que acontecia depois que o câncer ia embora. A ideia de uma vida após o câncer não era algo que eu conseguia considerar, pelo menos não naquele momento. Eu ainda estava no Hope Lodge. Me locomovendo com uma cadeira de rodas. Doente demais para pensar em algo além dos últimos resultados da biópsia da minha medula óssea – quanto mais em uma vida após o câncer.

Alguns minutos depois, eu e Will descemos até o saguão do Hope Lodge. Minha mãe nos aguardava lá e pegamos todos um táxi até o hospital. Eu tinha levado comigo alguns sacos plásticos, caso sentisse vontade de vomitar durante a viagem, mas dessa vez foi a apreensão, e não a náusea, que embrulhou meu estômago. Quando chegamos ao hospital, pegamos o elevador até a unidade de transplante em silêncio, ansiosos demais para conversar.

A recepcionista chamou meu nome e fomos levados até uma sala nos fundos da clínica. Prendi a respiração quando uma enfermeira entrou seguida do meu médico, cujos óculos e expressão severa mascaravam uma pessoa gentil.

– A boa notícia é que os resultados da sua última biópsia não mostram células cancerosas em sua medula óssea – disse ele. – O transplante parece estar funcionando, por enquanto, mas ainda vai levar muitos meses e muitos outros dias como esse até que saibamos com certeza.

– E a má notícia? – perguntei. Claro que eu torcia para que não houvesse más notícias, mas àquela altura eu já sabia como os médicos formulavam essas conversas para suspeitar de que não era o caso.

– Bom, a má notícia é que você tem grandes chances de ter uma recaída. Por causa das anormalidades cromossômicas da sua medula e do fato de que não conseguimos eliminar a leucemia por inteiro antes do transplante, é bastante provável que sua doença volte. Gostaria que você começasse imediatamente um regime experimental de quimioterapia de manutenção, assim que estiver forte o suficiente.

Sentada na mesa de exame, abracei meus joelhos. O desespero borbulhava dentro de mim. Era como se eu estivesse me afogando e as vozes ao meu redor ficassem abafadas e distantes, como se eu estivesse debaixo d'água. Trechos da carta de Ned vieram à tona na minha mente. *O que pode tornar a volta à normalidade tão difícil?*, pensei, amargamente. *Tudo que eu quero é a normalidade. Terei sorte se algum dia deixar esses quartos de hospital.* Meu câncer era como um cachorro bravo. Por enquanto, estava atrás da cerca, mas era feroz e ameaçava cavar e escapar por baixo dela. Eu teria que lutar com todas as forças para mantê-lo preso. Teria que aguentar mais tratamentos experimentais e, depois deles, inúmeros testes meses e anos a fio, acompanhando o progresso em direção à cura. Haveria sempre mais uma tomografia me esperando. A próxima biópsia.

– Por quanto tempo terei que fazer a quimioterapia de manutenção? – perguntei ao médico, me preparando para ouvir a resposta.

– Bastante tempo – disse ele, gentilmente. – Um ano, talvez mais.

Olhei para Will. Sua feição estava arrasada, como a de alguém que não via uma saída. Eu não podia culpá-lo. Mas, ainda assim, quando olho para trás, percebo que fiz justamente isso.

17

CRONOLOGIA DA LIBERDADE

Casa é um conceito difícil para pessoas como eu. Aos 12 anos, eu já havia frequentado seis escolas diferentes em três continentes diferentes. A partir do sétimo ano, moramos em Saratoga a maior parte do tempo, mas não cresci pensando que eu era de lá, ou de qualquer outro lugar, na verdade. Ficava inquieta quando permanecia no mesmo lugar por mais do que um ou dois anos, temendo ficar presa, como cracas no casco de um navio. Essa é a maldição dos filhos de pais de nacionalidades diferentes, que crescem entre culturas, credos, costumes e países diferentes: somos brancos demais ou morenos demais, com nomes exóticos demais, ambíguos demais para pertencer a qualquer lugar.

Minha vida desde o diagnóstico não tinha sido menos nômade. No último ano, eu e Will havíamos passado um total de seis meses vivendo em quartos de hospital. Moramos no meu quarto de infância em Saratoga. Em quartos de hóspedes na casa de amigos. E mais recentemente, estávamos vivendo no Hope Lodge, onde as regras diziam que poderíamos ficar por no máximo três meses. Quando o verão terminou, estava curada das minhas tendências nômades. Eu desejava, mais do que qualquer outra coisa, um lugar para chamar de meu.

Em 2012, no fim de agosto, eu e Will nos mudamos para o apartamento de minha mãe na esquina da Forth Street com a avenida A, no East Village – o mesmo apartamento onde, duas décadas antes, ela havia morado quando emigrou para Nova York. Desde que eu e Will conseguíssemos bancar a manutenção, as contas e os impostos, o apartamento era nosso pelo tempo que quiséssemos.

Tanto havia mudado desde que eu visitara o prédio pela última vez, mas ao mesmo tempo tão pouco. Quando cheguei, ouvi alguém gritar "*Le bébé!*" e vi Jorge, que trabalhava de porteiro à noite. Ele era um senhor agora, de cabelos grisalhos e levemente corcunda, mas ainda se lembrava do dia em que meus pais haviam me trazido do hospital, recém-nascida. As portas do prédio ainda eram pintadas no mesmo tom de verde, as paredes adornadas com sancas douradas e luminárias em estilo art déco. O elevador quebrava constantemente e as torneiras vez ou outra cuspiam uma água marrom. O pequeno apartamento ficava no térreo, com janelas que davam para as lixeiras da rua. Os pais de Will nos deram um escorredor de louça e copos, os meus emprestaram roupa de cama e um lindo tapete tunisiano, e um amigo nos deu a cama. Também compramos um baú antigo num brechó, como o que fazíamos de mesa em Paris. Uma casa, não importava quão pequena, mal iluminada e sem móveis fosse, significava uma nova liberdade e nos sentimos extremamente afortunados.

Em nossa primeira noite no apartamento, Will colocou dois pratos sobre o baú e acendeu velas. A última refeição de verdade que me lembrava de ter comido fora um jantar de Páscoa na unidade de transplante, e até pouco tempo eu me alimentava apenas por meio de sondas ou de pequenas porções de comida muito bem cozida no Hope Lodge. Embora estivesse muito abaixo do peso e inapetente, eu estava determinada a aproveitar nosso primeiro jantar na casa nova. Liberdade significava comer meia tigela de macarrão – e depois passar a noite inteira lutando para não vomitar tudo.

Liberdade também significava ser paciente com Will nas semanas seguintes, pois ele teve que assumir as responsabilidades dos funcionários do hospital e da minha mãe, que havia voltado para Saratoga. Ele assumiu a maioria das tarefas domésticas, cozinhava e limpava e me acompanhava à emergência quando eu tinha febre ou enfrentava alguma outra complicação. Eu estava tão fraca que mesmo caminhar até a farmácia, a um quarteirão de distância, era complicado. Assim, eu passava a maior parte do tempo deitada, dormindo, tentando escrever e assistindo à televisão. Eu contava as horas até o meio-dia, quando Will pedalava até em casa no seu horário de almoço para ver se estava tudo bem comigo e fazer alguma coisa para eu comer antes de voltar para o trabalho. E então eu contava os minutos até as 19 horas, quando ele chegava. Como eu ainda não tinha sido liberada para frequentar locais públicos, comer comida de restaurante e usar o transporte público, à noite ficávamos. A distância que eu havia sentido entre nós no Hope Lodge havia diminuído. Ambos estávamos felizes diante da perspectiva de começar do zero num lugar só nosso. Liberdade significava poder dividir a mesma cama pela primeira vez desde o transplante e reconhecer um novo corpo que parecia ter esquecido como falar a língua da intimidade.

Era uma segunda-feira pouco depois das nove da manhã. Eu estava de pé em frente ao prédio e em cada esquina havia alguém tentando chamar um táxi. Me sentei na calçada e decidi esperar o horário de pico passar. Eu havia recomeçado a quimioterapia e independentemente do que eu tentasse fazer – sair sem tomar banho, programar vários alarmes, ir dormir mais cedo na noite anterior – sempre acabava chegando ao hospital exatamente meia hora atrasada. Eu não estava com muita pressa – meu atraso de 30 minutos havia se tornado tão consistente que eu quase sentia orgulho dele. Eu estava no horário, só que no meu próprio horário.

Talvez, no fundo, eu esperasse que se chegasse atrasada diriam que eu poderia tirar folga naquele dia. Eu não queria fazer a quimioterapia de manutenção. Agora que eu não tinha blastos – nem câncer, somente a ameaça de um possível retorno –, era mais difícil para mim aceitar que precisava me submeter àquela tortura, mesmo que meu lado racional entendesse a necessidade do tratamento. O novo regime de quimioterapia compreendia uma infusão intravenosa de azacitidina, um medicamento que eu havia tomado no tratamento experimental. Eu receberia a infusão por cinco dias consecutivos a cada mês. Depois teria três semanas de folga. Na teoria, não parecia grande coisa. Mas pela minha experiência eu sabia que as três semanas de folga não seriam férias – eu ficaria péssima durante esse período devido aos medicamentos tóxicos e então, quando estivesse começando a me sentir melhor, seria a hora dos próximos cinco dias de tratamento. Essa seria a minha vida no futuro próximo.

Um táxi se aproximou e eu acenei. O motorista era um senhor de cabelos grisalhos e forte sotaque jamaicano. Enquanto ele dirigia pela rodovia que cortava a parte leste de Manhattan, vi uma mulher andando na ciclovia ao longo do East River. Ela parecia ter a minha idade, era bronzeada, atlética, e seus cabelos louros dançavam ao vento. Talvez algum dia eu fosse de bicicleta até o hospital, pensei. Quando estivesse melhor.

– O-Oi? Tem alguém aí? – perguntou o motorista. Havíamos chegado ao hospital e eu estava perdida em pensamentos. – Tudo bem?

Eu tinha uma piada na minha cabeça de que, um dia, quando alguém me fizesse essa pergunta, eu começaria a falar sobre meu último relatório citogenético ou os resultados da minha biópsia, só para ver como a pessoa reagiria. Mas o motorista estava apenas tentando ser simpático. Eu sabia que ele não queria que eu explicasse como um transplante de medula óssea pode deixar alguém desorientado e desmiolado. Ou como eu tinha desenvolvido uma seminarcolepsia quando estava em público. Assim, em vez de falar essas coisas, me mantive calada, paguei a corrida e saí do táxi agradecendo.

O cheiro familiar de antisséptico invadiu minhas narinas quando entrei no saguão do Sloan-Kettering. Com seus 20 andares, elevadores de aço reluzente e paredes repletas de quadros, o hospital mais parecia um gigantesco cruzeiro cheio de pacientes com câncer e seus cuidadores. Havia até os pequenos confortos que um cruzeiro oferecia: um carrinho da Starbucks, um salão de jantar, shows de música esporádicos, um andar de recreação com atividades de artesanato e uma biblioteca onde os pacientes podiam pegar cópias desgastadas de romances batidos. O prédio era impecavelmente limpo e tinha equipamentos de ponta, mas uma atmosfera de cansaço, até mesmo de mesquinhez, envolvia o prédio inteiro. As salas de espera eram decoradas com móveis em estilo anos 1970 e os pisos de linóleo estavam gastos onde médicos e cuidadores caminharam ao longo dos anos. O pronto atendimento estava sempre lotado e os pacientes, em macas e cadeiras de rodas, lotavam os corredores.

A primeira vez que visitei o Sloan-Kettering foi alguns dias depois do meu diagnóstico, quando fui em busca de uma segunda opinião. Com cabelos na altura da cintura e piercing no nariz, eu não parecia em nada com os demais pacientes. Na sala de espera, um homem de meia-idade com camiseta regata e uma bandana cobrindo a cabeça careca se inclinou para perto do meu pai, que era careca desde os anos 1990, e, pensando que era ele quem estava fazendo químio, ergueu o punho no ar.

– Força, meu irmão! – exclamou ele.

Lembro de ter me sentido vingada, como se aquele mal-entendido fosse prova de que eu não pertencia àquele lugar – como se, de alguma maneira, eu fosse diferente daqueles pacientes e de seus respectivos estágios de decadência. Agora, os pacientes e o ambiente estéril do Sloan-Kettering me acalmavam. Com minha penugem de cabelos louros crescendo, eu me sentia bem ali. Entendia os protocolos, falava "mediquês" fluente e conseguia atravessar a complexa rede de corredores com os olhos fechados. Era o mundo lá fora que tinha se tornado estranho, até mesmo um pouco assustador.

Apertei o suporte de álcool em gel três vezes – meu ritual de boa sorte – e esfreguei as palmas das mãos, depois peguei um par de luvas descartáveis azuis e uma máscara nova e segui para os elevadores. Estremeci quando as portas se abriram no quarto andar. A clínica para pacientes que receberam transplante de medula óssea era mantida gelada, como um frigorífico. Peguei um cobertor quentinho com as enfermeiras – um aquecedor parecido com um forninho mantinha-os assim – e me sentei.

As horas passadas sentada em salas de espera pareciam intermináveis, e era melhor passá-las imóvel ou observando as outras pessoas. Com o tempo, fiquei craque em reconhecer os diferentes estágios da vida de um paciente: os recém-diagnosticados frequentemente eram acompanhados de um grupo de amigos e familiares carregando flores e presentes; um pai semicalvo ou um filho com cabelos já rareando decidiriam raspar a cabeça em solidariedade, acreditando merecerem uma medalha de honra pelo sacrifício. Depois de algumas semanas, o grupo diminuiria de tamanho. Um calendário intitulado "Cronograma de companheiros da químio" seria criado de forma que amigos e familiares se revezassem para acompanhar o paciente. Depois de seis meses, o paciente estaria sentado ao lado de apenas um cuidador, que o excesso de responsabilidades deixaria ranzinza, reclamando sobre o estacionamento ou o "chá de cadeira". Se o paciente tivesse o azar de continuar doente por mais de um ou dois anos, seria decidido que ele poderia ir sozinho ao hospital.

Naquele dia, pela primeira vez desde o meu diagnóstico, eu fazia parte deste último grupo – mas não era a única. Um rapaz que havia acabado de chegar estava colocando a máscara e as luvas obrigatórias. Ele parecia ter 20 e tantos anos, era alto e magro e tinha um gorro de lã na cabeça. Parecia nervoso ao observar a sala de espera lotada, procurando um lugar para sentar. O único assento vazio era à minha direita e cumprimentamos um ao outro com um movimento de cabeça quando ele se aproximou.

– Suleika, né? – disse ele, estendendo a mão enluvada. – Sou fã da sua coluna. – Ele disse que se chamava Bret e, enquanto esperávamos, contou sobre o que denominava "uma luta perdida contra um linfoma" e disse que ele e a esposa estavam pensando em se mudar de Chicago para Nova York, para que pudesse receber um transplante de medula óssea. Escutei sua história e compartilhei aspectos relevantes da minha experiência. Falei que ele seria bem cuidado se decidisse fazer o transplante ali e me ofereci para colocá-lo em contato com o Hope Lodge, onde ele e a esposa poderiam morar um tempo de graça. Quando chamaram o nome de Bret, as mãos dele estavam mais firmes, e eu me senti mais confiante depois da nossa conversa – da nossa conexão. Trocamos números de telefone e prometi procurá-lo se algum dia fosse a Chicago. Mas depois que ele desapareceu por detrás da cortina eu estava sozinha novamente.

Quando enfim me chamaram para a sala da quimioterapia, vi Abby, uma das minhas enfermeiras favoritas.

– Seus olhos estão vermelhos – disse ela, preocupada.

– Só estou cansada – respondi, e em parte era verdade. Não estava dormindo muito bem nos últimos dias. As altas doses de esteroides que tomara para combater a DECHT tinham me dado insônia e eu ficava acordada até tarde, vendo filmes na cama. Mas, antes que eu pudesse falar qualquer coisa, me surpreendi com meu próprio choro. Em casa, eu havia me tornado uma fonte de lágrimas ambulante, mas raramente chorava na frente dos outros.

Eu me sentia estranha – agitada, inquieta – desde que os médicos disseram que eu precisaria fazer mais sessões de quimioterapia. Com Will ocupado no trabalho e meus pais de volta a Saratoga, liberdade era ter que aprender a cuidar de mim mesma. Liberdade era uma enorme caixa de remédios com compartimentos para cada dia da semana e a responsabilidade de tomar dezenas de remédios na hora certa. Liberdade era ir à sessão de quimioterapia sozinha. Era perceber que eu estava sozinha nessa luta. De certa maneira, sempre estive.

18

O VIRA-LATA

Quando criança, enquanto meu irmão e nossos amigos subiam em árvores e corriam atrás de bolas de futebol, eu percorria as calçadas e os arbustos em busca de animais abandonados. Nunca passava por uma caixa de papelão ou latas de lixo sem olhar dentro delas, procurando ninhadas de gatos que poderiam ter sido descartadas com o lixo. Quando os adultos me perguntavam o que eu queria ser quando crescesse, respondia com toda a seriedade do mundo: a Madre Teresa dos vira-latas.

Na minha infância inteira, implorei aos meus pais para ter um cachorro, mas eles sempre diziam não – a gente se mudava demais e eles não queriam mais uma responsabilidade. Todo dia depois da escola, quando estava no terceiro e no quarto anos, eu ia de bicicleta ao hospital veterinário local para ajudar a limpar os canis, observar cirurgias e reabastecer os armários de suprimentos. Gastava minha mesada em livros antigos de medicina veterinária, bem como em ração, fórmulas para filhotes de gato e brinquedos para doar aos abrigos de animais. Memorizei todas as 274 raças de cachorros reconhecidas pelo American Kennel Club e forcei meus pais a me fazerem perguntas sobre as características, as necessidades e a expectativa de vida de cada um. Quando fiz 10 anos, pedi ao meu irmão uma incubadora de Natal. Na primavera, para espanto dos meus pais, eu colocava 10 pintinhos no meu antigo carrinho de boneca e os levava para passear. Depois disso, veio a criação de hamsters e os bicos como passeadora de cães. Quando estava no ensino fundamental, eu ia ao abrigo de animais nos fins de semana para ficar com os cachorros de rua velhos. Meus favoritos eram os vira-latas – quanto mais maltrapilhos, danados, ferozes e difíceis de treinar, melhor. De certa forma, acho que eu me identificava com eles – eram excluídos e procuravam um lar.

Me apeguei a essa vocação por mais algum tempo. Na faculdade, cuidei de um gatinho recém-nascido que batizei de Mohamed. Mas eu estava atarefada com as aulas e logo tive que doá-lo para um dono mais confiável. Com o tempo, vieram as viagens de verão, os ensaios da orquestra, os namorados e as festas. Depois da minha formatura, não havia espaço em minha vida para um animal de estimação. Eu mal conseguia tomar conta de mim mesma.

Um cachorro terapeuta fora me visitar logo nos meus primeiros dias no Mount Sinai, um cocker spaniel pequeno e enérgico que pulara na minha cama e brincara com o lençol no meu colo. Pela primeira vez desde que fiquei doente, não me senti tratada como se fosse feita de porcelana. A visita daquele cachorro havia acendido novamente em mim a vontade de ter um bichinho de estimação, e desde a mudança para o apartamento com Will eu tinha ficado obcecada pela ideia. Passava horas no computador pesquisando sites de adoção de animais. Mas eu sabia da minha realidade médica: meu sistema imunológico debilitado tornava impossível ter um cachorro. Meu médico não pensou duas vezes antes de descartar completamente a ideia. Mesmo assim, eu fazia questão de perguntar de vez em quando.

Numa manhã de outubro, enquanto fazia uma avaliação no Sloan-Kettering, fiquei sabendo que meu médico havia tirado uma licença curta. Em sua ausência, uma médica nova, que auspiciosamente se chamava Dra. Barker – que, em inglês, significa "latir" –, iria me avaliar. Decidi tentar a sorte com ela.

– O que você acha de eu adotar um cachorro? – perguntei minutos depois de a consulta começar.

Ela pensou alguns instantes.

– Claro – respondeu. – Não vejo por que não. – Ela mencionou que meu sistema imunológico estava mais forte, não tanto quanto poderia estar, mas forte o suficiente. Mencionou que cuidar de um animal poderia até ser terapêutico.

Não perdi tempo. Naquela mesma tarde, convenci Will a me levar a um abrigo de animais no SoHo depois do trabalho – "só para olhar". Fui direto para um pequenininho. Ele era meio feioso – uma mistura de schnauzer e poodle, "schnoodle" –, tinha orelhas caídas e pelo branco falhado que mal escondia a pele arroxeada. Não resisti e pedi para segurá-lo. Ele era tão pequeno que cabia na palma da minha mão. Rosnando, com uma barbinha desgrenhada e um brilho sapeca nos olhos, ele parecia ranzinza, mas cheio de personalidade. Foi amor à primeira vista.

– Este é o meu cachorro – falei.

Will ficou apreensivo, preocupado com a exposição a germes e com a obrigação extra de ter que cuidar de um animal, quando mal estávamos conseguindo cuidar de nós mesmos. Implorei, prometendo tomar todos os cuidados para proteger minha saúde e propondo inúmeras soluções: o cachorro usaria sapatinhos descartáveis para passear na rua, mantendo as patas o mais limpas possível. Jurei que usaria luvas para dar comida e banho nele. Prometi que ele não dormiria na cama comigo e fiz uma lista de quatro amigos que poderiam ajudar a cuidar dele quando eu não tivesse energia para fazê-lo.

– Você não desiste, não é? – disse Will, tentando não sorrir.

Quando disse à mulher da recepção que estava interessada em adotar o filhote, ela falou que havia uma lista de espera com outras 12 pessoas na nossa frente, que já tinham preenchido a ficha de adoção para aquele mesmo cãozinho. Ela teria que revisar todas as fichas e ligar para as pessoas listadas como referência antes de tomar uma decisão. Hesitei um pouco, depois implorei.

– Você tem alguma ideia de quando teremos uma resposta? Eu estava querendo ter o cãozinho comigo antes da minha próxima rodada de quimio. Você sabe o que eles dizem... cães são o melhor remédio. – Era a primeira e única vez que eu usaria meu câncer para uma chantagem emocional, e só porque eu queria muito aquele filhote. Claramente tocada pela intensidade da minha performance, a mulher praticamente jogou os papéis de adoção na gente. No táxi, voltando ao nosso apartamento, batizamos o filhote de Oscar.

Aquela primeira noite com Oscar foi a mais feliz desde que recebi meu diagnóstico. No espaço de uma hora, ele havia feito xixi duas vezes e um cocô desproporcional para o tamanho dele no antigo tapete tunisiano que ficava na sala de estar, mas eu estava apaixonada demais para me importar. Will logo entrou no clima e, juntos, demos um banho nele, bajulando Oscar como pais de primeira viagem. Quando ele finalmente adormeceu no meu peito, fiz carinho em sua barriguinha e fiquei olhando-o dormir, as patinhas pretas tremendo enquanto caçava coelhos em sonhos. O calor do seu corpo e o ritmo das batidas de seu coração contra o meu peito me relaxaram, e adormeci no sofá, com Oscar enrodilhado no meu braço.

A realidade bateu no dia seguinte, quando Will saiu para trabalhar e me vi sozinha com Oscar pela primeira vez. Eu não estava preparada para sair correndo até a calçada meia dúzia de vezes por dia, com um filhote incontinente debaixo do braço. Antes que eu conseguisse chegar à porta de entrada do prédio, um arco de urina molhou o chão do corredor. A quimioterapia e o transplante haviam sugado minha energia, e eu ainda precisava descansar bastante. Mas Oscar não estava nem aí se eu estava com enjoo ou dor: ele queria brincar. Cuidar dele rapidamente se tornou a parte do dia que eu mais temia. Todas as manhãs, depois que Will ia trabalhar, Oscar lambia meus dedos do pé até eu acordar. Então tínhamos que sair para passear. Depois de alguns quarteirões, ele estava pronto para correr, e eu, exausta e pronta para me arrastar de volta à cama. Comecei a pensar se tinha cometido um erro ao adotá-lo.

Mas aos poucos, com o passar do tempo, nós dois começamos a entrar em sintonia. Viver com Oscar não me deixava alternativa senão desenvolver uma rotina que girasse em torno das necessidades dele, não das minhas. Ele parou de usar o tapete da sala como banheiro e eu parei de dormir até o meio-dia. Oscar terminou de tomar as vacinas e eu tomei todas as vacinas que tomara na infância pela segunda vez. (Durante o transplante de medula óssea, o paciente perde a imunidade proporcionada pelas vacinas durante a infância.) Tentar acompanhar o ritmo de Oscar também se tornou uma boa reabilitação para mim. Meus músculos haviam atrofiado por passar tanto tempo na cama, mas depois de algumas semanas sendo forçada a caminhar várias vezes por dia já estávamos subindo e descendo as escadas dois degraus de cada vez.

Pela primeira vez em muito tempo, não era o câncer que dominava os meus dias.

– Muito bem, amigão – falei, batendo palmas, chamando Oscar para passear. – Mostre o caminho. – Ele pulou para a frente, puxando a coleira e me guiando para fora do apartamento e em direção ao parque para cães no Tompkins Square Park, onde havíamos feito vários amigos. Tinha Mochi, um misto de terrier que gostava de brincar na areia com Oscar; Thelma e Louise, os tímidos irmãos beagle que preferiam observar a distância os outros cães brincando; e Max, o gigante cão de caça cuja atividade favorita era atacar os detalhes de pele dos casacos das mulheres. Em vez de fitarem a pobre jovem de máscara no rosto, as pessoas paravam para fazer carinho em Oscar e me dizer como ele era fofo. Os outros moradores do meu prédio agora cumprimentavam Oscar antes de mim. E em vez de falarmos sobre meus sintomas e discutirmos o tratamento daquela semana, eu e Will ficamos ocupados treinando Oscar para fazer as necessidades fora de casa e com aulas de adestramento. Era bom não ser o centro das atenções, para variar.

Eu ainda estava numa remissão tênue, reservada para os pacientes de leucemia de "alto risco" no primeiro ano depois do transplante. Eu ainda tinha que tomar 23 pílulas todos os dias e passava a maior parte do tempo – acordada ou não – na cama. Ainda tinha que ir a consultas toda semana no hospital e ainda me sentia ansiosa em todas elas, esperando para saber se minha contagem de glóbulos sanguíneos estava dentro do esperado. E uma vez por mês ainda tinha que me submeter a cinco dias de quimioterapia. Oscar não podia mudar o que estava acontecendo na minha medula, mas ele estava causando um tipo diferente de transformação. Desde que o adotara, me sentia com mais energia, com mais esperança de ser normal de novo.

19

SONHANDO EM AQUARELA

Estar num hospital pode ser bem parecido com viver numa cidade grande. Ao seu redor, as atividades não param: pacientes caminham pelos corredores, residentes fazem a ronda matinal, enfermeiras conversam perto da máquina de café. Ainda assim, você se sente profundamente isolada, alienada.

Sem ninguém para me acompanhar aos compromissos médicos, as horas de tédio eram aliviadas apenas pelas mensagens dos leitores, que continuavam a encher minha caixa de entrada. Desde o lançamento de "Vida, interrompida", a coluna havia sido mencionada em revistas e jornais e estava ganhando uma quantidade considerável de seguidores. Eu não tinha a energia necessária para escrever uma coluna por semana, mas continuei escrevendo lentamente, todos os dias, mesmo que apenas um parágrafo. Exceto as conversas na sala de espera e os cumprimentos na calçada, nunca tinha pensado em levar os encontros com leitores adiante. Mas eu precisava conversar com alguém que me entendesse, precisava de um antídoto para a solidão. Sentada na sala de espera, me preparando para começar o terceiro ciclo de quimioterapia de manutenção, li uma mensagem no Facebook de uma jovem chamada Melissa Carroll, que também estava se tratando no Sloan-Kettering. Respondi a mensagem, perguntando se ela queria se encontrar comigo, e alguns minutos depois ela respondeu dizendo que também estava no hospital naquele dia e sugeriu que nos encontrássemos.

Depois de terminar a quimioterapia na unidade de transplante, peguei o elevador e subi para almoçar com Melissa durante o tratamento dela. Aos 30 anos, Melissa era uma das pacientes mais velhas na ala pediátrica de oncologia. Ela tinha sarcoma de Ewing, um tipo agressivo de câncer ósseo que em geral afetava crianças e adolescentes, por isso ela acabara ficando no nono andar.

A ala pediátrica era um mundo à parte. As paredes eram decoradas com murais pintados e alegres papéis recortados em forma de animais. As luzes – que nas demais alas do hospital eram fluorescentes, fortes e incômodas – eram mais suaves e agradáveis aqui, ajudando a deixar o ambiente mais aconchegante. Era a semana anterior ao Halloween e todos os médicos e enfermeiras estavam fantasiados. Até as máscaras eram diferentes – vinham em todas as cores do arco-íris e algumas tinham até bigodes e carinhas felizes pintadas nelas. Em frente à mesa da recepção havia um enorme cercado cheio de brinquedos, jogos, casas de bonecas e bichinhos de pelúcia. Uma menina, que não devia ter mais que 5 anos, com pele quase transparente e uma cicatriz fina no meio da cabeça, brincava de pôr e tirar uma boneca de dentro de uma caixa de madeira. Quando parei para olhar com mais atenção, vi que a caixa era uma máquina de tomografia de brinquedo. Perto da menina, uma enfermeira sentada de pernas cruzadas explicava calmamente como a máquina funcionava, como uma versão distorcida da pré-escola.

Minha jornada nos últimos meses tinha sido me tornar adulta, como se me tornar adulta fosse um teste para o qual eu pudesse estudar, responder às perguntas corretamente e tirar um 10. Eu tinha 24 anos, um filhotinho para criar, aluguel para pagar e colunas para escrever. Tinha um namorado, com quem um dia iria me casar – quando terminasse meu tratamento –, e ia às sessões de quimioterapia sozinha. Mas, de pé na ala pediátrica, naquela sala de paredes coloridas e potes de pirulito, desejei com todas as minhas forças ficar ali, onde havia pessoas em idade mais próxima da minha, em vez de lá embaixo, na ala de transplante de medula óssea com a terceira idade.

Caminhei ao redor do cercado até o outro lado da enfermaria, onde Melissa estava reclinada em uma poltrona, de frente para uma parede de janelas. Sua peruca longa e de fios escuros, com cachos suaves, contrastava fortemente com a pele branquíssima e os lábios com batom cor-de-rosa.

Mas eram os olhos – enormes, verdes como vidro marinho, emoldurados por cílios longos e escuros – que tornavam seu rosto memorável. Acima dela, uma bolsa gotejava o veneno da quimioterapia em seus braços tatuados. Ela bateu palmas e sorriu ao me ver.

– Suleika! – exclamou. Tinha a língua levemente presa. Não nos abraçamos, obedecendo à rígida regra de nenhum contato físico entre pacientes imunossuprimidos. – É legal aqui, não é? Tem bastante luz natural.

Me sentei na poltrona ao lado dela e, quando chegou a hora do almoço, pedimos sanduíches de manteiga de amendoim e geleia em formato de estrela – Melissa me disse que eram sua predileção no menu infantil. Ficamos olhando pela janela enquanto comíamos e fiz um milhão de perguntas, querendo saber tudo sobre a minha nova e misteriosa amiga de hospital. Melissa me contou que havia nascido na Irlanda – terra natal de seu pai, um músico –, mas crescera numa pequena cidade de New Hampshire. Falou sobre como aprendeu a tocar bateria na adolescência e sobre uma banda de indie rock só de garotas que ela formou, chamada Mystic Spiral, mas que durou pouco tempo. Depois de se formar na escola de arte, Melissa se mudou para o Brooklyn, onde passou cinco anos trabalhando como assistente de Francesco Clemente, um famoso pintor contemporâneo.

– O ano de 2010 foi bom – disse Melissa, nostálgica.

Ela tinha um namorado e uma vida social agitada, e suas pinturas estavam começando a ser expostas em galerias de arte. Então, certa noite, saiu para tomar uns drinques com uma amiga em Williamsburg e, no ambiente escuro do bar, a amiga acidentalmente esmagou seu pé com a perna de aço de um banco. No começo, Melissa achou que tinha sido apenas uma distensão, mas semanas mais tarde a dor persistia e um caroço duro apareceu. Na época, ela não tinha plano de saúde e procurou uma clínica popular, onde fez uma radiografia e descobriu que havia fraturado o terceiro metatarso. O raio X também mostrou que o caroço não era apenas inchaço, mas um tumor. Uma biópsia revelou que o tumor era maligno e que o câncer já havia se espalhado para os nódulos linfáticos pélvicos e para o joelho.

– Obviamente não se pega câncer de um banco de bar – disse ela. – Se minha amiga não tivesse machucado meu pé naquele exato local, eu talvez nunca tivesse descoberto o câncer. Louco, né?

Depois do diagnóstico, Melissa não teve escolha a não ser voltar a morar com os pais em New Hampshire. Ela começou um regime intensivo de quimioterapia e, quando seu cabelo começou a cair, se trancou no banheiro e raspou a cabeça com um barbeador. Depois disso, a mãe a levou a um cabeleireiro em Boston para comprar uma peruca que fosse semelhante ao seu cabelo escuro e cacheado, com mechas castanhas. Naquela mesma noite, ela colocou a peruca, pegou o trem para Nova York e foi a uma festa em Bushwick.

– Mostrei a peruca para meus amigos e pulei na piscina nos fundos da casa – contou ela com um sorriso irreverente. Essa era Melissa: efervescente, divertida, de riso fácil e rosto sorridente, mesmo diante das piores circunstâncias. Em sua presença, tudo parecia melhorar.

Aquela era a segunda vez que Melissa se tratava. Ela tinha feito 17 rodadas de quimioterapia e múltiplas cirurgias na primeira vez, e no fim do tratamento os exames mostravam que ela estava livre do câncer. Mas, apenas um ano e meio depois do diagnóstico, o câncer voltou, e ela decidiu se transferir para o Sloan-Kettering, que oferecia mais opções de tratamento. Quando recebeu a notícia da recidiva do câncer, ela ficou arrasada, e sentou na varanda da casa dos pais com seu caderno de desenho. Ela havia trabalhado com telas grandes e tinta a óleo, mas o cheiro da tinta a deixava enjoada agora, por isso começou a usar aquarela e fez a primeira de uma série de pinturas impressionantes, intitulada *Autorretrato com máscara*.

– Gosto da incerteza e dos acidentes felizes que acontecem quando se pinta com aquarela. Gosto da sensação de não ter controle absoluto, como na vida – disse ela. – Talvez você pudesse vir algum dia para eu te pintar?

Assenti, entusiasmada. Melissa era o tipo de pessoa com quem eu teria feito amizade antes do diagnóstico e fiquei animada de fazer uma nova amiga que também tentava interagir com a doença de maneira criativa. Ambas estávamos forjando carreiras improváveis: Melissa pintava autorretratos de sua cama, e eu escrevia autorretratos da minha. Aquarelas e palavras eram as drogas que usávamos para aplacar nossa dor. Estávamos aprendendo que, às vezes, a única maneira de suportar a dor é transformá-la em arte.

Eu e Melissa logo nos tornamos inseparáveis. Fazíamos companhia uma à outra durante as sessões de quimioterapia. Passávamos as tardes percorrendo brechós em busca de jaquetas de couro iguais e roupas novas que coubessem em nossos corpos esqueléticos. À noite, ficávamos em seu apartamento no Brooklyn, que tinha vista para o McGolrick Park e era decorado com uma coleção de quinquilharias impressionantes: um patinho empalhado de duas cabeças, presente de um dos muitos pretendentes, um lindo cachimbo de vidro, uma caixa de madeira cheia de pincéis e frascos de remédio e um quadro de cortiça gigante em uma das paredes, onde ela afixara pulseiras de hospital, fotos de amigos, passagens aéreas antigas e prêmios que ganhara por conquistas profissionais. Para combater a náusea, ela fumava maconha constantemente e, quando a larica batia, preparava uma tigela de sorvete para nós duas. Melissa me emprestou uma de suas perucas e me ensinou a desenhar sobrancelhas com lápis e a colar pedaços de cílios postiços para preencher onde os meus haviam caído. Ela amava dançar e, quando tínhamos energia suficiente, colocávamos "Thriller" no volume máximo e rodávamos pela sala, balançando nossas perucas até nos cansarmos e cairmos no sofá.

Um tópico que sempre estava presente em nossas muitas conversas era o amor. Encontrar o amor durante uma enfermidade prolongada – e conseguir sustentar esse amor – era desafiador. Às vezes, parecia impossível. Eu era um dos raros casos de pacientes cujo namorado havia permanecido durante o tratamento. "Segure esse amor", aconselhava Melissa frequentemente. "Você não faz ideia de como tem sorte." Alguns meses depois do seu diagnóstico, o namorado de longa data a abandonou, se mudou para a Costa Oeste e logo em seguida começou a se relacionar com uma mulher muito mais jovem.

– Um grande sacana – disse ela.

Mas o assunto sobre o qual mais gostávamos de conversar eram os lugares para onde viajaríamos quando estivéssemos melhor. Planejávamos ir a terras distantes. Melissa sonhava com palmeiras, mercados de especiarias, elefantes e riquixás. Eu me imaginava em algum lugar distante ou dirigindo em alta velocidade pela costa da Califórnia num conversível antigo. As pessoas frequentemente descrevem o câncer como uma jornada. Mas nós não queríamos ter uma "jornada do câncer" porcaria nenhuma – queríamos ter uma jornada *de verdade*, que pudesse nos arrancar da ala oncológica, dos seus cheiros e das suas tristes plantas artificiais e nos levar para a vida de aventuras que tanto ansiávamos viver.

Duas garotas magrelas, só joelhos e cotovelos, rosto marcado e carecas reluzentes, com a cabeça cheia de sonhos desesperados para um futuro – qualquer futuro, desde que pudéssemos estar aqui para vivê-lo.

No inverno, alguns meses depois de termos nos conhecido, Melissa descobriu que o câncer havia se espalhado para seus pulmões. Sua reação foi comprar uma passagem de avião para a Índia.

– Menos planos e mais foda-se – explicou ela, fumando um baseado na cozinha de seu apartamento. Enquanto navegava pela internet, ela descobriu uma ONG chamada A Fresh Chapter, que oferecia viagens ao exterior e oportunidades de voluntariado a sobreviventes de câncer com o intuito de ajudá-los a encontrar um novo significado e um novo rumo depois do tratamento. – Conhecer a Índia sempre foi meu sonho. As cores, a cultura, tudo me inspira a pintar – disse Melissa. – O câncer me tirou tanta coisa, e eu preciso disso. Só quero me sentir inspirada de novo.

Meus olhos se arregalaram de preocupação ao pensar nela viajando para um país onde até turistas saudáveis ficavam doentes.

– Mas e se você tiver neutropenia febril? – perguntei. – E se você precisar ser hospitalizada?

– Qual a pior coisa que pode acontecer? – perguntou ela. – Suleika, pela primeira vez, sinto que vou morrer. Eu vou morrer dessa doença fodida.

Nos sentamos imóveis, um silêncio pesado pairando ao nosso redor.

Doente demais para viajar a qualquer lugar a mais de 80 quilômetros do hospital, encorajei Melissa da minha cama quando ela partiu em março, vivendo por meio das fotos e das notícias que ela me mandava a cada dois dias. Por duas semanas gloriosas, Melissa deixou de ser uma paciente com câncer – ela se tornou Melissa, a artista que dava aulas de desenho e pintura num programa de voluntariado numa escola em Nova Delhi. Ela visitou o Templo de Lótus e fez uma oração emocionante. Num dos muitos mercados a céu aberto, Melissa encontrou lindas marionetes pintadas à mão e comprou tantas que precisou de uma mala só para elas. O ponto alto de sua viagem foi a visita ao Taj Mahal, a coisa mais linda que ela já tinha visto. Naquela viagem para a Índia, ela fugiu um pouco do espectro de sua mortalidade. Um dia, peguei o celular e havia uma mensagem dela: "Nunca me senti tão viva."

Enquanto isso, Nova York havia sido atingida por uma tempestade de neve. Grandes flocos caíam do céu, cobrindo as calçadas e as árvores e os prédios com um manto branco que logo ficou marcado de pegadas, mas ainda assim era lindo. Fechei as cortinas, mas a neve refletia as luzes da rua, inundando o apartamento com uma luz azul. Will havia ganhado uma televisão antiga de um amigo e a colocamos em cima de uma mesa pequena para que pudéssemos assistir a filmes na cama. Era domingo à noite e estávamos deitados um ao lado do outro, eu com uma bolsa de água quente sobre o estômago, ele com uma lata de cerveja, que bebia em longos goles.

Quando Will se levantou para pegar outra cerveja, resisti ao impulso de dizer a ele para maneirar, não queria incomodá-lo ainda mais ou ser o tipo de namorada chata daqueles seriados de televisão. Algo o estava preocupando, mas eu tinha medo de perguntar o que era porque sabia que a resposta tinha a ver comigo. Ultimamente, quando voltava do trabalho, Will parecia agitado e irritado. Ele bufava se eu pedisse que levasse Oscar para passear ou fosse ao mercado, e resmungava comentários sobre como desejava ter mais tempo para ele mesmo ou para sair com os amigos. Eu detestava o fato de depender tanto dele e me sentia humilhada de ter que pedir ajuda a alguém que claramente não estava com vontade de fazê-lo. Depois de adormecer, eu às vezes ouvia um furtivo fechar de porta e, ao me levantar, descobria que ele tinha saído para caminhar ou ido ao bar vizinho para assistir a algum jogo. Eu ficava acordada esperando ele voltar, esperando o sol raiar, tentando afastar a tensão que havia se infiltrado de mansinho no nosso relacionamento, como um mofo.

"Precisamos de mais ajuda", dizia ele vez ou outra. Ocupando o cargo de namorado, de cuidador e de rapaz de 20 e poucos anos tentando descobrir quem ele era e o que queria fazer da vida, Will estava sobrecarregado, cedendo ao peso de tantas responsabilidades. Ele nunca colocou aquilo em palavras, mas era claro que estava farto das limitações e exigências que minha saúde nos havia imposto.

– Alguns colegas de trabalho vão a um festival de música no Texas amanhã – disse ele ao voltar da cozinha com mais uma cerveja. – Estava pensando em comprar uma passagem de última hora e ficar com eles uns dois dias. – Seu tom era casual, mas seu rosto estava tenso.

– Eu tenho químio essa semana e uma cirurgia na sexta. – Eu receberia um cateter totalmente implantável para substituir o que eu havia arrancado do peito. – Preciso de você aqui. – O desespero em minha voz me fez estremecer.

– Eu sei, eu sei, e sinto muito – disse Will –, mas preciso de um tempo para mim. E talvez eu possa escrever um pouco enquanto estiver lá.

Eu queria ser uma atriz graciosa e dizer a ele "Tire quantas folgas precisar, você merece, faça uma viagem maravilhosa, meu amor", mas, depois de um tempo, manter esse tipo de mentira causa uma exaustão espiritual. Para o paciente, existe uma pressão para aguentar as coisas, para ser alguém que sofre graciosamente, que age com heroísmo e mantém uma fachada estoica o tempo inteiro. Mas naquela noite eu não tinha forças para ouvir como minha doença estava afetando Will – como ele precisava de uma folga quando eu não tinha a opção de tirar uns dias de descanso desse corpo, dessa doença, dessa vida.

– Por que você tira folga nos momentos em que mais preciso de você? – perguntei, embora a pergunta fosse retórica.

– Tem sempre alguma coisa errada acontecendo com você – disse ele. – Quando vai ser uma boa hora?

Meus olhos perderam o foco momentaneamente, como o início de uma enxaqueca violenta. Sem me dar conta do que estava fazendo, peguei o globo de vidro cheio de areia branca que ficava no peitoril da janela ao lado da nossa cama. A mãe de Will o havia comprado numa lojinha do museu em sua última visita. O vidro, pintado de rosa, lavanda e tangerina, a fazia lembrar do pôr do sol em Santa Bárbara, e ela me dera de presente como substituto do pôr do sol de verdade até que eu estivesse bem para viajar e ver por mim mesma. Segurando o globo na mão direita, admirei a areia iridescente dentro dele. Então, ergui o globo acima da cabeça e o arremessei com toda a força. Minha mira é terrível e errei Will por mais de um metro e meio – não consegui nem alcançar a parede do outro lado e o globo se estilhaçou no chão, espalhando areia e cacos de vidro por toda parte. O chão ficou brilhando, como se eu tivesse derrubado purpurina. Senti um alívio ao ver aquilo, minha fúria diminuindo.

– Por que você fez isso? – perguntou Will, boquiaberto.

– Esse é meu inferno! – gritei.

Me levantei da cama, cacos de vidro estalando sob meus chinelos, e fui até o banheiro, batendo a porta com força. Me debrucei sobre a pia, lavei o rosto com água gelada e me olhei no espelho. Eu estava horrível – porque eu era uma pessoa horrível, pensei, envergonhada. Uma feiura corria em minhas veias com o veneno da quimioterapia. Pequenas violências. Ressentimento abafado. Humilhações enterradas. Fúria mal direcionada. E um cansaço que ia até minha medula por algo que havia se arrastado por tempo demais, muito mais do que qualquer um de nós dois podia aguentar. Eram essas coisas que infectavam a crescente distância entre mim e Will. Era sobre essas coisas que eu podia conversar com Melissa, que entendia melhor do que ninguém a bifurcação de personalidade que pode acontecer quando você está doente – como a doença acentua o bom e o mau, revelando novas partes de um eu que você teria desejado não conhecer; como a doença pode libertar o selvagem dentro de você.

Mas era impossível tentar explicar isso para Will. Assim, saí do banheiro e, sem dizer uma palavra, deitei na cama. Conseguia ver a neve caindo através das cortinas finas. Eu tinha ido longe demais e queria poder voltar atrás no que havia feito. Tentei dizer "me desculpe", mas ele já tinha adormecido.

No dia seguinte, cedo, Will comprou uma passagem aérea de última hora, arrumou a mala e foi para o Texas.

20

UM GRUPO HETEROGÊNEO

Melissa era a mulher mais linda que eu já tinha visto e eu não era a única que achava isso. Com seus sapatos prateados de couro de cobra, suas tatuagens e a sofisticação de uma mulher mais velha, ela rapidamente se tornou a musa da ala pediátrica. Vários dos adolescentes eram apaixonados por ela, suas bochechas ficavam vermelhas quando passavam por ela.

Um deles era Johnny, o rapaz com quem eu havia conversado quando fizera meu transplante de medula. Ele era um jovem magro e bonito de Michigan, de pele morena e olhos cor de chocolate. O diagnóstico de leucemia havia interrompido seu primeiro ano de faculdade. Agora ele morava na Ronald McDonald House, o equivalente pediátrico do Hope Lodge, onde crianças doentes e seus pais, vindos de longe, podiam morar quase de graça. A mãe de Johnny, uma colombiana religiosa de sotaque pesado, o acompanhava em todo lugar, mas, quando ele estava comigo e Melissa, pedia que ela fosse para a sala de espera, dizendo: "Mã-ãe, você não vê que estou tentando conversar com minhas amigas?" Johnny rapidamente desenvolveu uma paixonite por Melissa e queria que o achássemos descolado – ele adorava falar sobre a fraternidade de que fizera parte por um curto tempo, sobre as festas loucas e as meninas. Não levávamos muito a sério suas histórias, que frequentemente pareciam exageradas e difíceis de acreditar, mas ele era doce e sincero e passamos a amá-lo como a um irmão.

Outro fã de Melissa era um rapaz chamado Max Ritvo. Ele era poeta e cursava o último ano em Yale. Dividia seu tempo entre o dormitório da faculdade, em New Haven, e o apartamento que sua família havia alugado num prédio de luxo, com piso de mármore e um ascensorista com luvas brancas, a alguns quarteirões do hospital. Assim como os demais pacientes do Sloan-Kettering, Max era careca e pálido como um ovo cozido, mas se destacava com seu quimono de segunda mão, seus óculos de armação de casco de tartaruga e a tatuagem de um pássaro num dos lados da cabeça. Max, assim como Melissa, tinha sarcoma de Ewing, que vinha tratando desde os 16 anos. Ele era inteligente e engraçado, com uma capacidade de criar aforismos e metáforas tão estranhas e vívidas que nos faziam parar no meio da conversa para rir. Max descrevia a abstinência da morfina como "um painel de janelas soluçantes recebendo marteladas e ácido". A ansiedade antes de uma tomografia era como "comer pizza e não ter certeza se os flocos vermelhos são pimenta ou cupins". Ter perdido sua virgindade numa cama de hospital fora como "transar numa jangada no meio de um mar de antisséptico". Suas frases encapsulavam nosso sofrimento de maneira tão perfeita que eu frequentemente as anotava num pedaço de papel e guardava no bolso da calça, para não me esquecer.

Formávamos um grupo heterogêneo de pacientes com câncer, que só cresceu com o passar dos meses. Havia Kaylin, a estilista punk de braços tatuados, que também tinha sarcoma de Ewing e que, quando não conseguiu arrumar um lugar para morar, se mudou para o apartamento de Melissa no Brooklyn e se tornou a colega de quarto dela; Kristen, que tinha linfoma e era proprietária de uma pequena loja de skates no East Village; Erika, que estudava nutrição na NYU, tinha câncer de mama e era dona de um senso de humor peculiar e sempre trazia lanchinhos gourmet; e Anjali, uma imigrante da Índia com o mesmo diagnóstico que o meu e um comportamento cáustico, que xingava o tempo inteiro e era famosa por ter feito uma enfermeira chorar. Tinha conhecido Anjali na sala de espera da ala de transplante de medula. Ela tinha 30 e tantos anos, era bonita, de pele morena e nariz pontudo como o meu e sempre usava o uniforme padrão do paciente: um gorro de esqui cobrindo a careca e uma máscara no rosto.

A primeira vez que nos vimos, ela acenou com a cabeça e eu acenei de volta, ambas reconhecendo uma rara visão: duas jovens mulheres num mar de rostos brancos enrugados.

– Estou cansada de olhar para essa velharia – disse ela, rolando os olhos em direção aos outros pacientes. E assim ficamos amigas. O irmão de Anjali, o doador com mais probabilidade de ser compatível, nunca retornou suas ligações. O transplante dela não tinha dado certo.

Entre nosso grupo, criamos um sistema de acompanhantes não oficial. Acompanhávamos uns aos outros na quimioterapia e comparávamos nossos tratamentos. Assistíamos a maratonas de novelas quando estávamos cansados demais para conversar e jogávamos palavras cruzadas quando a insônia sequestrava nossas noites de sono. Aparecíamos na porta do quarto uns dos outros com comida de restaurante e um Xanax quando alguém recebia más notícias. Íamos às compras juntos quando nossas roupas não cabiam mais em nossos corpos mutáveis e pegávamos o celular no meio da noite durante ataques de ansiedade. Um dia iríamos organizar vigílias e planejar memoriais. Mas não sabíamos disso ainda.

Pouco tempo depois de começarmos a passar tempo juntos, fui convidada a falar numa conferência para jovens com câncer em Las Vegas e propus que fizéssemos uma viagem só de garotas. Anjali não estava bem para viajar, mas o resto do grupo – Melissa, Kaylin, Erika, Kristen e eu – recebeu sinal verde dos médicos. Numa manhã de sexta-feira, embarcamos no avião munidas de máscaras e potes cheios de brownie com maconha.

O saguão do Palms Resort no centro de Las Vegas tinha lustres espalhafatosos, sofás de couro sintético, carpete vermelho que cheirava a fumaça e dezenas de caça-níqueis. Quando fizemos o check-in, a recepcionista disse que havíamos recebido um upgrade – seríamos transferidas para a cobertura. Sem conseguir acreditar na nossa sorte, pegamos o elevador até o último andar e, quando as portas se abriram, demos de cara com dois quartos enormes com janelões que iam até o teto e tinham vista para a cidade, iluminada por letreiros brilhantes. Na sala de estar havia um chuveiro com portas de vidro equipado com uma barra de *pole dance*. Nos revezamos dando voltas nela e rindo até a barriga doer. Desfizemos nossas malas e a mesinha de centro logo ficou coberta de perucas. No bar, enfileiramos nossos medicamentos como se fossem doses de bebida. Juntas, nós cinco tínhamos mais de 100 frascos de remédio.

Passamos a maior parte daquele dia na piscina, depois fomos a um estúdio de tatuagem. Desde que tinha recebido o diagnóstico, Melissa fizera dezenas de tatuagens. Era um comportamento comum entre os jovens pacientes com câncer: o desejo de retomar o controle do próprio corpo e fazer dele um quadro seu. Em homenagem ao nosso fim de semana em Las Vegas – e às circunstâncias estranhas que nos uniram –, Melissa e Kaylin tatuaram uma espada no antebraço e imploraram para que fizéssemos o mesmo. Erika já tinha uma tatuagem, uma letra do alfabeto chinês que havia feito na lombar quando adolescente e da qual se arrependia amargamente, dizendo que, por causa do tempo e da gravidade, o desenho havia migrado para o meio da bunda. Kristen não era fã de tatuagens, e embora eu tenha ficado tentada, meu sistema imunológico ainda estava bem ruim.

Mais tarde, de volta ao hotel, pedimos champanhe e pizza e nos enrolamos como gatas nos sofás brancos da sala de estar. Ficamos até de madrugada conversando sobre tudo – desde dicas de cortes de cabelo para a pós-quimio e o medo da recaída ao chef gato da Nova Zelândia que Erika havia conhecido num site de relacionamentos.

– Eu queria transar uma última vez antes de eles tirarem meus peitos – disse Erika, que tinha uma mastectomia dupla marcada para dali a algumas semanas. Ela havia usado peruca durante o encontro com o chef e não contara a ele que estava doente, embora tivesse percebido ele olhando para sua pulseira, onde estava escrito FORÇA. Na semana seguinte, eles trocaram diversas mensagens, mas Erika não sabia como continuar sem contar a verdade. Ela pegou o celular e começou a ler em voz alta a mensagem que tinha enviado para ele:

– "Oi, essa provavelmente é a pior mensagem de texto que você já recebeu na vida, mas sinto que preciso te contar a verdade, porque acho que você gosta de mim. Eu tenho câncer, e o real motivo de não podermos nos encontrar essa semana é porque estou fazendo quimioterapia. Sinto muito. Por favor, não se sinta obrigado a responder!"

Todas nos inclinamos em direção a ela, ansiosas.

– O que ele respondeu? – perguntou Kaylin.

– Nada – disse Erika. – Mas uma hora depois bateram à minha porta. Queriam entregar um buquê da loja de arranjos artesanais que tem na minha rua e que eu adoro. Abri o cartão e a mensagem dizia: "Não muda absolutamente nada. Beijos, Mike."

– Dá para ver que esse cara é para casar. Mas o que queremos mesmo saber é: como foi o sexo? – perguntou Kristen.

– Sinceramente? O melhor da minha vida – suspirou Erika.

– Que inveja – deixei escapar.

– Mas você e o Will são o casal perfeito – insistiu Melissa. – Só acredito no amor por causa de vocês dois.

A verdade sobre o que estava acontecendo com Will – a tensão, a crescente distância entre nós, a frustração e o ressentimento – era algo que eu não conseguia admitir completamente nem para mim mesma. Assim, em vez de dividir tudo isso com aquelas mulheres, com quem eu podia falar sobre quase tudo, eu apenas dei de ombros.

O sexo sempre foi uma parte importante do meu relacionamento com Will, mesmo depois do meu diagnóstico. Na verdade, a doença havia intensificado ainda mais nossa paixão, nos enchendo de tesão um pelo outro. Havíamos estudado cuidadosamente como transar num quarto de hospital sem sermos pegos, embora nossas táticas não fossem infalíveis. (No Mount Sinai, fomos surpreendidos mais de uma vez pelas enfermeiras, que passaram a bater à porta e perguntar em voz alta "Todo mundo vestido?" antes de entrar.) Mas as coisas haviam mudado nos últimos meses.

Nossa primeira tentativa de retomar a intimidade após o transplante havia acontecido tarde da noite, quando ainda estávamos no Hope Lodge. Will tinha retornado de um encontro com colegas da faculdade no centro da cidade e subiu na minha cama, me beijando. Desde o transplante, eu perdera todos os desejos ligados ao meu corpo – comer, me movimentar, tocar ou ser tocada. Minha pele estava sensível, e os esteroides que eu tomava para tratar a DECHT me deixavam inchada e irritável. Eu estava enjoada e desconfortável o tempo todo, e me sentia culpada por estar indisponível havia tanto tempo. Foi por isso que eu não disse não quando ele subiu em cima de mim. Eu queria que as coisas voltassem ao normal –

mas nada estava normal. Meu cérebro não funcionava direito por causa da dor. Parecia que minhas entranhas estavam sendo dilaceradas. Gritei mais de uma vez, mas Will pensou que era de prazer, e eu não o corrigi. Queria assumir o papel de namorada; queria dar isso a ele, já que eu tinha tão pouco a oferecer. Depois do sexo, fui ao banheiro e tranquei a porta. Fiquei sentada ali por bastante tempo, tanto que o sangue que tingia o interior das minhas coxas secou.

Eu não conseguia entender o que estava acontecendo com meu corpo. Não sabia por que minha pele parecia ficar quente como uma chaleira de repente, me fazendo arrancar os lençóis no meio da noite e enfiar a cabeça sob a água fria da torneira. Não sabia como controlar minhas oscilações de humor, que ora me faziam gritar de frustração e ora me deixavam eufórica. Não sabia por que começava a chorar quando estava na fila do mercado ou sentada no banco do parque. Desde que eu e Will havíamos nos mudado para o apartamento no East Village e começamos a dormir juntos novamente, eu havia me tornado especialista em evitá-lo – virava de costas para ele à noite, murmurava que estava cansada demais ou fingia estar dormindo. Nas raras ocasiões em que fazíamos sexo, me tornei uma daquelas mulheres que ficam olhando as rachaduras do teto ou simplesmente abandonam o corpo, esperando o parceiro terminar.

Durante meu tratamento, nenhum dos médicos havia falado da vida sexual de um paciente com câncer. Ninguém havia me alertado que a menopausa era um efeito colateral comum do tratamento que eu estava fazendo. Ninguém havia indicado remédios para ajudar com os calores e a dor. Esperei minha menstruação voltar depois do transplante, mas ela nunca voltou. Aos 24 anos, a palavra *menopausa* não estava no meu vocabulário. Assim, permaneci calada a respeito das mudanças no meu corpo, pensando que devia ter algo errado comigo. Não conversei com ninguém sobre o que estava acontecendo – nem com meus médicos, nem com Will, nem com minha mãe.

Na nossa última noite em Las Vegas, senti um nó na garganta ao finalmente desabafar isso com minhas amigas. Falei sobre a dor que senti naquela noite no Hope Lodge e sobre como fiquei frustrada e confusa depois do que aconteceu. Para minha surpresa, Melissa e Kaylin falaram que o sexo também havia se tornado doloroso para elas e que talvez fosse efeito da radiação pélvica que haviam recebido. Kristen disse que, desde que havia terminado a químio, o sexo era tão excruciante que ela simplesmente não conseguia fazer. Erika comentou sobre o claro desconforto de seu oncologista quando ela perguntou a ele quais eram os métodos contraceptivos mais seguros.

– Senti como se estivesse conversando com meu tio – disse ela.

Assim, depois de transar com o chef, ela buscou na internet se era seguro tomar a pílula do dia seguinte.

Naquela noite, éramos apenas um grupo de jovens que havia recebido pouca ou nenhuma informação sobre os efeitos colaterais que a doença traria para nossa vida sexual, tentando desvendar o mistério. Depois daquela conversa, chorei, tomada por uma mistura de emoções: desolação por nossas perdas, e alívio – alegria, até – por termos, juntas, rompido o silêncio e a vergonha.

21

AMPULHETA

O tempo é simultaneamente lento e escorregadio quando se está doente, quando seus dias são consumidos pela tarefa de cuidar da máquina defeituosa que é o seu corpo. Embora tudo o que você queira seja mais tempo para viver, você reza para que os analgésicos ajam rapidamente, para que a noite chegue logo, mas os minutos e as horas parecem intermináveis, parecem não ter a mínima pressa de passar. Então o acúmulo de tempo – as semanas e os meses de sofrimento – se transforma num borrão de consultas médicas, transfusões e idas à emergência.

Esse paradoxo foi especialmente verdadeiro no outono de 2013. De alguma maneira, um ano inteiro havia se passado desde que eu tinha começado a quimioterapia de manutenção e, numa manhã de sexta-feira, me preparei para o que eu pensava que seria meu último dia de tratamento. Vesti uma roupa bonita para a ocasião, um vestido florido de algodão bem parecido com meu humor – leve, alegre e esperançoso. O vestido acentuava meu bronzeado, adquirido numa viagem a Long Island com algumas amigas, em comemoração – ainda que prematura – do final do tratamento. A caminho do hospital, me sentei sozinha numa fileira de cadeiras plásticas azuis do ônibus, sonhando. Encostando minha bochecha na janela, observei o trânsito da Primeira Avenida.

Quando cheguei ao Sloan-Kettering, pela primeira vez não estava atrasada. Sentada na mesa de exame, as pernas balançando no ar, abaixei a alça do vestido, revelando meu cateter, um pequeno objeto em formato de disco de hóquei, implantado sob a pele entre minha clavícula direita e meu seio. Fechei os olhos quando a enfermeira enfiou uma agulha nele, me ligando a uma bolsa quimioterápica. Pude sentir o gosto salgado no fundo da garganta, reconfortante em sua familiaridade. Então ela pendurou a bolsa no suporte e ajustou a válvula do tubo até atingir o ritmo correto de gotejamento.

– Como você está se sentindo hoje? – perguntou a enfermeira. Ela usava batom cor-de-rosa e um coque displicente, e seu rosto era como um biscoito açucarado: pálido, redondo e doce.

– Mal posso acreditar que o tratamento vai acabar – respondi. – Eu vou poder tocar um sino? Tem algum tipo de certificado para quem termina a quimioterapia?

Ela me olhou, o cenho franzido em confusão.

– O dr. Castro não conversou com você?

– Conversou o quê?

– Ah – disse ela –, ele conversou com o restante da equipe de transplante. Com base nos novos protocolos e em pesquisas recentes, eles acham que você deveria fazer mais nove meses de quimioterapia. Só por precaução.

– Mais nove meses?

Aquele não era um sentimento novo: meu senso de segurança sendo demolido nos segundos que se leva para terminar uma frase. *Você tem leucemia. Os tratamentos não estão funcionando. Você precisa de um transplante. Você precisa de mais quimioterapia.* Palavras tinham sido minha salvação desde que começara a escrever a coluna, mas tinha me esquecido de como elas podiam machucar, como podiam facilmente destruir planos para o futuro, para a vida. As lágrimas desceram por reflexo, quentes e rápidas.

– Posso conversar com o dr. Castro?

– Ele não está no hospital hoje – respondeu a enfermeira.

Ela me deu um lenço de papel e se desculpou pelo mal-entendido. Eu disse a ela que não ficasse preocupada. Não era culpa dela, nem de ninguém – mesmo que fosse, não tinha importância. Não restava dúvida de que eu faria as sessões extras de quimioterapia – eu já tinha chegado até ali e continuaria a fazer o que fosse necessário para sobreviver.

– Até daqui a três semanas – falei, quando a infusão terminou.

Mais tarde naquele dia, juntei a coragem necessária para contar a Will o que havia acontecido no hospital, depois procurei em seu rosto pistas sobre o que ele pensava a respeito. Mais nove meses de consultas, contas médicas e uma exaustão debilitante. Mais nove meses da vida dele sendo descarrilhados pela minha doença. Nos deitamos e Will sussurrou palavras de apoio. Me disse que sentia muito, que eu tinha todo o direito de estar brava. Beijou meu rosto e enxugou gentilmente minhas lágrimas quando elas começaram a cair de novo. Aquela bondade era tudo para mim, mas era difícil saber o que ele realmente estava sentindo. Will era tão opaco quanto eu era chegada a explosões de emoção. Quando ele ficava irritado, triste ou decepcionado com alguma coisa, eu quase sempre só descobria depois. Will adormeceu e eu fiquei olhando para ele, imaginando o que se passava por trás daqueles olhos azuis.

Uma semana depois, Will me sentou na sala e avisou que estava indo para a Califórnia. O plano era que ele tirasse uma folga – uma folga mais longa dessa vez, para que pudesse recarregar as energias e ficar um pouco com os pais, que ele não via havia algum tempo. Ele trabalharia remotamente da casa deles, em Santa Bárbara. Um mês – no máximo dois. Além disso, eu poderia visitá-los. Talvez até pudéssemos fazer aquela viagem de carro pela Califórnia, que tanto sonhávamos.

– Vários casais dão um tempo – disse ele. – Acho que pode fazer bem ao nosso relacionamento.

Fiquei boquiaberta. O plano parecia tão simples e direto quando apresentado daquela maneira – e se a nossa realidade fosse a de um casal normal, realmente seria. Mas aquele não era o caso. Éramos namorado e namorada, mas também cuidador e paciente. Fiquei ressentida de ele me obrigar a dizer isso em voz alta – de me fazer listar todas as coisas que eu dependia dele para fazer.

A lista incluía uma reforma que estava prestes a começar na cozinha do apartamento – que eu, de repente, teria que administrar sozinha. A ajuda de que eu precisava quando me sentia mal. Passear com o cachorro, ir ao mercado, cozinhar, pegar prescrições na farmácia, idas à emergência no meio da noite e assim por diante. Nosso pequeno apartamento ficava a três horas e meia da casa dos meus pais e, como não tinha nenhum quarto sobrando, eles não poderiam ficar por mais que algumas noites. Eu teria que me mudar mais uma vez para meu quarto de infância em Saratoga durante a ausência de Will – o que eu não tinha a menor vontade de fazer –, ou então teria que me virar sozinha.

– Você está indo embora por causa das sessões extras de quimioterapia? – perguntei.

– Claro que não – ralhou ele. – Como você pode dizer isso? Eu sacrifiquei tudo por você.

Me senti culpada imediatamente. Ele estava certo a respeito dos sacrifícios, claro, mas ainda assim eu queria saber:

– Então por que você está indo embora?

– Preciso me concentrar em mim mesmo. Não estou feliz. Não estou onde queria estar profissionalmente. Passo o dia inteiro editando o trabalho de outras pessoas, ajudando-as a tornar o sonho delas realidade, depois chego em casa e tenho que cuidar de você.

– Mas por que você não pode se concentrar em você mesmo aqui? – falei. – Eu posso ajudar.

– Entre seu tratamento e sua carreira, você ocupa bastante espaço nesse relacionamento.

O que Will estava dizendo era verdade. No último ano, a popularidade da coluna havia gerado perfis em revistas e aparições na televisão, assim como convites para algumas palestras. Numa reviravolta surreal, eu tinha ganhado até um Emmy na categoria Notícias e Documentários pela série de vídeos que acompanhava a coluna. Me senti ao mesmo tempo animada e deslocada ao participar da cerimônia de entrega no Lincoln Center, minhas bochechas inchadas por causa dos esteroides e o cabelo rente à cabeça. Cada vez que uma oportunidade aparecia, eu dizia sim, querendo aproveitar o momento enquanto ele ainda estava ali, enquanto eu ainda podia. Mas força de vontade e ambição só podem levar você até certo ponto. Eu estava me afundando em trabalho e todos – minha família e meus amigos, Will, meus médicos – se preocupavam com os efeitos disso na minha saúde.

Desde o primeiro dia, Will ofereceu suporte e eu aceitei com gratidão – e, em retrospecto, com muita avidez. Ele passara incontáveis noites em claro lendo e revisando meus rascunhos, me ajudara com os contratos e me preparara para as entrevistas. A primeira vez que fui convidada a palestrar numa conferência médica em Atlanta, ele tirou alguns dias de férias para me acompanhar, já que eu estava doente demais para viajar sozinha. Ele empurrou minha cadeira de rodas em filas de aeroporto, carregou nossas malas e cuidou de mim quando peguei um vírus no avião. O dinheiro extra havia possibilitado uma vida mais confortável e eu dividia o que ganhava com ele, insistindo que ele tinha que ser recompensado, já que eu não teria conseguido nada daquilo sem ele. Mas o que havia começado como um trabalho que eu amava se transformara em excesso de trabalho. Nas últimas semanas, eu havia tentado aliviar minhas demandas, pedindo menos, falando menos e o encorajando a concentrar-se em seus próprios projetos, mas não parecia importar. Eu não podia deixar de sentir que estava sempre ocupando muito espaço. Até aquele momento, nunca tinha ouvido Will confirmar isso em voz alta.

– Sua infelicidade? Suas decepções profissionais? Tudo isso é culpa minha? – perguntei. Minhas mãos estavam começando a tremer. Peguei o vidro de Xanax na bancada da cozinha e apertei dois comprimidos azuis com os molares; eles faziam efeito mais rápido quando mastigados. Eu queria evitar outra explosão como aquela do globo de vidro, mas era tarde demais. – Vai se foder – falei, entredentes. – Por me fazer sentir como um fardo, mais do que eu já me sinto.

Ser paciente é ceder o controle – à sua equipe médica e às decisões dela, ao seu corpo e aos problemas inesperados dele. Os cuidadores sofrem do mesmo problema. Mas existem diferenças cruciais entre os dois. Mais do que nunca, eu queria jogar tudo para o alto: as mudanças de protocolo médico e de cronograma, a exaustão e a humilhação de ter que pedir ajuda constantemente. Por outro lado, como paciente, eu estava presa a toda aquela confusão, à minha medula miserável. Como cuidador, Will havia ficado ao meu lado por amor e, talvez, por um senso de obrigação. Os constantes "Você é um santo por permanecer ao lado dela, um homem bom, um modelo de companheiro" com certeza não diminuíam a pressão que ele devia sentir. Mas estar ao meu lado, aguentando tudo aquilo comigo, era uma escolha. A verdade é que ele poderia ir embora. E foi.

Todos fizeram o possível para me ajudar quando Will foi para a Califórnia, no outono. Meus amigos se esforçaram para se manter presentes e traziam comida caseira de vez em quando, um vizinho se ofereceu para passear com Oscar durante a semana da quimioterapia e meus pais encontraram alguém para limpar o apartamento. Will fez o melhor que pôde, mesmo a distância, ligando várias vezes por dia para ver como eu estava. A maioria das nossas conversas eram cheias do carinho e do bom humor costumeiros, mas havia momentos – especialmente quando eu voltava para a emergência ou quando estava estressada por ter que lidar com tudo sozinha – que era difícil esconder o ressentimento na minha voz. Mas eu sentia falta dele. Frequentemente me pegava pensando no que ele tinha dito naquela primeira noite em Saratoga depois do meu diagnóstico: "Muitas coisas ruins estão prestes a acontecer. Precisamos guardar nosso relacionamento numa caixinha e protegê-lo com todas as nossas forças." E no começo havíamos feito exatamente isso, a doença nos aproximando como nunca. Mas, em algum momento da nossa caminhada, ambos havíamos parado de proteger nosso relacionamento – pior, acabamos nos virando contra ele e, em alguns momentos, um contra o outro. Agora, a doença nos colocara a 4,8 mil quilômetros de distância.

Durante a ausência de Will, comecei a passar mais tempo com minha turma. Sem que eu tivesse que explicar ou pedir nada, eles entenderam que eu estava triste. Erika mandou fazer moletons com as palavras EQUIPE SUSU escritas na frente, e Kristen me acompanhou quando precisei ir à emergência e às sessões de quimioterapia, para que eu não ficasse sozinha. Max sempre aparecia no meu apartamento com fatias de pizza de 99 centavos e baseados enrolados com precisão, e Melissa juntava a tropa, organizando noites de jogo, festas e um ou outro rolé. Um soluço da genética havia nos juntado – todos nós portadores de células malignas e com um senso aguçado da nossa mortalidade –, mas, em algum momento, havíamos nos tornado mais do que amigos ligados pelas circunstâncias. Éramos uma família.

Numa noite fria daquele outono, eu e Melissa marcamos de encontrar Johnny na Ronald McDonald House, na esquina da rua 73 com a Primeira Avenida. Estava nevando um pouco e tremíamos ao passar embaixo do toldo vermelho e pelas portas giratórias do prédio. Johnny estava à nossa espera, trajando um terno preto grande demais para seu corpo esquelético e uma gravata vermelha larga que descia pela frente da camisa social branca. As últimas sessões de quimioterapia haviam deixado sua pele com um aspecto de cera e uma cor amarelada. Lembro de ter pensado como ele parecia mais frágil desde que havíamos comemorado seu aniversário de 21 anos algumas semanas antes. Apesar de doente, ele estava vestido como um cavalheiro – e por um bom motivo.

A fundação Make-a-Wish realiza o desejo de crianças e adolescentes doentes. Ouvi falar de jovens que haviam viajado à Espanha para ver os toureiros em seus coletes adornados balançarem a bandeira vermelha na frente de touros cheios de testosterona. Alguns iam à Disneylândia andar nas montanhas-russas com sua celebridade favorita. Outros pediam para passar as férias com a família em resorts no Havaí. Comparado aos demais, o desejo de Johnny era simples. Ele queria levar a turma de amigos com câncer para jantar num restaurante legal e assistir a um show na Broadway, mas eu suspeitava de que tinha sido convidada apenas para manter a fachada. Sair sozinho com Melissa tornaria sua paixão por ela óbvia demais.

A mãe de Johnny estava lá, como sempre, e o pai fora de Michigan passar a semana. Eles tiraram dezenas de fotos de nós três fazendo pose no saguão. Eu e Melissa ficamos uma de cada lado de Johnny, entrelaçando nosso braço no dele, nós três rindo para a câmera como se estivéssemos indo ao baile de formatura. Uma limusine preta nos esperava em frente ao prédio. O motorista, de suéter preto e quepe, abriu a porta com um floreio.

– Depois de vocês – disse Johnny, se afastando para que Melissa e eu pudéssemos entrar primeiro.

– Uh, lá, lá! Que cavalheiro – brincamos, e as orelhas dele ficaram vermelhas.

A limusine percorreu as ruas do centro, passando por arranha-céus coloridos e multidões de turistas. Estacionamos em frente a um prédio com uma placa enorme que dizia: BEM-VINDOS A FLAVORTOWN. Havíamos chegado ao restaurante de Guy Fieri, na Times Square. O maître nos levou por um labirinto de salas com paredes forradas de madeira, até a nossa mesa. Johnny estava visivelmente exultante, abrindo o gigante menu, lendo os pratos que ele queria provar desde que tinha ouvido falar do restaurante – em especial o hambúrguer de *mac 'n' cheese* e bacon e algo chamado Incrível Pretzel de Frango Empanado.

– Não é maravilhoso? Podemos pedir qualquer coisa. E o melhor de tudo: é de graça!

Fiquei feliz de vê-lo tão animado. As coisas andavam difíceis para ele. Sendo filho único de pais de nacionalidades diferentes, ele não tinha conseguido encontrar um doador compatível. A alternativa para pacientes nessa situação era um transplante de células-tronco, o que requeria que ele estivesse em remissão antes de começar o procedimento. Mas toda vez que ele ia entrar em remissão, uma série de infecções e complicações atrasava o processo. Recentemente, a leucemia dele havia parado de responder aos tratamentos. Agora, o plano era ele viajar até o M. D. Anderson, o grande hospital de câncer de Houston, onde ele esperava poder participar de um tratamento experimental. Ele viajaria dali a alguns dias.

Pedimos champanhe e brindamos ao sucesso do futuro tratamento de Johnny, à nossa turma, a dias melhores e ao terrível gosto de Guy Fieri em... tudo. Meia dúzia de pratos chegaram, cobrindo cada centímetro da grande mesa. Johnny deu algumas garfadas, mas deixou a maior parte da comida intocada. Ele foi ficando cada vez mais quieto. Quando a sobremesa chegou – uma enorme bola de sorvete frita –, ele estava pálido e trêmulo, sua testa coberta por uma fina camada de suor.

– Você está se sentindo bem? – perguntei.

– Estou bem... Não, estou melhor do que bem. Essa foi uma das melhores noites da minha vida e ainda nem acabou. Ainda vamos assistir a um show da Broadway! – exclamou ele, forçando animação.

Quando chegamos ao teatro, o saguão estava lotado e, abrindo caminho naquela multidão de corpos, notamos que Johnny não estava andando com muita firmeza. Perguntamos novamente se ele estava bem, mas ele insistiu que estava tudo certo. Quando começamos a subir os degraus até o salão principal do teatro, Johnny teve que parar diversas vezes, se segurando no corrimão com força. Eu e Melissa trocamos olhares preocupados e caminhamos discretamente atrás dele, com os braços estendidos e prontas para pegá-lo caso ele caísse.

Chegamos à nossa seção sem nenhum incidente, mas, quando mostramos nossos ingressos ao lanterninha, houve um breve momento de desconforto, pois percebemos que apenas dois dos assentos eram juntos. Johnny parecia envergonhado e mencionou que os ingressos haviam sido comprados de última hora.

– Então quem vai se sentar onde? – interrompeu o lanterninha.

– Melissa, quer se sentar comigo? – perguntou Johnny, tímido.

Melissa e Johnny foram guiados até seus assentos, que ficavam uma fileira abaixo e à direita do meu. Logo depois, o show começou, as luzes começaram a se apagar e a pesada cortina de veludo vermelho se abriu ao som da música. Mas eu não conseguia me concentrar no show. Em vez disso, me inclinei e olhei para Johnny, para ter certeza de que ele estava bem. Quando vi o sorriso estampado no seu rosto, comecei a rir, tomada por orgulho e afeição. Sentado ao lado da garota mais descolada e mais linda de todas, ele estava mais do que bem.

Depois, eu e Melissa acompanhamos Johnny até a Ronald McDonald House. Ao nos despedirmos, sabíamos que talvez não fôssemos mais vê-lo. Acho que ele sabia disso também.

– Amo vocês – disse ele, numa demonstração de afeto incomum, então nos abraçou com força.

Três semanas depois, a mãe de Johnny me ligou do Texas.

– Pneumonia, parada cardíaca. – Suas palavras saíam em meio a soluços. – Não conhecemos ninguém aqui. Preciso levar meu menino para casa. – Era difícil entender o que estava acontecendo. E então: – Meu Johnny está com Deus agora.

22

OS LIMITES DE NÓS DOIS

Quando Will retornou da Califórnia, logo depois do Natal, não sei quem ficou mais aliviado, eu ou Oscar. Provavelmente Oscar, já que ele fez xixi no tapete inteiro de tanta alegria quando Will entrou pela porta. Em sua ausência, me dei conta de algumas coisas. Uma delas era que eu estava trabalhando e escrevendo como se meu tempo estivesse acabando e que, nesse processo, tinha arruinado a mim mesma e ao nosso relacionamento. Também percebi que não conseguia imaginar minha vida sem Will e que não queria fazê-lo. A última coisa que entendi foi: se algo não mudasse logo, nosso relacionamento não teria mais conserto.

Ansiosa para passarmos um tempo juntos, sugeri que fôssemos para Saratoga. Já que meus pais estavam viajando, teríamos a casa inteira só para nós. Arrumamos as malas e nós três partimos a bordo de um trem. Acordamos na manhã seguinte e tudo lá fora estava coberto de neve, brilhante e imaculada. Nos enrolamos como duas múmias em gorros e cachecóis, colocamos casacos e botas pesadas e saímos. Will começou a tirar a neve da entrada da casa enquanto Oscar corria em círculos. Fiquei olhando por um tempo, depois juntei um pouco de neve nas luvas, formei uma bola e joguei em Will – resultando numa guerra de bolas de neve.

– Me sinto como Kevin McCallister em *Esqueceram de mim*! – gritei, acertando a cabeça de Will.

Passamos os dias seguintes assim, desfrutando da companhia um do outro e aproveitando nossas pequenas férias. Então, na noite de Ano-Novo, dirigimos até a festa de uma amiga em Millbrook, uma cidade vizinha. Enquanto Will conduzia a minivan pela estrada cheia de neve, conversamos sobre nossas resoluções. Naquele ano, esse ritual parecia ter mais importância, havia uma certa urgência de ajeitar as coisas. Ambos concordamos que precisávamos de ajuda e decidimos procurar um terapeuta de casal. Também conversamos sobre mudar de ares. Ambos estávamos desesperados para sair da cidade, que havia se tornado sinônimo de hospital e dor. Fantasiamos nos mudarmos para um sítio em Hudson Valley, algum lugar calmo com um quintal grande, onde Oscar pudesse correr, e nós, plantar um jardim – onde pudéssemos começar tudo do zero. Ou talvez comprar um carro e viver na estrada por algum tempo, explorando o país e acampando em parques nacionais até encontrarmos um lugar para chamar de casa.

– Vamos prometer que um vai cuidar do outro nos próximos meses. Não podemos deixar tudo o que aconteceu nos separar – disse Will. – Quanto mais difícil as coisas estiverem, mais próximos devemos ficar. É a nossa obrigação. Nossa obrigação mais importante. Eu te amo.

Era tudo o que eu precisava e queria ouvir. Quando chegamos à festa, eu estava no céu. Nas horas seguintes, mantivemos nossa palavra – comemos, bebemos e nos divertimos. O anfitrião pegou o violão e todos cantamos músicas dos Beatles. Me sentei no colo de Will, nossos corpos se movendo ao ritmo da música. Lizzie estava lá e me puxou de lado:

– Que bom ver você e Will tão felizes – disse ela. – Fazia tempo que não via vocês assim.

Então ela me contou que ela e mais um punhado de amigos haviam recebido um e-mail de Will. Em resumo, ele escrevera que, embora quisesse respeitar minha privacidade, também achava que deveria compartilhar o impacto que meu tratamento estava tendo em nós dois. Ele perguntou se poderia contar com a ajuda de todos, em especial nas semanas de quimioterapia e nas logo depois dela, quando os efeitos colaterais eram piores. E sugeriu criar um grupo de e-mail para que, quando estivesse trabalhando ou não pudesse estar em casa à noite, alguém pudesse ajudar. Terminando o e-mail com um tom otimista, ele agradeceu a todos pela ajuda: "Acima de tudo, gostaria de dizer que amo todos vocês e que estou feliz de vocês estarem ajudando Suleika. Nem sempre ela deixa transparecer quão difícil é essa situação... Mas, como todos sabemos, ela é forte." O fato de Will ter tido essa iniciativa me deixou irritada – por ele não ter me consultado – e otimista. Aquilo demonstrava que ele estava levando nossos problemas a sério e que já estava procurando um jeito de melhorar as coisas.

À medida que a meia-noite se aproximava, alguém sugeriu que fôssemos patinar no gelo. Todos pegaram uma garrafa de champanhe e um par de patins e caminhamos pela neve até o lago, bem no limite da propriedade. Will segurou minhas mãos enluvadas enquanto deslizávamos sobre o gelo. Todos fizeram contagem regressiva para saudar 2014, gritando para a Lua.

– Por um ano melhor – falei, puxando-o para perto de mim.

– Por um ano melhor – repetiu ele, e nos beijamos.

Quando voltamos para a cidade, mantivemos nossa palavra e procuramos uma terapeuta de casais. Encontramos nossa primeira terapeuta nas páginas amarelas. O escritório dela tinha um sofá gasto e um tapete persa velho. O ar tinha perfume de patchuli. Ela parecia não ter muita experiência nas nuances de um relacionamento que enfrenta uma longa enfermidade e não aceitava plano de saúde, assim, depois de umas duas sessões que não ajudaram em nada, decidimos procurar outro profissional. A segunda terapeuta fazia parte do programa de psico-oncologia do Sloan-Kettering e aceitava meu plano de saúde. A dra. T era gentil e nos ouvia com atenção, mas, na maioria das vezes, saíamos de seu consultório irritados com o que fora dito e magoados com o que havíamos descoberto um do outro, nos sentindo mais perdidos do que nunca.

Certo dia, a dra. T nos perguntou se estaríamos dispostos a deixar um grupo de médicos residentes observar nossa sessão. Eu concordei imediatamente. O Sloan-Kettering era um hospital-escola e eu sempre estava disposta a permitir que estudantes observassem. Parecia um pequeno sacrifício se nossos problemas pudessem ajudar outro casal com problemas similares no futuro. Também pensei que pudesse ser benéfico ouvir a perspectiva de outras pessoas. Mas a sessão foi um desastre. Eu e Will nos sentamos com a dra. T no meio de uma sala de reuniões enquanto uma fileira de desconhecidos encostados na parede nos observava e tomava nota. Era humilhante discutir os detalhes mais íntimos e dolorosos do nosso relacionamento diante de espectadores, e tê-los dissecados em prol da aprendizagem.

– A maioria dos jovens casais que atendemos durante um tratamento de câncer prolongado acaba se separando – disse um dos residentes. – O que os ajudaria nesse momento?

– Se soubéssemos, não estaríamos aqui – disse Will, irritado, os tendões em seu pescoço pulsando.

Uma nuvem escura caiu sobre nós quando deixamos a sessão.

– Não vamos nunca mais voltar para lá – concordamos.

Mas precisávamos desesperadamente de um rumo. Nenhum de nós sabia como continuar, separados ou juntos. E ainda assim, quanto mais ajuda procurávamos, mais derrotados nos sentíamos.

Nossos amigos e familiares ficariam surpresos ao descobrir que estávamos passando por esses problemas, já que eu e Will nunca brigávamos nem nos alfinetávamos na frente dos outros. Na verdade, o que acontecia era exatamente o oposto – em público, só demonstrávamos admiração e afeição um pelo outro. Ele olhava para mim com carinho e eu fazia o mesmo, nos tocávamos constantemente, sentávamos lado a lado e de mãos dadas. Ele estava sempre cuidando de mim – tirando fotos minhas, pegando copos d'água e cobrindo as minhas pernas com um cobertor ou explicando o motivo da minha ausência quando eu tinha que cancelar algum plano para descansar. Nós terminávamos as frases um do outro sem nem perceber e estávamos ligados por uma história que ninguém mais entenderia. Nossa lealdade era enorme.

Entretanto, na privacidade do nosso apartamento, as discussões aos gritos se repetiam noite após noite. "Por que você está tão distante?", era o meu refrão. "Preciso de um tempo", era o dele. Oscar começou a se esconder debaixo do sofá até nossas vozes voltarem ao volume normal. Eu comecei a tomar pequenos punhados de Xanax sempre que percebia que estávamos prestes a brigar. Às vezes eu tomava um assim que escutava as chaves dele na fechadura. Minha raiva era lentamente substituída por uma resignação silenciosa. Qualquer intimidade, sexual ou não, tinha acabado. Na hora de dormir, apagávamos a luz e nos deitávamos de costas um para o outro, em silêncio e irritados, preferindo mexer no celular à companhia um do outro.

Will teve que voltar ao trabalho e, ao nos despedirmos, tive uma sensação ruim. Abracei-o por mais tempo do que de costume, sem querer soltá-lo, um nó se formando na minha garganta. Era o medo de amar alguém que você não suportaria perder. De saber que o fim talvez estivesse próximo.

Naquele dia, quando peguei o ônibus para ir para casa, tentei me lembrar de que Will ainda estava ao meu lado depois de quase três anos de tratamento. Tentei me convencer de que nosso relacionamento ainda podia ser salvo. Queria acreditar que só precisava dedicar mais tempo, trabalhar mais duro e procurar ajuda qualificada. *O câncer é ganancioso*, pensei. *Ele não apenas destruiu o meu corpo, mas todas as coisas que acreditei serem verdade a respeito de mim mesma e agora está se espalhando para o nosso relacionamento, arruinando o que era bom e puro entre nós.*

Desejei mais do que nunca poder voltar no tempo. Eu teria sido mais vigilante e teria protegido mais nosso amor. Teria começado a terapia de casais no mesmo dia em que recebi meu diagnóstico. Não teria deixado Will dormir ao meu lado na cama de hospital noite após noite e teria buscado mais a ajuda dos meus pais. Teria tentado com mais afinco processar a raiva que, sem válvula de escape, se acumulou em mim com o tempo. Mas não havia como voltar os ponteiros do relógio, e o caminho adiante era incerto. A solução para os nossos problemas parecia além do nosso alcance: um barco, perdido na neblina, deslizando para cada vez mais longe.

23

A ÚLTIMA NOITE BOA

Aos olhos do policial, provavelmente parecíamos duas garotas da pesada e malcomportadas. Ambas estávamos de jaqueta de couro preta. Eu, com o cabelo rente à cabeça, maquiagem pesada nos olhos e uma tatuagem de cobra brilhando no pescoço. Melissa, com os cabelos descendo pela cintura, os dedos com uma dezena de anéis prateados e as pupilas dilatadas por causa da maconha que, ultimamente, fumava de uma em uma hora.

O que o policial não tinha como saber era que a tatuagem no meu pescoço era falsa, que Melissa usava uma peruca e que ela tinha descoberto recentemente que seu sarcoma de Ewing era terminal. No início daquela semana, os médicos tinham dito que não havia mais nada que eles pudessem fazer. Ela tinha começado a buscar tratamentos alternativos, tentando prolongar seu tempo de vida, mas o prognóstico não era bom. Para animá-la, propus uma noitada. Assim, tínhamos ido a um festival de tatuagens e motocicletas, depois dançado em nossas cadeiras sob as luzes brilhantes do globo espelhado, em um show de drag queens. E ali estávamos nós – cara a cara com um policial na plataforma de metrô em Coney Island, os primeiros raios de sol infiltrando-se no céu noturno.

Alguns minutos antes, havíamos pulado a catraca, muito embora nossos cartões de metrô estivessem na carteira. Quando se está encarando a morte, a frase "só se vive uma vez" adquire um novo significado. Havíamos infringido a lei, dissera o policial, ameaçando nos levar à delegacia mais próxima. Sem pensar duas vezes, Melissa tirou a peruca, revelando sua careca. Seus olhos se encheram de lágrimas e ela atuou de forma impressionante, dizendo que estava com pressa de chegar em casa para tomar os medicamentos contra o câncer. Funcionou. O policial nos liberou, entregando uma multa de 200 dólares para cada uma. Ele até pediu desculpas por ter que nos multar, mas explicou que, como a câmera do metrô tinha nos filmado, ele não tinha escolha.

– Parceiras de crime – sussurrou Melissa depois de o policial nos desejar tudo de bom e ir embora.

– Somos barra-pesada, duas garotas literalmente doentes – brinquei. Assim que entramos no vagão do metrô e as portas se fecharam, caímos na risada.

Aquela seria nossa última noite boa juntas, mas não sabíamos disso. Nunca dá para saber.

Oito semanas depois, numa manhã de segunda-feira, no início de março, fui ao Sloan-Kettering para a minha penúltima sessão de quimioterapia, mas, em vez de sentir alívio por estar quase terminando, meus pensamentos se voltaram para Melissa. O câncer estava se espalhando pelo seu corpo com uma terrível rapidez, e os tumores eram impiedosos. Eles haviam fraturado sua coluna em dois locais e estavam forçando seu crânio, distorcendo seu rosto delicado e inchando um de seus olhos, que não abria mais. Melissa disse que estava se sentindo feia e não queria que ninguém a visse. Exceto por mim, Max e alguns poucos amigos, ela não queria nenhuma visita.

Quando as pessoas imaginam alguém morrendo, certas histórias parecem atraí-las. Em homenagens póstumas e obituários, frases como "faleceu", "foi chamado de volta para casa" ou "virou uma estrela" são invocadas. Esses eufemismos fazem a morte parecer passiva e pacífica, como tirar uma soneca depois do almoço. Elas preferem pensar que, quando chega a hora, a pessoa se sente preparada. Não foi assim com Melissa. Ela ficava mais irada à medida que a morte se tornava mais iminente. "Não estou pronta", dizia ela. "Ainda tenho muitas coisas para fazer." Ela também estava aterrorizada, obcecada com a forma como a morte seria – e como seus pais lidariam com ela.

Todos os dias daquela semana, depois de terminar minha infusão, eu pegava o elevador até o 18º andar, onde ela estava internada. Cada vez que eu a visitava, ela parecia mais doente. Um dia, antes de entrar em seu quarto, vi seus pais no corredor.

– Os médicos ficam nos dizendo que temos que nos preparar – disse o pai dela, esfregando os olhos inchados, como se tentasse acordar de um pesadelo.

Em outro dia, quando entrei para ver Melissa, ela perguntou se eu queria viajar com ela para a Índia. Deveríamos partir imediatamente.

– Não tenho mais muito tempo – disse ela, a língua embolada por causa da morfina. Fiquei sentada em silêncio por alguns instantes, tentando encontrar as palavras certas. Nos últimos anos, tinha visto meus amigos e familiares dando sorrisos forçados para não chorar, sentados ao lado da minha cama de hospital. Agora eu lutava para fazer o mesmo. Olhei para o teto e respirei fundo, então mordi o lábio inferior e tentei manter a compostura.

– Para que lugar vamos primeiro? – perguntei.

Não havia a menor possibilidade de Melissa embarcar num avião para onde quer que fosse. Mas montamos um itinerário mesmo assim, imaginando uma viagem que ambas sabíamos que jamais aconteceria: os riquixás que nos levariam pelas ruas do centro de Delhi, todas as marionetes pintadas à mão que compraríamos nos mercados para aumentar sua coleção, a visita que faríamos ao Taj Mahal ao amanhecer. Sorria e assentia enquanto conversávamos, dando sugestões aqui e ali e dizendo palavras de encorajamento. A Índia havia se transformado numa metáfora, não num destino.

Quando Melissa começou a adormecer, me levantei para ir embora. Apertei a mão dela e me inclinei para abraçá-la.

– Não estou pronta – disse ela, aos prantos. Eu a acomodei na cama, cobrindo-a com o cobertor branco do hospital, e fechei as cortinas.

– Descanse – falei baixinho. – Amanhã eu volto para te ver. – Fiquei parada na porta do quarto mais alguns instantes, observando-a dormir.

Na manhã seguinte, Melissa embarcou numa ambulância e foi transferida para uma casa de repouso em Massachusetts, para que ficasse mais perto de casa. Ela postou uma foto no Instagram, tirada de dentro da ambulância. Duas janelas embaçadas e, atrás delas, uma avenida cheia de carros. "Tchau, Nova York. Amei te conhecer. Meu coração está partido", escreveu ela na legenda.

Não consegui vê-la antes de ela ir embora. No momento em que a ambulância deixou o hospital, eu estava presa ao suporte de soro, a última bolsa gotejando veneno nas minhas veias.

A morte nunca chega num bom momento, mas receber uma sentença de morte quando se é jovem é uma quebra de contrato com a ordem natural das coisas. Depois de anos doente, eu e Melissa havíamos aprendido a coexistir da melhor maneira possível com a ameaça da morte. A morte era um mau cheiro do qual não podíamos nos livrar, não importava quanto tentássemos. Conversávamos sobre isso o tempo inteiro. Às vezes, até fazíamos piada. Melissa disse que queria que todos chorassem no seu funeral. Eu disse que queria que o meu fosse seguido por uma festa alegre, e juntas traçamos todos os detalhes, da lista de convidados a quais bebidas seriam servidas.

Mas nada poderia ter me preparado para perdê-la de verdade. As incontáveis vezes que havíamos flertado com a morte para depois nos recuperar nos fizeram pensar que éramos invencíveis. Mesmo depois que Melissa deixou Nova York; depois que ela parou de responder nossas mensagens, sua mente viajando para o espaço aquoso entre o reino dos vivos e aquele outro lugar; mesmo quando seus pais escreveram dizendo que nas últimas horas ela estava cercada por sua família e dezenas de bugigangas e quinquilharias e as marionetes pintadas à mão – mesmo depois, a ficha ainda não tinha caído. Até hoje não caiu.

A amiga com quem eu conversava abertamente sobre tudo se fora. Mas para onde?

E por quê?

O luto é um fantasma que te visita sem aviso. Ele vem à noite e te arranca do sono. Enche seu peito com cacos de vidro. Interrompe a sua risada no meio de uma festa, te censurando porque, por um breve momento, você esqueceu. Ele te assombra até se tornar parte de você.

24

TERMINOU

No meu último dia de quimioterapia, meus amigos e familiares me deram parabéns por finalmente ter "terminado" o tratamento. Depois de incontáveis biópsias, doses de antibiótico e baldes de vômito, eu deveria me juntar ao reino dos sãos. Mas, na verdade, a parte mais difícil do meu tratamento contra o câncer começou quando ele terminou.

No mês seguinte, fui hospitalizada quatro vezes por causa de uma infecção intestinal grave causada pela bactéria *C. difficile*, que peguei devido ao meu sistema imunológico debilitado. Apelidei aquele mês de "o carnaval de horrores", porque cada hospitalização trouxe uma procissão implacável de eventos surreais e atrozes que me quebraram pedacinho por pedacinho, até que não restasse mais nada para ser quebrado.

Na noite anterior à primeira hospitalização, Melissa morreu.

Durante a segunda hospitalização, Erika e o chef se casaram numa pequena cerimônia no Colorado, mas, em vez de ser sua madrinha, conforme havia prometido, eu estava presa a um suporte de soro.

Alguns dias antes da terceira hospitalização, Will começou a falar sobre um tipo mais drástico de folga. Ele disse que estava pensando em sair do nosso apartamento e procurar um lugar para morar sozinho. A ideia era que morássemos em lugares separados, mas permanecêssemos juntos. Segundo ele, seria algo temporário, mas não acreditei.

A proposta de Will me atingiu como uma punhalada nas costas. Uma parte de mim temia esse momento havia algum tempo, mas ainda assim entrei em parafuso. Para mim, era imperdoável ele fazer isso naquele momento, quando eu ainda estava sofrendo pela morte de Melissa e uma infecção destruía minhas entranhas. Fiquei me perguntando se aquela era a maneira que ele havia encontrado de terminar nosso relacionamento aos poucos. Mesmo que fosse algo temporário, como ele dizia, e nós voltássemos a morar juntos depois de um tempo, eu não conseguia entender como isso iria resolver nossos problemas.

Eu sempre acreditei num mundo onde o amor pudesse superar tudo. Acreditava que o amor podia acalentar o sofrimento e transformar a brutalidade da vida em algo tolerável, até mesmo belo. Mas eu estava perdendo as esperanças de que, da próxima vez que as coisas ficassem difíceis, Will não fosse pegar as coisas dele e se mandar. Estava perdendo a esperança em nós dois.

Naquele momento, fiz o que os desesperados fazem: dei um ultimato a Will.

– Ou você fica e nós dois arranjamos um jeito de enfrentar isso juntos ou você se muda e tudo entre nós está acabado – falei. – Não posso continuar assim.

Vinte e quatro horas depois, Will encontrou um apartamento no Brooklyn, cuja data de mudança seria em duas semanas. Quando ele me avisou que estava pensando em alugá-lo, não fiz nada para impedi-lo. Em vez disso, eu o afastei.

– Pode ir. Pouco me importa – falei, embora cada milímetro meu quisesse dizer exatamente o oposto.

Antes que eu pudesse processar direito o que estava acontecendo, Will assinou o contrato de locação, e eu estava de volta à emergência com mais uma infecção intestinal.

Era a minha quarta e última internação. Fui internada no 18º andar e colocada num quarto ao lado daquele em que vira Melissa pela última vez. Parecia uma piada cruel que, dentre as centenas de quartos do Sloan--Kettering, eu ficasse justamente ali. Eu e Melissa tínhamos até a mesma enfermeira, uma mulher chamada Maureen, com cabelo vermelho-vibrante curto e batom combinando. Implorei para ser transferida para a ala de transplantes ou de leucemia, mas o hospital estava lotado e nada podia ser feito. Ser forçada a dormir a alguns metros de onde me despedira da minha melhor amiga, que acabara de morrer, parecia uma punição, uma tentativa de me levar ao limite.

Will se mudou no dia em que recebi alta do hospital. Quando cheguei em casa, carregando um saco plástico do hospital onde lia-se "Pertences do paciente", o apartamento estava silencioso, quase fantasmagórico. *Você deveria chorar*, falei para mim mesma de pé na porta, mas eu estava cansada demais para isso. Caminhei pelo apartamento com Oscar, confuso, me seguindo e abri os armários e as gavetas vazias com uma finalidade estranha e metódica. Numa das gavetas, encontrei um velho maço de cigarros. Sabia que não devia, mas acendi um mesmo assim. Me sentei no chão da cozinha e fumei devagar, a pulseira do hospital ainda presa no meu pulso.

A estrutura interna que havia me mantido de pé desde o diagnóstico desabou. Durante meu tratamento, estive cercada pela melhor cavalaria do mundo: meu namorado, meus familiares, meus amigos e a brilhante equipe de médicos que trabalhara incansavelmente para me manter viva. A meta era me livrar do câncer. Mas agora que a quimioterapia tinha terminado, eu me via sozinha em meio aos destroços, sem saber como prosseguir, me perguntando onde todos estavam e o que eu deveria fazer a partir dali.

Até aquele momento, eu não tinha lido as letrinhas miúdas do contrato: quando você sobrevive a algo tido como fatal, seu prêmio é o óbvio. Você tem sua vida – tem mais tempo. Mas é apenas quando você chega a esse ponto que percebe que sua sobrevivência teve um custo.

Eu demoraria algum tempo para conseguir me levantar do chão da cozinha – um ano perdida em irritação e sofrimento e dificuldade de encontrar um caminho –, e naquele dia terrível tudo que consegui fazer foi terminar meu cigarro, fechar as cortinas e me deitar. *Melissa se foi. Will se foi. Meu câncer se foi*. Repeti esses fatos para mim mesma, esperando que se tornassem realidade, mas eu só me sentia entorpecida. Era como se minhas partes conscientes tivessem tomado anestesia. Não consigo lembrar o que fiz no restante daquele dia, nem no seguinte, nem no outro. Devo ter levado

Oscar para passear, comprado leite e café e atendido as ligações dos meus pais, apenas o suficiente para que eles não viessem conferir se estava tudo bem. Mas não tenho certeza. Eu fazia as coisas por fazer, mas, na verdade, eu mal estava ali.

A única coisa que furava meu entorpecimento era o espectro de Will. Ele tinha ido embora, mas não completamente. Eu podia sentir sua presença – ou ausência – como um membro fantasma. Will havia sido meu cuidador, meu confidente, meu amante, meu companheiro e meu melhor amigo. Algumas vezes ele tinha sido literalmente minha muleta, me ajudando a caminhar, a comer e a tomar banho quando eu não tinha forças para fazer nada disso sozinha. Ele tinha sido muitas coisas, muito mais do que uma pessoa deveria ser para a outra, mas eu ainda não conseguia enxergar isso – só via que, sem Will ao meu lado, eu não fazia a menor ideia de como viver sozinha.

Embora eu tivesse prometido a mim mesma que não ligaria para ele, a vontade não me saía da cabeça. Uma semana depois de ele ter se mudado, não resisti.

– Você pode vir aqui? – pedi uma noite, quando não conseguia mais suportar o silêncio do apartamento.

Uma hora depois, ouvi as chaves dele na porta. Ele abriu sem bater, como se ainda morássemos juntos. Por alguns minutos, fingimos que nada havia acontecido, e ele se abaixou para brincar com Oscar, como sempre fazia ao chegar em casa, antes de me abraçar. Depois pedimos comida no restaurante da esquina e começamos a conversar amenidades antes que as coisas, inevitavelmente, descambassem.

Essa se tornou nossa rotina, dias de silêncio pontuados com visitas tarde da noite, que sempre aconteciam de duas maneiras: ou começávamos a discutir sobre quem fez o que para terminarmos daquela maneira ou Will acabava ficando para dormir. Nunca fizemos sexo – isso não acontecia havia meses –, mas eu morria de medo de dormir sozinha e me sentia reconfortada por ele ainda querer ficar. Eu torcia para que, estando juntos daquela maneira, enroladinhos com Oscar, como nos velhos tempos, Will percebesse o que estava arriscando perder e pedisse desculpas e então voltasse para casa para sempre. Mas nosso companheirismo, ou o que havia restado dele, parecia oco. Toda vez que a manhã chegava e ele se levantava para ir embora, eu me sentia humilhada e magoada. *Nunca mais*, eu dizia para mim mesma, trancando a porta depois que ele ia embora, prometendo não ligar mais, não pedir mais que ele ficasse.

Novamente sozinha no apartamento, eu alternava entre odiar Will com todas as forças e deitar no chão da cozinha, olhando para o vazio. Na minha cabeça, eu reescrevia nossa vida juntos como um roteiro simplista, e a história era mais ou menos assim: *Eu fiquei doente e Will se encheu da minha doença, lentamente se distanciando de mim até ir embora de modo abrupto, me abandonando enquanto eu estava no hospital.* Era mais fácil para mim encarar o que aconteceu daquela maneira, colocando toda a culpa em Will, do que encarar as outras partes da história: todas as vezes que falhei com ele, levando-o ao esgotamento – fazendo com que ele fosse embora. A verdade mais profunda do motivo de termos nos separado ainda era dolorosa demais para eu considerar.

Will foi o meu grande amor – e eu tinha certeza de que ele sempre seria –, mas, embora eu quisesse pensar que o tempo nos faria encontrar o caminho de volta um para o outro, eu já não acreditava mais que isso era possível. Tínhamos ficado presos por tanto tempo na dinâmica cuidador-paciente que nosso ressentimento se endureceu, nos aprisionando como moscas no âmbar. Ficar esperando Will era um convite a mais sofrimento, mais dor e mais raiva, e isso eu não podia mais aguentar. Pela primeira vez na vida, senti que havia chegado a um precipício, que eu não sabia que existia até estar muito próxima da borda. Tinha chegado no limite do que eu podia suportar.

Eu começava a enxergar que tinha uma escolha a fazer: se eu quisesse tentar encontrar meu lugar entre os vivos, teria que parar de lutar por um relacionamento que havia morrido muito tempo antes. Teria que começar a lutar por mim mesma.

PARTE DOIS

25

O LOCAL INTERMEDIÁRIO

"Todos que nascem têm dupla cidadania: no reino dos sãos e no reino dos doentes", escreveu Susan Sontag em *A doença como metáfora*. "Apesar de todos preferirmos usar somente o passaporte bom, mais cedo ou mais tarde nos vemos obrigados, pelo menos por um período, a nos identificarmos como cidadãos desse outro lugar."

Quando cheguei à minha última sessão de quimioterapia, eu havia passado a maior parte da minha vida adulta naquele outro reino: o reino dos doentes, que ninguém quer habitar. No começo, me apeguei à esperança de uma estadia breve, em que eu nem precisasse desfazer as malas. Resisti ao rótulo de "paciente com câncer", acreditando que poderia continuar sendo a mesma pessoa que sempre fui. Mas à medida que fui ficando mais doente, observei meu antigo eu desaparecer. Em vez do meu nome, recebi um número de identificação. Aprendi a falar "mediquês" fluente. Até mesmo a minha identidade molecular havia mudado: quando as células do meu irmão se fixaram na minha medula, meu DNA sofreu uma alteração irreversível. Com minha careca, minha palidez e meu cateter, a doença se tornou a primeira coisa que as pessoas notavam a meu respeito. Quando os meses se transformaram em anos, me adaptei aos costumes dessa nova terra da melhor maneira que pude, fiz amizade com seus habitantes e até construí uma carreira dentro dos seus limites. Em seu território, construí uma casa, aceitando não apenas a possibilidade de que eu permanecesse ali algum tempo, mas a de que provavelmente nunca mais saísse. Era o mundo lá fora, o reino dos sãos, que havia se tornado estranho e assustador.

Mas para mim, para todos os pacientes, a meta é uma hora deixar o reino dos doentes. Em muitas alas oncológicas, existe um sino que os pacientes tocam em seu último dia de tratamento, uma cerimônia que sinaliza uma transição. É hora de dizer adeus à estranha e imutável fluorescência dos quartos de hospital. É hora de voltar a ver a luz do sol.

É onde me encontro neste momento, no limite entre um antigo estado familiar e um futuro incerto. O câncer já não vive mais no meu sangue, mas continua vivo de outras maneiras, dominando minha identidade, meus relacionamentos, meu trabalho e meus pensamentos. Terminei a quimioterapia, mas ainda estou com meu cateter, que os médicos estão esperando mais um pouco para remover, até eu estar "fora de perigo". Fico me perguntando como vou regressar ao reino dos sãos, e se posso mesmo fazê-lo completamente. Nenhum protocolo de tratamento e nenhuma instrução de alta podem me guiar nesta parte da minha trajetória. Eu terei que traçar o caminho por mim mesma.

Meu primeiro e inoportuno estágio de recuperação: imolação. Quero queimar o que ainda me liga a Will. Quero cauterizar meu sofrimento. Atear fogo no meu passado para limpar a terra e permitir que algo novo floresça. É assim, penso, que vou começar de novo.

Para livrar o apartamento do fantasma de Will, acendo incensos de sálvia. Grossas espirais de fumaça rodopiam no ar. Troco os móveis de lugar até que os cômodos pareçam novos. Pego todos os porta-retratos com fotos de nós dois e os escondo na gaveta da cômoda. Jogo o cobertor que compramos juntos no lixo. Quando ele me liga, não atendo. Deleto o número de seu telefone.

Quero tanto ser uma jovem normal de 26 anos. Como não faço a menor ideia do que isso quer dizer, observo minhas amigas, em busca de pistas. Pouco menos de um mês depois de Will ter ido embora, Stacie, minha amiga cantora, me convida para ouvi-la cantar no luxuoso hotel NoMad. Não tenho a mínima vontade de socializar, mas me forço a ir mesmo assim. Troco minha calça de moletom e minha camiseta por um vestido – um vestido preto moderno de gola alta que esconde meu cateter. Arrumo o cabelo, tentando deixá-lo menos parecido com o de alguém que acabou de terminar a quimioterapia e mais punk. No último minuto, decido convidar um velho amigo para ir comigo, um amigo que me conhece desde muito antes da doença. Seu nome é Jon e ele toca jazz.

Quando chego ao hotel, Jon está me esperando no saguão. Nossa amizade vem desde a época em que participávamos de acampamentos de música, quando éramos adolescentes. Naquela época, ele usava aparelho e roupas largas, era magro, desajeitado e tão tímido que beirava o mudo. Desde então, ele passou por uma transformação. Agora, com seu sotaque pesado de Nova Orleans, o virtuosismo de um grande pianista e suas roupas elegantes, ele tem o tipo de presença magnética que faz as pessoas virarem a cabeça e chama a atenção de todos por onde passa. Alto e magro, usando um terno de corte impecável e botas de couro, ele está tão bonito que chega a me assustar. Sua pele, um marrom-escuro, parece iluminada, e suas feições – os lábios, o nariz aquilino e os ombros largos – dão a ele o ar majestoso de um príncipe. Jon capta o meu olhar do outro lado do saguão e, enquanto caminho para cumprimentá-lo, tremo um pouco sob seu olhar.

Pegamos o elevador até o segundo andar e entramos num pequeno clube em estilo cabaré, com papel de parede estampado e velas nas mesas. Logo Stacie sobe no palco usando um vestido vermelho. Enquanto ela canta, sua voz envolve sedutoramente o ambiente escuro. Jon e eu nos sentamos mais ao lado, num sofá de couro confortável. Fazia mais de um ano que não nos víamos e temos muita coisa para conversar. Jon imediatamente pergunta sobre minha saúde e depois sobre Will. Quando digo que não estamos mais juntos, Jon parece impressionado.

– Vocês pareciam tão... bem – diz ele.

– Foi melhor assim – digo, parecendo não me importar e ignorando as últimas quatro semanas que passei no chão da cozinha.

– O que aconteceu? – quer saber ele. Jon parece realmente perplexo.

– A doença afetou nosso relacionamento – respondo. Se tenho que escolher um culpado, a doença é o mais fácil.

É a primeira vez que tenho que explicar essas coisas em voz alta. Faço soar como se tudo estivesse no passado, como se não fosse necessário explicar mais nada. Eu quero acreditar nisso – que seguir em frente depois do meu relacionamento com Will vai me ajudar a seguir em frente depois da minha doença.

– E você? – pergunto, ansiosa para mudar de assunto. – Está namorando?
– Também estou solteiro – responde ele.

Eu ainda não tinha pensado em mim dessa maneira, como uma mulher "solteira". Embora tecnicamente seja verdade, ainda me sinto no limbo. *Solteira*. A palavra soa estranho na minha boca.

Pela maneira como Jon me olha, é a primeira vez que ele me considera sob essa ótica. Algo está acontecendo entre nós, o ar ao nosso redor cheio de possibilidades. Continuamos conversando sobre outros assuntos, mas nossa conversa parece ter atingido um limite, e Jon parece ter momentaneamente voltado a ser o adolescente tímido e desajeitado.

– Qual seu esporte favorito? – pergunta ele do nada, balançando o corpo para a frente e para trás no sofá, nervoso.

– Meu *esporte* favorito? – repito. Paro para pensar um pouco e falo a primeira coisa que me vem à mente. – Basquete, eu acho.

– Uau, o meu também! Mais uma coisa que temos em comum! – exclama Jon, tão sério que não consigo me segurar e começo a rir.

Embora eu conheça Jon desde a adolescência, parece que estamos num primeiro encontro. É meio estranho. Muito estranho. Chamo o garçom e peço uma bebida. Quando ela chega, bebo em goles longos. Conforme a noite vai passando, começo a relaxar, e Jon parece se recuperar de sua timidez. A música muda de jazz para um ritmo mais agitado e logo todos estão conversando, rindo e se levantando para dançar. Stacie e algumas de suas amigas se juntam a nós. Elas ficam me cutucando com o ombro quando Jon está olhando para o outro lado, me incentivando e dizendo que já está na hora de eu "me arriscar". Pela primeira vez desde que saí do hospital, me sinto humana de novo, até mesmo atraente.

Já passa da meia-noite, o mais tarde que fico na rua em muitos meses, mas não quero que a noite termine. Quero que esse sentimento vá comigo para casa – preciso que ele vá comigo. Eu e Jon ficamos na calçada. Quando ele me beija no rosto e deseja boa-noite, sinto um arrepio. No fundo, sei que não estou no momento certo para pensar em nada além de amizade. Tenho um breve momento de lucidez a respeito do estado das coisas:

Minha vida pessoal é uma bagunça. Meu corpo é uma bagunça. Eu sou uma bagunça. Minha doença deixou muitas marcas e sequelas. Mas admitir esse dano é ter que lidar com ele e não me sinto forte o suficiente para fazer isso – não agora, nem tão cedo. Então o momento de lucidez passa e me vejo do outro lado dele. *Talvez as coisas não estejam assim tão ruins. Talvez ver outras pessoas faça parte de seguir adiante.* Minha mente é capaz de fazer qualquer coisa para não encarar a verdade – ela se confunde e se contradiz até que eu não consiga mais distinguir o que é ou não verdade. Ela me convence de que está tudo bem, quando a verdade é que as coisas estão muito longe de estarem bem.

Não demora muito para que eu e Jon comecemos a passar horas ao telefone todas as noites. Ele está em turnê com sua banda, mas, quando volta à cidade algumas semanas depois, me convida para jantar e assistir a um show de comédia – um encontro de verdade. Depois do show, caminhamos até o meu apartamento e ele me beija – dessa vez, na boca. Começar uma vida nova parece bem menos aterrorizante com alguém ao meu lado.

Gosto de tudo em Jon. Gosto da maneira como seu cérebro explode em um milhão de ideias e de como seus dedos deslizam sobre as teclas do piano. Gosto da sua ambição galáctica, o que me faz também querer expandir a minha. Gosto do fato de ele manter sua energia ilimitada sem a ajuda de cafeína; seu equilíbrio, sem álcool; sua sanidade, sem drogas. E mais que qualquer outra coisa, gosto de como me sinto quando estou com ele. Jon me trata como uma pessoa saudável, normal e capaz – como a garota selvagem e levada que eu era aos 13 anos, quando nos conhecemos. Ele me trata como se eu nunca tivesse ficado doente, o que, embora não seja compatível com a maneira como me vejo e me sinto, me faz querer agir assim. E por um tempo é assim que ajo. E sou tão boa nisso que quase me convenço de que é verdade.

Mesmo que eu não consiga admitir para mim mesma, Jon me seduz tanto quanto a ideia de que um novo relacionamento vai ajudar a me reintegrar mais facilmente no reino dos sãos. Nas semanas seguintes, não quero me desgrudar dele. Me junto à turnê de Jon e sua banda por alguns dias. Caminhamos de mãos dadas por cidades desconhecidas, conversando por horas a fio e fazendo declarações de amor tímidas em bancos de parques. Ficamos até tarde da noite com seus amigos, indo de um clube de jazz para o outro, até o dia amanhecer. Nunca deixo transparecer quão exausta estou e nunca digo não, determinada a provar que consigo desfrutar da vida como todo mundo.

Mas de volta a Nova York, quando vamos passar nossa primeira noite juntos em meu apartamento, estou nervosa e trêmula. Uma coisa era ter um relacionamento íntimo com Will, que foi testemunha da metamorfose pela qual meu corpo passou; outra coisa completamente diferente era ter um relacionamento íntimo com alguém novo. Enquanto tirávamos nossas roupas, me senti exposta e insegura. Meu corpo revelava uma história diferente daquela que eu vinha contando: eu tinha perdido 9 quilos depois das infecções intestinais e minhas costelas estavam visíveis sob a pele fina. Meus braços estavam cobertos de hematomas e marcas de agulha das bolsas de soro, das injeções e dos exames de sangue. Os vários cateteres venosos que implantaram em mim ao longo dos anos deixaram cicatrizes no meu peito e no meu pescoço. E meu cateter totalmente implantável: eu ainda estava com ele.

O cateter totalmente implantável, uma pequena elevação embaixo de uma cicatriz, fica sobre o meu seio direito e era duro ao toque. Eu não sabia se deveria explicar o motivo de ainda estar com ele ou torcer para que Jon não o percebesse no quarto escuro. Ele não sabe de muita coisa. Se as coisas ficarem mais sérias entre nós, terei que tocar em assuntos pouco sexy como infertilidade e menopausa induzida pela quimioterapia, entre outros. Só de pensar nessas conversas começo a considerar o celibato. *Inspire, expire. Não sei como fazer isso.*

Jon percorre meus lábios com o dedo, descendo pelo meu pescoço até as cicatrizes no meu peito. Ao se inclinar, ele encosta os lábios suavemente no meu cateter e diz:

– Você é a mulher mais linda que já conheci.

O verão tem o perfume de paixão no ar. Paixão não apenas por Jon, mas pela promessa de uma vida diferente. O problema é que estou construindo essa nova existência sobre os escombros da antiga. No final de agosto, depois de muitas semanas sem nos vermos, eu e Will decidimos nos encontrar. Pegamos cafés gelados na nossa cafeteria favorita do outro lado da rua e seguimos para o terraço do meu prédio.

– Quero te falar uma coisa – digo ao nos sentarmos a uma mesa de piquenique.

– Eu também, mas fale você primeiro – responde ele, sempre cavalheiro.

Eu estava ali para contar a ele sobre Jon. E o anúncio não sairia do nada. Logo no começo do verão, eu tinha dito a Will que estava pensando em sair com outras pessoas, mas ele não era burro – sabia que quando eu dizia "outras pessoas", estava falando de Jon. Eu tinha mencionado que estávamos passando mais tempo juntos e me lembro de Will ter dito "Me avise quando se cansar da sua aventura". Ele parecia confiante de que era apenas um lance. O comentário me deixou enfurecida, em parte porque ele pareceu não se importar como eu havia esperado, e em parte porque muitas de suas suposições estavam corretas – sobre a raiva que eu sentia dele, sobre minha dificuldade de ficar sozinha. Mas, desde então, o que havia começado como uma aventura se transformara num relacionamento especial e significativo, e eu sentia que Will merecia saber a verdade.

Eu tinha passado a manhã toda praticando o que iria dizer, pensando que, se escolhesse as palavras certas, se falasse da maneira correta, Will iria entender. Nós poderíamos nos perdoar e talvez até formar as bases de uma amizade duradoura. Mas, cara a cara com Will, fica difícil sustentar essa ideia. Minhas pupilas pulam do seu rosto para o chão e de volta para ele. A verdade? Nossa situação é muito mais complicada. Quero acreditar que nosso relacionamento terminou, mas ainda estamos profundamente entrelaçados: Will ainda é meu contato de emergência em todos os formulários médicos, ainda é a primeira pessoa para quem quero ligar quando estou doente, triste ou com medo. Mas o que estou prestes a dizer tornará nossa separação concreta e irrevogável e, por alguns minutos, fico em dúvida se é isso mesmo que eu quero.

Tentando juntar coragem para falar, faço uma contagem regressiva mental – três, dois, um –, mas, quando finalmente consigo botar para fora, minhas explicações ensaiadas com tanto cuidado evaporam.

– Estou num relacionamento e é sério.

Will arregala os olhos. Enquanto observo sua expressão de choque, fico horrorizada comigo mesma. A negação permite que você viva num vácuo, sem ter que considerar o impacto de suas ações na sua própria vida e na vida de outras pessoas. A dor no seu rosto me deixa enjoada. Mas uma parte vergonhosa de mim também se sente satisfeita. Acho que no meu inconsciente eu queria que Will experimentasse um pouco da dor que senti quando ele foi embora. Quero provar que não sou a garota carente, impotente e doente que sinto que sou quando estou com ele. Quero que ele saiba que outras pessoas me acham atraente. Mas além disso, quero que ele valide o que eu estava esperando saber há muito tempo: que ele ainda se importa.

Will permanece em silêncio por bastante tempo. Quando ele finalmente recobra a compostura, seu olhar endurece. Ele me diz que, depois de tudo o que sacrificou, eu sou uma traidora e uma covarde por desistir de nós dois tão rápido. Ninguém nunca vai me amar ou cuidar de mim como ele fez, diz ele. E diz que não acredita nesse meu relacionamento. Avisa que, quando eu cair na real, vou me arrepender das minhas atitudes.

– Sabe o que é mais engraçado? – continua Will. – Vim aqui hoje para dizer que estou pronto para voltarmos a morar juntos. Pronto para dar outra chance ao nosso relacionamento. Mas você tornou isso impossível.

– Como você ousa? – falo entre os dentes. – Você não tem o direito de me abandonar quando estou doente e depois reaparecer quando finalmente estou bem.

– Beleza. Então acho que isso é tudo. Boa sorte para você e para o meu substituto – responde ele, se espreguiçando e bocejando com exagero.

Ambos tínhamos feito suposições erradas: eu não havia acreditado que ele iria embora depois do meu ultimato, e ele não havia acreditado que eu seguiria minha vida depois de ele ter ido. Mas não há como desfazer o que já está feito. Nenhum de nós consegue enxergar além da traição do outro. Ambos estamos magoados, mas fingimos indiferença. Somos orgulhosos demais para pedir ou oferecer perdão.

Depois que Will vai embora, continuo no terraço por bastante tempo. Estou desorientada e insegura de tudo: o céu, os pombos, as sirenes a distância. Inclusive de mim mesma. Mas, ainda assim, de uma coisa tenho certeza: ao mesmo tempo que não consigo imaginar uma vida sem Will, também não consigo imaginar um futuro com ele. Ambos precisamos nos libertar da codependência – dos nossos papéis de cuidador e paciente –, mas não nos vejo fazendo isso juntos, pelo menos não num futuro próximo. Para que possamos forjar identidades novas, precisamos seguir nossos próprios caminhos.

Mesmo assim, fico impressionada com a rapidez com que deixamos de ser um casal completamente apaixonado e passamos a ser dois estranhos um para o outro, cheios de dor e raiva. Quando começamos a desmontar o que restou de nós dois, parece que estamos no meio de um divórcio litigioso, e não de um término. Will devolve as chaves do meu apartamento. Fechamos nossa conta conjunta e cancelamos o plano família dos nossos celulares. Dividimos as coisas que compramos juntos e, embora não tenhamos pedido, nossos amigos e familiares também se dividem.

Quanto a Oscar, concordamos com uma guarda compartilhada, em que eu cuido dele durante a semana e Will fica com ele aos sábados e domingos. Nas primeiras vezes que fazemos isso, Will toca a campainha e entra no apartamento para pegar Oscar. Então, um dia, ele vê um par de tênis masculinos tamanho 46 na sapateira da entrada. Depois disso, passamos a nos encontrar em território neutro quando precisamos buscar ou deixar Oscar. Logo Will começa a não aparecer. Ele acaba confessando que é muito difícil. Ele também precisa seguir em frente.

Seguir em frente. Fico obcecada com essa frase. O que ela quer dizer? O que não quer dizer? Como fazer isso para valer? Parecia tão fácil no começo, e agora percebo que seguir em frente é um mito – uma mentira que você conta para si mesmo quando a vida se torna insuportável. Uma ilusão de que é possível construir uma barreira entre você e seu passado – de que é possível ignorar a sua dor, de que você pode enterrar seu grande amor sob um novo relacionamento, de que você é um dos poucos que têm a sorte de escapar da elaboração da perda, da cura e da reconstrução –, e de que, quando tudo isso te alcançar, você não vai sangrar.

Quando o verão dá lugar ao outono, começo a ficar impaciente com meu cateter, o último vestígio do câncer que posso tocar e ver no meu corpo. Os médicos insistem que não devo tirá-lo até que tenham certeza de que não vou mais precisar dele. Mas quero usar uma roupa sem me preocupar que as pessoas vão ficar olhando para o disco estranho despontando na minha clavícula. Quero me livrar do que parece ser a última barreira entre mim e a normalidade. Na minha próxima consulta de rotina no Sloan-Kettering, falo novamente que quero removê-lo. Afinal, minha última sessão de quimioterapia foi há cinco meses. Desde então, tive inúmeros sustos – que resultaram em três colonoscopias e três endoscopias, alguns raios X e uma biópsia da medula óssea depois de uma preocupante e misteriosa queda nas minhas plaquetas –, mas, em geral, minha saúde estava relativamente estável. Depois de discutirem entre si, a equipe médica concorda com a remoção e agenda a cirurgia para a semana seguinte. É um voto de confiança não apenas na minha habilidade de *estar* saudável, mas de *permanecer* saudável. Mal pude acreditar.

Numa sexta-feira no final de outubro, eu e Jon vamos ao Sloan-Kettering para realizar o procedimento. Depois de ver como uma doença pode destruir um relacionamento, tentei manter Jon distante de tudo relacionado a médicos. Chego até a esconder a caixinha com os meus remédios quando ele dorme em casa e só os tomo quando ele não está por perto. Não espero nada dele e não fico pedindo muita coisa – precisar de ajuda demais destruiu meu último relacionamento –, mas as regras do hospital exigem que alguém me leve para casa depois da cirurgia.

– Aqui estão as luvas e as máscaras descartáveis – explico para Jon na sala de espera. – É, você também precisa usá-las para proteger os outros pacientes que estão com o sistema imunológico comprometido.

É estranho ter que explicar para ele coisas que já são automáticas para mim. Fico olhando para ele, analisando sua linguagem corporal em busca de sinais de que toda essa coisa de câncer o assusta, mas Jon parece tranquilo.

Uma enfermeira se aproxima e faz algumas perguntas preliminares antes de me levar até a sala de cirurgia. Entre as perguntas usuais – "Que remédios você está tomando?", "Algum sintoma novo?", "Dor?" –, ela lança algumas inesperadas:

– Vi na sua ficha que sua última hospitalização foi em decorrência de uma infecção intestinal causada pela bactéria *C. difficile* e possível DECHT no intestino – diz ela. – Você ainda continua sentindo náuseas? Quantas vezes por dia seu intestino funciona? E a consistência das fezes? Ainda estão moles?

A essa altura estou tão mortificada que abafo impulsos assassinos – mas se Jon ficou com nojo, não demonstrou. Quando chega o momento de me levarem à sala de cirurgia numa cadeira de rodas, ele me beija por cima da máscara e diz que estará ao meu lado quando eu acordar.

Me deito na mesa de cirurgia cercada de luzes fluorescentes, usando o camisolão hospitalar aberto nas costas.

– Parabéns! – exclama o cirurgião ao entrar na sala. – Fiquei sabendo que você está sendo deportada hoje. – Ele está se referindo à retirada do meu cateter do tipo Port, é claro; o portal para os inúmeros quimioterápicos, antibióticos, células-tronco, imunoglobulina e transfusões de sangue que entraram no meu corpo desde o diagnóstico. É uma piada que ele com certeza já contou dezenas de vezes, uma rotina para fazer o paciente sorrir. Por mais problemática que a piada seja, esse momento de fato parece um tipo de deportação, um procedimento final que vai me colocar firmemente de volta no reino dos sãos.

Colocam uma máscara de anestesia no meu rosto e sou instruída a fazer uma contagem regressiva, a partir de 10.

– Te vejo do outro lado – diz o cirurgião antes de eu cair no sono.

Acordo na sala de recuperação 45 minutos mais tarde. Sinto minhas mãos e meus pés formigarem enquanto desperto lentamente. Quando minhas pálpebras se abrem e minhas pupilas rodam pelo quarto como bolas de gude, não consigo entender por que Jon – e não Will – está sentado na cadeira ao lado da minha cama. Então vejo o curativo no meu peito e me lembro do que aconteceu. Em vez de aliviada, fico triste com a remoção do meu cateter – me dou conta de que minhas visitas ao Sloan-Kettering serão mais espaçadas, que não verei minhas enfermeiras e meus médicos favoritos com tanta frequência. A tristeza é o começo de algo complexo e desconcertante demais para ser analisado nesse momento. Digo a mim mesma que são os efeitos colaterais da anestesia.

Mais tarde naquela mesma noite, Jon sugere sair para comemorar. Ainda me sinto estranha, mas faço um esforço para me animar. Nos vestimos e vamos a um evento de gala no Apollo Theater. Jon, que se tornou uma celebridade entre a elite cultural do Harlem, é afastado toda hora da nossa mesa por pessoas que querem conversar ou tirar uma foto com ele. Fico sentada sozinha a maior parte da noite, bebendo taças de vinho branco. Em determinado momento, o curativo no meu peito se solta, escorregando pelo meu umbigo e pela barra do vestido, até cair no chão. Chuto-o discretamente para baixo da mesa, olhando ao redor para ver se alguém notou. Os pontos expostos, sensíveis e doloridos, roçam no tecido do vestido. Tento ignorar a dor enquanto observo os casais dançando no piso preto e branco, mas é inútil. Ver aquelas mulheres elegantemente vestidas e os homens de terno brilhando sob a iluminação do salão faz a parte onde estou sentada parecer de alguma forma mais escura e solitária. Quando levo a mão ao rosto, me surpreendo ao perceber que minha pele está grudenta. Lágrimas misturadas a rímel correm pelo meu rosto em grandes gotas pretas.

– O que foi? – pergunta Jon, alarmado, quando volta à mesa. É uma pergunta que ele vai repetir inúmeras vezes nos meses seguintes, chocado ao descobrir que a mulher alegre, confiante e pronta para tudo por quem ele se apaixonou era uma fachada.

O que respondo:

– Está tudo bem.

O que quero mesmo dizer, mas não sei como articular: meu cateter foi removido, mas ele não se foi. Sua ausência é um novo tipo de presença, a compreensão de que ainda terei que lutar contra todas as outras marcas da doença. Os efeitos destrutivos que o tratamento teve no meu cérebro, no meu corpo, no meu espírito. A dor de enterrar um amigo atrás do outro e o pesar que vem se acumulando, abandonado, dentro de mim. A dor de perder Will e o medo de ter cometido um erro ao não aceitá-lo de volta. O terror e a confusão que sinto a respeito do que fazer em seguida.

Depois de três anos e meio – mais de quatro, se contar o início da coceira –, estou oficialmente livre do câncer. Pensei que me sentiria vitoriosa quando esse momento chegasse, pensei que iria querer comemorar. Mas parece o começo de um novo acerto de contas. Passei os últimos 1.500 dias trabalhando incansavelmente para atingir um objetivo: sobreviver. E agora que sobrevivi, percebo que não sei como viver.

A jornada do herói é uma das mais antigas narrativas da literatura. Sobreviventes, assim como heróis, encararam perigos mortais e passaram por testes impossíveis. Apesar de tudo, eles perseveram, tornando-se melhores e mais corajosos depois das cicatrizes da batalha. Uma vez que a vitória é certa, eles retornam transformados ao mundo normal, mais sábios e com um novo apreço pela vida. Nos últimos anos, vi essa narrativa em todos os lados, em filmes e livros, em campanhas beneficentes e cartões de melhoras. É difícil não cair nesses clichês quando eles estão arraigados em nossa cultura. Pode ser ainda mais difícil não internalizá-los e não sentir que você tem que viver à altura deles.

No outono, tentei habitar essa narrativa, voltar a viver da maneira mais triunfante possível. Me arrastei para a academia no porão do meu prédio duas vezes por semana – um feito até mesmo para a Suleika de antes da doença. Comprei um liquidificador e, por alguns dias, me forcei a beber sucos de couve de embrulhar o estômago. Vou ao café do meu bairro todos os dias de manhã e tento escrever algo novo. Tenho momentos de leveza e alegria quando saio para dançar com amigos, mas eles são breves – vão embora tão rápido quanto aparecem.

Mas eu deveria estar melhor, repito para mim mesma sem parar. Afinal de contas, no papel, não estou mais doente. A enxurrada de consultas, exames de sangue e ligações de amigos e familiares preocupados diminuiu muito. A qualquer momento, serei considerada boa o suficiente para parar de receber o auxílio-doença. Se conseguir ficar livre do câncer por alguns anos, posso até me juntar ao time de sobreviventes considerados "curados". E ainda assim, nunca me senti mais longe de ser a mulher saudável e feliz que eu esperava ser quando tudo isso acabasse.

Todas as manhãs, engulo um punhado de pílulas. Imunossupressores evitam que meu corpo rejeite a medula do meu irmão. Duas doses diárias de antivirais e antibacterianos protegem meu frágil sistema imunológico. A Ritalina combate a fadiga crônica e a névoa mental que não desapareceram desde o transplante. A levotiroxina faz o trabalho que minha tireoide – destruída pela quimioterapia – deveria fazer. E repositores hormonais atuam no lugar dos meus ovários murchos.

Ainda piores são as cicatrizes psicológicas, praticamente invisíveis para as outras pessoas e difíceis de consertar. A depressão cai sobre mim como um demônio, me mantendo prisioneira por dias, às vezes semanas. A ansiedade atinge níveis elevadíssimos quando preciso esperar o resultado de exames de sangue de rotina. O pânico toma conta de mim toda vez que vejo uma ligação perdida do consultório médico ou quando descubro um hematoma misterioso na perna. O pesar continua me assombrando, e os olhos verdes de Melissa aparecem nos meus sonhos todas as noites.

Quanto mais tento encontrar meu lugar no reino dos sãos e viver à altura das expectativas da jornada do sobrevivente, mais sinto uma dissonância entre o que é e o que deveria ser.

Até mesmo reconhecer isso parece impossível: já fiz meus pais passarem por tanto sofrimento que não quero preocupá-los com os desafios que estou enfrentando. Meus médicos estão concentrados em tratar o câncer, não o que vem depois dele. Dolorosamente ciente de que os desafios pós-câncer são um privilégio que muitos não têm a chance de experimentar, tenho medo de soar ingrata – ou, pior ainda, insensível para aqueles que lidam com situações mais drásticas.

Mas as contradições me deixam obcecada por perguntas sem respostas: será que meu câncer vai retornar? Que tipo de trabalho posso fazer quando preciso dormir quatro horas no meio da tarde e meu sistema imunológico fragilizado ainda me manda frequentemente para a emergência? Minha editora quer que eu retome a coluna. Ela diz que os leitores querem saber como estou, querem saber sobre a vida depois do câncer. Mas sempre que me sento para escrever, só consigo escrever mentiras. Quero dar aos leitores o tipo de narrativa que eu e eles esperamos ouvir todos esses anos – quero poder dizer que eu e Will ainda estamos juntos, que nosso casamento adiado vai acontecer em breve, que estou treinando para uma maratona, vou ter um bebê e estou fazendo matérias investigativas em lugares longínquos. Mas é claro que isso seria ficção.

Como não consigo conciliar os fatos da minha realidade com o que eu havia imaginado que seria a remissão, deixo a coluna num hiato permanente. Garanto minha segurança financeira fazendo algumas palestras e trabalhando numa firma de investimento imobiliário, cujo trabalho pode ser feito remotamente, da minha cama. Mas não é viável nem prazeroso. Quase nunca vejo meus amigos, e quando os vejo me deparo com as três perguntas mais temidas: como está a minha saúde? O que aconteceu comigo e com Will? O que vou fazer agora? Uma hora, paro de sair.

Enquanto isso, a carreira de Jon está decolando. Ele é a pessoa mais guerreira que conheço e sinto muito orgulho do seu sucesso, mas é difícil manter um relacionamento com um músico que passa mais tempo na estrada do que em casa. Ainda não me sinto segura em meu próprio corpo sem ter uma companhia constante ou um cuidador ao meu lado, e sempre que estou sozinha, desabo. Ao mesmo tempo, quando Jon está na cidade, mantenho uma certa distância. Esses sinais contraditórios o confundem e ele logo começa a pedir mais. Quer saber qual o futuro do nosso relacionamento. O que eu penso sobre casamento e filhos. Quer que eu me abra. Mas quanto mais ele pergunta, mais a distância entre nós aumenta.

Quando Jon viaja para tocar, me encolho na cama, exausta com o esforço de fingir que estou bem. Puxo o cobertor sobre a cabeça e me acomodo na minha posição habitual: fetal. Choro – soluços feios, tremendo. Fico assim por dias a fio, com as cortinas fechadas, ignorando e-mails e ligações, deixando o apartamento apenas quando Oscar gane. Toda noite vou dormir dizendo a mim mesma que amanhã será o dia em que eu finalmente vou acordar bem. Toda manhã acordo me sentindo tão triste e perdida que mal consigo respirar. Nos piores momentos, fantasio adoecer novamente. Sinto falta do senso de propósito e da claridade que eu tinha durante o tratamento – da maneira como olhar a morte nos olhos simplifica as coisas e faz você se concentrar naquilo que importa de verdade. Sinto falta do hospital. Assim como eu, todos ali estavam quebrados, mas aqui, entre os vivos, me sinto uma impostora, sufocada e sem conseguir funcionar.

Numa manhã daquele inverno, estou caminhando com Oscar, com a cara de zumbi de alguém que passa o tempo entre a Terra e algum outro lugar mais sombrio. Quando começo a caminhar pela avenida A, trombo com um homem que reconheço vagamente do café do bairro que os freelancers frequentam – um escritor, eu acho. Está bem-vestido, com um casaco de lã com detalhes de couro nos cotovelos e uma maleta. Estou de pijamas e fumando um cigarro que comprei na lojinha da esquina por 50 centavos.

– Acorda, princesa! – exclama ele, me olhando da cabeça aos pés. – A morte é o último recurso.

Me sinto envergonhada de estar ali, sob o escrutínio do olhar dele e o brilho do sol de inverno. Passei a maior parte da vida adulta lutando para sobreviver e acabei me tornando o tipo de pessoa que precisa do alerta de um estranho preocupado no meio da calçada. Durante o tempo em que estive em tratamento, tinha apenas uma convicção: *Se eu sobreviver, tem que valer alguma coisa. Não quero apenas viver, quero uma vida boa, cheia de aventuras, de significado. Do contrário, qual o sentido?* E ainda assim, o lugar a que cheguei é exatamente o oposto. Agora que fui presenteada com a possibilidade de uma vida boa, não a estou vivendo – pior, a estou desperdiçando. O sentimento de culpa se junta à minha vergonha: sei que tenho muita sorte de estar viva, quando tantos daqueles que amo não estão. Da turma de 10 amigos com câncer que formamos durante meu tratamento, apenas três ainda estamos aqui.

Caminhando para casa, começo a ver as coisas com clareza: não posso continuar assim. Alguma coisa – ou talvez tudo – precisa mudar.

26

RITOS DE PASSAGEM

Existe um impulso de ligar uma decisão monumental – como embarcar numa longa jornada – a uma única epifania, a um momento de inspiração. Um plano de ação que já chega pronto quando você está deitado no chão, rezando para que alguma coisa, qualquer coisa, mude.

Isso não aconteceu comigo.

Minha decisão de sair de casa e botar o pé na estrada chega aos poucos, em etapas, mas começa com uma viagem que faço em nome de outra pessoa.

No dia do aniversário de um ano da morte de Melissa e do fim da minha quimioterapia, estou de pé na fila do Aeroporto Internacional John F. Kennedy, rezando para que os agentes do aeroporto não inspecionem minha bagagem de mão. Com um nome como Suleika Jaouad, não é incomum eu ser escolhida para a inspeção ao cruzar fronteiras ou em aeroportos. Mas, pela primeira vez, eu realmente tenho algo escondido. Na minha bagagem de mão há um frasco pequeno com cinzas dentro de um par de meias. Não estou contrabandeando drogas: apenas um pouco das cinzas de Melissa. Num voo de 15 horas para a Índia.

Depois que Melissa faleceu, uma doação foi feita em seu nome para enviar jovens com câncer a uma viagem para o exterior. Não pensei duas vezes antes de aceitar – assim como não pensei duas vezes quando os pais de Melissa me pediram que levasse um parte dela para a Índia. Aquele lugar tinha significado muito para ela em sua visita, e era para onde planejávamos viajar juntas algum dia. Minha decisão de ir era um jeito de comemorar a vida de Melissa e uma viagem que nunca aconteceu. Era também o primeiro exercício de enfrentar os meus fantasmas.

Não foi fácil convencer meus médicos a me deixarem viajar para a Índia, devido ao meu sistema imunológico fragilizado.

– O risco de uma infecção séria é muito alto – disse meu médico, quando levantei a ideia pela primeira vez. Mas ele por fim se convenceu e começou a reduzir as doses de imunossupressores para que meu corpo começasse a desenvolver uma defesa contra os germes. Tive que tomar algumas vacinas, fazer uma série de exames de sangue e receber a permissão de cada um dos meus médicos, confirmando que eu estava bem o suficiente para ir.

Quando embarco no avião da Air India, coloco uma máscara descartável no rosto e esterilizo meu assento, a mesinha de comida e os braços da cadeira com lenços desinfetantes. Apesar dessas precauções, adoeço em função de um vírus alguns dias depois de aterrissar em Delhi. Sinto fraqueza e tenho febre durante a maior parte das duas semanas que fico ali e acabo tendo que ir a um hospital local para ter certeza de que não é nada sério. Começo a entender que, não importa quanto tempo passe, meu corpo jamais vai se recuperar completamente e voltar a ser como antes – que eu não posso ficar esperando até que esteja "bem o suficiente" para começar a viver de novo. É duro admitir isso, mas necessário. Pode ser que eu nunca me livre da doença, por isso preciso começar a seguir em frente com ela.

Embora me sinta péssima, toda manhã me arrasto para fora da cama e saio para explorar a cidade. Coloco o frasco com as cinzas de Melissa no bolso do casaco e o carrego comigo para todos os lugares aonde vou, sentindo sua presença ao meu lado em todos os momentos. Juntas, exploramos as ruas empoeiradas de Delhi: os pungentes mercados de especiarias, as galerias de arte contemporânea e os vastos jardins em meio às ruínas. Andamos de riquixá entre um emaranhado de ônibus, bicicletas e às vezes elefantes. Enquanto passeamos, incorporo o olhar artístico de Melissa e admiro as cores vibrantes – os sáris coloridos, as lojinhas de flores cheias de cravos-da-índia e os pigmentos de cores vivas que os foliões jogam no ar aos montes durante o Holi, um festival hindu. Passo as tardes como voluntária num abrigo para pessoas necessitadas em estado terminal, onde estendo as roupas lavadas no varal e levo comida aos acamados.

Deixo o Taj Mahal por último. Carreguei Melissa comigo durante essas duas semanas e chegou a hora de dizer adeus. Chego de manhã, antes de o sol nascer: apenas 10 turistas estão na fila, esperando que os portões se abram. As ruas estão escuras e desertas, exceto por uma vira-lata dormindo no meio da rua, seus filhotes enroladinhos nela para se manterem aquecidos. Aviso ao guia que tenho um frasco com cinzas que quero espalhar quando entrarmos. Ele me diz que isso é contra as regras e que os seguranças são muito rígidos, jamais deixarão que eu faça isso. Conto a história de Melissa para ele e quanto ela sonhou voltar ali. Quando termino de falar, o guia não só concorda como se oferece para esconder o frasco.

O Taj Mahal parece um poema flutuante no escuro, um sonho branco como a Lua, com seus pilares e minaretes de mármore. É um lugar que tocou Melissa quando ela encarava o fim de sua vida, e depois de estudar sua história entendi por quê. Ele foi encomendado pelo imperador mongol Shah Jahan como um memorial para sua esposa, que havia morrido ao dar à luz o 14º filho deles, em 1631. O imperador ficou tão abalado que, segundo a lenda, seu cabelo ficou branco da noite para o dia. Ele jurou imortalizar o amor deles com o monumento mais lindo que o mundo já tinha visto. O Taj Mahal levou décadas para ser construído, mas, quando foi concluído, o imperador finalmente encontrou a paz. Enquanto caminho pelos seus jardins monumentais, penso em como o Taj Mahal simboliza tanto o amor quanto a perda. Assim como minha amizade com Melissa. Estou aprendendo que na vida você não pode ter um sem o outro.

Subindo as escadas, admiro a caligrafia e as pedras semipreciosas – coral, jade, ônix – incrustadas no mármore. Dou uma volta nos fundos da varanda que dá para o Yamuna, um rio sagrado flanqueado pelas piras funerárias onde os hindus realizam os últimos rituais para os seus mortos.

Olhando o rio, penso na última foto que Melissa postou no Instagram. Era uma foto dela na Índia, com a seguinte legenda: *gate gate paragate parasangate bodhi svaha*. Foi, foi, foi além, foi completamente para a outra margem, chegou à iluminação, que maravilha. Olho ao redor em busca dos seguranças e, quando não vejo ninguém, ultrapasso o cordão de isolamento e caminho até o parapeito. Abro minha mão em direção ao rio. Por um instante, o frasco brilha com a luz do sol. Então cai na água e se vai.

Levar as cinzas de Melissa para o lugar que ela mais amava não diminuiu a dor da perda, mas me mostrou um jeito de começar a interagir com a minha dor. Me mostrou a importância de um ritual durante o luto – uma cerimônia que nos permite carregar sentimentos complexos e confrontar a perda, que abre caminho para o paradoxo de aceitar o passado como um caminho em direção ao futuro. Isso me faz pensar nas outras maneiras que celebramos marcos: aniversários, casamentos, chás de bebê, batizados, *bar mitzvah* e festas de 15 anos. Esses ritos de passagem nos permitem migrar de uma fase a outra da nossa vida. Eles evitam que fiquemos presos no meio do caminho. Nos mostram uma maneira de honrar o espaço entre "não mais" e "ainda não". Mas não tenho rituais predeterminados. Sou livre para criá-los.

Dali, a continentes de distância dos Estados Unidos, consigo ver minha vida de forma mais clara. Por muito tempo, fui como uma abelha presa dentro de casa, batendo a cabeça contra o vidro da janela com cada vez mais desespero, numa tentativa inútil de escapar. Essas duas últimas semanas ofereceram um descanso temporário, mas tenho medo de que, assim que voltar a Nova York, a tristeza e a sensação de estar empacada voltem também. Sinto que preciso tomar uma atitude drástica para que isso não aconteça.

Durante o longo voo de volta para casa, sonho em embarcar numa peregrinação solitária, embora ainda não saiba que forma ela vai tomar. Quero estar em movimento – encontrar um jeito de soltar as amarras, de me aventurar nas paisagens deste mundo. Não porque tenha vontade de explorar, mas porque tenho medo do mundo e da minha capacidade de explorá-lo sozinha. Não quero ter nenhuma expectativa. Não quero pedir nada. Nem depender de ninguém. Quero descobrir o que está do outro lado desse lugar intermediário. Quero começar a viver de novo.

Ainda não tenho a visão nem a força e os recursos necessários para me lançar numa jornada épica, por isso começo minha busca com uma série de viagens curtas. Algumas semanas depois de voltar para casa, pego um trem em direção a Vermont, onde minha família tem uma pequena cabana de madeira perto das Green Mountains. Sempre estive doente demais para ir ali sozinha. Agora, no entanto, aprender a estar sozinha parece uma etapa necessária antes de fazer qualquer coisa. Preciso acreditar que posso ser independente. Preciso me tornar minha própria cuidadora. Demorei algum tempo para me reconhecer como uma paciente com câncer. Depois, por muito tempo, isso era tudo que eu podia ser. Chegou a hora de descobrir quem eu sou agora.

Escondida no meio da floresta, a cabana não tem sinal de celular e a cidade mais próxima fica a 24 quilômetros, passando por uma rodovia deserta, milharais, árvores e de vez em quando uma fazenda. Exceto por uma vizinha, Jane, que é aposentada e mora com o marido a 1,6 quilômetro de distância, não conheço ninguém. Como ainda não tenho habilitação, Jane se oferece para me buscar na estação de trem. Ela me leva até o supermercado para que eu possa me abastecer de provisões e depois me deixa na cabana, onde permanecerei até ficar sem comida.

— Querida, tem certeza de que você vai ficar bem aqui sozinha? — pergunta ela, com uma expressão de preocupação no rosto. Com exceção de Oscar, somos só eu, o veado que come a grama embaixo da macieira e as montanhas e os pinheiros a distância.

— Eu gosto da solidão — respondo, com um ar de falsa autoconfiança. A verdade é que estou morrendo de medo do que vai acontecer quando eu ficar sozinha com meus pensamentos.

Jane vai embora e eu desfaço minha mala, então sento na poltrona ao lado da lareira de pedra e tento ler. Mas estou ansiosa e não consigo me concentrar. O silêncio e o isolamento têm o efeito de uma lupa e consigo ver com mais clareza do que nunca a pessoa frágil e medrosa que me tornei. Cada uivo e chirrio vindo da floresta me faz pular de susto, e acordo no meio da noite para conferir se a porta está trancada ou se algum assassino em série está escondido atrás das toras de madeira na varanda. Na minha vida a.C. – antes do câncer –, eu era obstinada e independente e me orgulhava da minha bravura, fosse estudando no Egito, mandando notícias da Faixa de Gaza ou "mochilando" pelo deserto da Jordânia. Minhas saídas frequentemente beiravam a falta de responsabilidade. Mas viver por tanto tempo com uma doença que pode matar mudou minha relação com o medo. Me treinou para viver em alerta máximo, para perceber os incontáveis perigos potenciais à espreita dentro do meu corpo e além dele.

Fico nervosa e desconfortável durante quase toda a minha primeira viagem a Vermont, mas me forço a viver sob uma regra: o medo não pode me fazer ir embora. Nos momentos em que tudo que quero é sair correndo de volta para a cidade, decido ficar mais uma noite, depois duas, e então três. Decido acreditar que o que parece desconhecido e assustador logo se tornará familiar e seguro. Digo a mim mesma que, com o tempo, vou me cansar de levantar da cama para verificar se a porta está trancada e de me assustar com predadores imaginários. Talvez até comece a transformar em verdade a mentira que contei para Jane – talvez comece a gostar de ficar sozinha. Quando retorno para a cidade, no quarto dia, ainda não estou nesse estágio, mas estou mais perto do que antes.

Nos dois meses seguintes, volto a Vermont sempre que possível. Cada vez começo a me sentir mais dona de mim mesma, um pouquinho mais corajosa e curiosa a respeito do que está do outro lado da janela. Caminho distâncias cada vez mais longas com Oscar, que sai correndo na frente, me guiando por estradas secundárias sinuosas, celeiros decrépitos, córregos borbulhantes e margens de rio emolduradas com musgo cor de esmeralda. Aprendo a acender fogueiras e me aventuro na floresta em busca de material para queimar. Um dia, um urso-pardo se aproxima da propriedade e Oscar pula da varanda, rosnando para ele com a ferocidade de um leão. O urso fica tão surpreso que tropeça e cai, depois sai correndo e desaparece por detrás das árvores. "A coragem das crianças e dos animais deve-se à sua inocência", escreveu Annie Dillard. "Deixamos nosso corpo seguir o caminho dos *nossos* medos."

Passo dias inteiros sem ver ninguém. Ligo para Jon de vez em quando, mas ele está ocupado fazendo outra turnê. Ele também parece entender – sem que eu precise explicar – que estou lidando com algo grande e desafiador e que o que mais preciso é de tempo sozinha. Minha solidão é interrompida apenas pelas visitas esporádicas de um jovem chamado Brian, que vem tirar a neve da entrada e, quando o tempo esquenta, ajudar com o jardim. Um dia, ficamos conversando e, quando ele descobre que não sei dirigir, se oferece para me ensinar. Em troca das aulas, empresto a ele meus ouvidos enquanto ele descreve as dificuldades de sair do armário na parte rural de Vermont e suas diversas aventuras no aplicativo de relacionamento gay. Pensamos no que escrever no seu perfil.

– Tímido, barbado, 104 quilos, aparência comum. Coração grande, romântico inveterado. Flor favorita: flor de cebola roxa – diz Brian.

Eu sugiro:

– Geminiano bem-dotado.

Ele cai na risada.

– Na verdade, sou leonino.

Brian é o mais próximo que tenho de um amigo aqui e gosto da sua companhia, e de me sentar ao volante.

Aprender a dirigir foi um marco na adolescência da maioria dos meus amigos, que, assim que completaram 16 anos, correram até o departamento de trânsito para tirar suas habilitações. Para eles, assim como para a maioria dos adolescentes norte-americanos, dirigir era o último ritual para a vida adulta. Significava namorar no banco traseiro tarde da noite, dar carona aos amigos para ir ao shopping e a shows de música. Significava independência. Mas, para mim, dirigir soava como uma responsabilidade aterrorizante. Duas tentativas desastrosas na minivan dos meus pais tinham confirmado o que eu já suspeitava: era melhor para os pedestres, os ciclistas e os motoristas que eu não aprendesse a dirigir. Não por coincidência, tinha escolhido fazer faculdade numa cidade pequena, onde carros não eram necessários, e depois da graduação viver em cidades grandes, onde o meio de transporte principal era o metrô.

No entanto, ficar em Vermont sem uma habilitação é mais do que inconveniente. Não gosto de pedir carona, pois isso só me faz lembrar da minha dependência. Quando o leite, que bebo com café, acaba, quero poder dirigir os 32 quilômetros até o mercado. Não é que eu tenha deixado de ter medo, mas meu medo está sendo lentamente substituído por uma sede de liberdade.

Durante todo o verão, Brian me ensina a dirigir pelas estradas secundárias e a fazer baliza entre os pinheiros. Quando me sinto mais confortável atrás do volante, uma ideia meio sem forma começa a se cristalizar num plano. O tempo que passei na Índia mostrou que viajar pode me tirar da zona de conforto e criar condições para que mudanças aconteçam. Está cada vez mais claro para mim que preciso deixar o familiar para trás, mas não quero fazer isso sozinha – quero buscar a ajuda de outras pessoas que possam me oferecer uma perspectiva, que possam guiar minha passagem. Quando finalmente sou aprovada no exame de direção, o próximo passo é óbvio: vou viajar de carro e visitar aqueles que me apoiaram quando eu estava doente.

É quase meia-noite e a lenha na lareira virou cinzas, mas reacendo o fogo e faço um bule de café. Sentada no chão da cabana, abro uma caixa de madeira feita à mão que comprei há muitos anos numa loja de antiguidades. Nela, estão cartões de aniversário que minha avó enviou, fotografias, ingressos e recordações médicas macabras, como pulseiras de hospital e meu cateter. A caixa também contém centenas de cartas. Alguns envelopes amassados que vieram de terras distantes, guardanapos com mensagens de amor, convites impressos em papel grosso e dezenas de impressões de e-mails, agora um pouco apagadas. Alguns deles foram enviados por pessoas que conheço bem, como o pai de Will. Ele me escreveu mais de 200 cartões-postais – um por dia no primeiro longo verão depois do diagnóstico e um por dia depois do transplante, até eu estar fora de perigo. Mas a maioria deles vieram de pessoas que não conheço.

Dizem que em tempos difíceis você descobre quem são seus verdadeiros amigos, mas no meu caso eu descobri de quem queria ser amiga. Pessoas com quem eu achava que podia contar desapareceram, enquanto outras que eu mal conhecia fizeram muito mais do que eu poderia esperar. Fiquei tocada com a consideração desses desconhecidos – leitores da minha coluna, comentadores anônimos da internet, colegas de sala de espera de hospitais e amigos de amigos que eu pouco conhecia –, que me enviaram pacotes com mimos, e-mails bem-humorados, confissões no Facebook e longas cartas escritas à mão. Eles eram mais honestos e vulneráveis comigo que a maioria das pessoas que eu conhecia pessoalmente. Dividiram comigo suas próprias histórias sobre o que é ter a vida interrompida, seja pelo choque de um diagnóstico ou algum outro tipo de trauma ou perda. Eles me ensinaram que, quando a vida te derruba, existe uma escolha: você pode permitir que a pior coisa que já te aconteceu sequestre o resto dos seus dias ou pode lutar para seguir seu caminho.

Desde o fim do meu tratamento, aquela caixa me atraía. Havia uma carta em particular que eu gostava de ler. Era um e-mail de Ned, o jovem de 25 anos que me escreveu quando eu estava morando no Hope Lodge, em 2012, falando sobre as dificuldades de fazer a transição de volta ao "mundo real". Aquela mensagem me irritou na época em que a recebi; ela chegou por volta de quando descobri que teria que reiniciar a quimioterapia depois do meu transplante. *O que pode tornar a volta à normalidade tão difícil?*, eu tinha pensado. *Tudo que quero é a normalidade*. Mas quando saí da névoa que envolvia o tratamento, percebi que Ned tinha razão. Enquanto tentava fazer a minha própria transição, voltei àquele e-mail inúmeras vezes, me sentindo confortada por aquelas palavras. Eu conhecia pouquíssimas pessoas que entendiam o que era estar presa entre dois mundos.

Havia muitos outros que me escreveram e que talvez pudessem dizer o que significava voltar a viver em meio aos escombros de uma catástrofe. Havia Howard, o historiador de arte aposentado de Ohio, que passara a maior parte da vida lutando contra um problema de saúde e mesmo assim havia construído uma vida vibrante. Havia Bret, o jovem que conheci brevemente quando fui sozinha pela primeira vez à sessão de quimioterapia e que agora estava se recuperando e tentando retomar sua vida em Chicago. Havia Salsa, a cozinheira que prometeu encher o meu prato se eu algum dia fosse a Montana. Havia Katherine, a professora de ensino médio da Califórnia que tentava seguir a vida depois do suicídio do filho. E, é claro, havia Lil' GQ, o presidiário do Texas que estava no corredor da morte e cuja caligrafia cuidadosa – com *p*'s e *q*'s delicados, escritos com caneta azul em papel de caderno gasto – ficou tatuada na minha memória: *Sei que nossa situação é diferente, mas a morte nos espreita de nossas sombras.*

Enquanto inspeciono o conteúdo da caixa, faço uma lista de 24 pessoas cujas palavras e histórias permaneceram na minha mente. Escrevo uma mensagem para cada uma delas. Explico que vou viajar e pergunto se estariam dispostas a se encontrar comigo. Depois de enviá-las, não sei o que esperar. Na maioria dos casos, faz anos que elas entraram em contato comigo pela primeira vez e na maior parte do tempo eu não estava bem o suficiente para responder. Não faço a menor ideia se elas vão se lembrar de mim – ou mesmo se ainda estão vivas. Mas, para minha alegria, dentro de poucos dias, minha caixa de entrada se enche de um coro quase unânime de pessoas me convidando para visitá-las.

Compro mapas rodoviários e os abro na mesa da cozinha. Correndo o dedo pelas linhas roxas das rodovias interestaduais, pelas linhas azuis dos rios e pelas áreas verdes dos parques nacionais, meu itinerário começa a tomar forma. A viagem será feita num círculo em sentido anti-horário ao redor dos Estados Unidos, indo do Nordeste ao Meio-Oeste, atravessando os estados das Montanhas Rochosas, descendo pela Costa Oeste, passando pelo Sudeste e pelo Sul e finalmente de volta à Costa Leste. Percorrerei cerca de 24 mil quilômetros, passarei por 33 estados e visitarei mais de 20 pessoas. Oscar e eu vamos para um internato em Connecticut, o loft de um artista em Detroit, um rancho na área rural de Montana, uma cabana de pescador na costa do Oregon, o bangalô de um professor no Ojai Valley e uma prisão infame em Livingston, Texas. Vamos para onde as cartas nos levarem e veremos o que vamos encontrar.

Nas duas semanas seguintes, volto a Nova York para encaixotar minhas coisas, coloco as caixas num galpão de armazenagem e alugo meu apartamento. Não tenho recursos para comprar meu próprio carro, mas meu amigo Gideon generosamente oferece seu antigo Subaru. Com a renda extra do aluguel do apartamento e os 4 mil dólares que consegui guardar, devo ter o suficiente para a minha viagem. Planejo acampar e dormir em sofás sempre que possível, e ficar em quartos de motel apenas ocasionalmente. Vasculho o Craigslist em busca de equipamentos de camping de segunda mão e compro um fogareiro portátil, um saco de dormir, um colchão dobrável e uma tenda. Coloco tudo isso – e uma caixa de livros, um saco de ração para cachorro, um kit de primeiros socorros e uma câmera – no porta-malas do carro. Antes de sair, faço um último check-up com meu oncologista, para ter certeza de que está tudo bem.

Minha viagem vai durar 100 dias. É o máximo que meus médicos concordaram em esperar até a próxima consulta, mas gosto de pensar que estou começando outro Projeto dos 100 Dias, um compromisso de realizar coisas novas todos os dias com a intenção de ampliar meu ser. Será o meu jeito de retomar o controle de um número que, durante a contagem até o dia 100 depois do transplante de medula óssea, representa um ponto crítico na recuperação do paciente. A diferença, dessa vez, é que esse rito de passagem fui eu que criei.

27

REENTRADA

No caos matutino do centro de Manhattan, termino de colocar meu equipamento no carro e afivelo o de segurança. Oscar está no banco de trás, arfando como um asmático ansioso, o corpinho tremendo tanto que dá para ouvir as plaquinhas da sua coleira tremelicando. Tento não me ofender com o medo dele. Oscar não tem muita experiência com carros – embora, para ser sincera, eu também não. *Ligue a seta, olhe o retrovisor, tenha cuidado com os pontos cegos.* Repito as instruções de Brian como se fosse um número de telefone que tenho medo de esquecer. Viro a chave na ignição. Quando o motor ronca e começo a dirigir, posso ouvir minha pulsação. Ao virar à direita na Nona Avenida, passo por uma lixeira transbordando, por bicicletas abandonadas acorrentadas a um poste e por um homem gordo, de olhos assustados e roupas gastas, que está de pé no meio da ciclovia. Ele parece estar acenando para mim – o que me parece estranho, mas nada de mais em Nova York. Quando passo por ele, ele acena mais, os braços erguidos acima da cabeça. Parece que ele está tentando me alertar sobre alguma coisa. Antes que eu possa me perguntar o que pode ser, ouço buzinas. E então cai a ficha: os carros estão buzinando para mim. E estão vindo na minha direção.

Estou dirigindo na contramão numa via de mão única nos primeiros cinco minutos da minha viagem de 24 mil quilômetros. Viro o volante para a esquerda e piso no acelerador. Faço a volta, por pouco não batendo de frente com outro carro. Estaciono no acostamento, a adrenalina correndo nas veias. *Essa viagem é uma péssima ideia*, penso, observando os carros passarem com pressa ao meu lado. *Não estou pronta. Sou inexperiente demais. Frágil demais para sobreviver no mundo lá fora. O mais sensato a fazer é desistir dos meus planos.* Mas mesmo enquanto falo essas coisas para mim mesma, sei muito bem que não vou desistir de nada – não posso. Ficar é me resignar a continuar quebrada para sempre. Partir é criar uma nova história. Então, na verdade, não tenho muita escolha.

Os detritos do meu passado estão espalhados pelas ruas de Manhattan. É a cidade onde nasci e onde quase morri. Onde me apaixonei e, no último ano, desmoronei. Pelo retrovisor, vejo a cidade ficando para trás, e não me sinto triste de vê-la partir.

Meu destino dessa primeira noite fica a apenas 160 quilômetros ao norte, mas não chegarei lá até o anoitecer. Me atrapalho com o caminho e acabo chegando à Garden State Parkway, indo em direção ao sul. Ainda desacostumada com o conceito de "pontos cegos", faço várias mudanças de faixa erradas, resultando em mais buzinadas e pelo menos um motorista mais agressivo me mostrando o dedo do meio. Atordoada, decido continuar em direção ao sul e parar numa pequena cidade em Jersey Shore para um almoço de última hora com uma amiga, depois voltar à rodovia e seguir para o norte. Atravesso lentamente a grande Nova York na hora do rush antes de chegar aos poucos às vastidões verdejantes de Connecticut. Dirigir não é um esporte propriamente dito, mas bem que parece. Meus punhos doem de tanto apertar o volante. Os tendões do meu pescoço latejam. O esforço de ficar ereta e me concentrar nas diversas variáveis do trânsito requer uma resistência que meu corpo ainda não tem e é difícil para mim imaginar como vou conseguir aguentar mais 99 dias disso.

Quando me aproximo de Litchfield, os pinheiros filtram os últimos raios de sol. Dou tapinhas na bochecha para permanecer acordada. Quando chego à fazenda dilapidada onde vou ficar, já é quase noite. Estaciono à sombra de um salgueiro antigo e cambaleio para fora do carro, respirando o ar fresco do outono, então pego a lanterna, o saco de dormir e as provisões para o jantar no porta-malas do carro. Caminho por uma trilha que leva a uma fileira de pequenas cabanas com vista para um prado.

Minha cabana é simples e ventosa, tem um único quarto com cadeiras descascadas, uma cama com cobertor de lã e uma mesa. Ela pertence ao amigo de um amigo que não está na cidade e disse que eu poderia ficar aqui. Sobre a mesa, ele deixou uma garrafa de vinho e um bilhete dizendo para eu me sentir em casa.

Penso em beber uma taça de vinho e fazer um jantar de verdade, mas estou cansada demais, em vez disso devoro um sanduíche de manteiga de amendoim e geleia e deito no meu saco de dormir. Do outro lado do quarto, uma porta deslizante de vidro dá para o prado. Observo a noite envolver tudo. Meus olhos se acostumam com o escuro e percebo pequenos detalhes que não tinha notado antes. A tênue silhueta das árvores balançando com o vento. As estrelas iluminando o céu noturno, uma a uma. Conto quantas são, tentando acalmar minha mente, mas o sono não vem. Não consigo ficar confortável no colchão, que é duro como pedra. Enquanto me viro de um lado para o outro, com saudades da minha cama, me pergunto o que estou fazendo ali – ou por que decidi botar o pé na estrada. Com o passar das horas, a escuridão sussurra todo tipo de preocupações nos meus ouvidos, conjurando tudo que pode sair errado nos próximos meses. Um baque forte do lado de fora da cabana me faz levantar, meu coração batendo acelerado. Descubro que é apenas a anteporta batendo por causa do vento. Me deito novamente, me sentindo patética – uma mulher de 27 anos com medo do escuro.

Enquanto isso, Oscar dorme. Ele está enrolado na cadeira, ressonando levemente. Tenho inveja desse relaxamento, da completa confiança com a qual ele caminha pelo mundo, aparentemente inconsciente de que existe perigo e morte no caminho. Sussurro o nome dele e fico aliviada quando o escuto pulando no chão. Ele caminha pelo quarto, as unhas clicando no chão de pedra, então aproxima o focinho da minha mão.

– Pode subir – digo, batendo de leve na cama. Oscar não tem permissão para dormir comigo na cama, e olha para mim, perplexo. Bato na cama de novo. Ele dá um impulso com as patas traseiras e sobe na cama, aterrissando no colchão sem a menor elegância. Acaricio o pelo macio atrás de suas orelhas, descendo a mão pelo pescoço até a pele rosa de sua barriga. Ele suspira, satisfeito, e se aninha no meu peito. Abraço-o. Somos companheiros na escuridão do nosso acampamento improvisado. Seu calor irradia através do algodão fino da minha camiseta. Fecho os olhos. Quando os abro de novo, uma luz alaranjada se estende pelo prado. O dia 2 chegou.

Ao alvorecer, deixo um bilhete de agradecimento, tranco a porta e sigo a trilha de volta ao carro, cansada e com os olhos vermelhos. Uma hora e meia e muitas pistas simples depois, chego ao primeiro endereço na minha lista: um internato feminino chamado Miss Porter's. Dormitórios de madeira branca em estilo vitoriano se destacam no meio de um gramado bem aparado, tão prístino e adequado que parece ter saído de um romance de Edith Wharton. Meus olhos percorrem a calçada ansiosamente, observando um grupo de garotas carregando mochilas pesadas e caminhando apressadas para a aula, até encontrarem um rosto conhecido.

Ver Ned pessoalmente é chocante. Tento conciliar o homem diante de mim com a fotografia do paciente com câncer careca sentado numa cama de hospital que recebi três anos antes. O Ned de hoje tem cabelos castanhos volumosos e usa óculos, camisa social azul e calças amassadas que conferem a ele a aparência madura e inteligente de alguém muito mais velho que seus 29 anos. É difícil acreditar que esta pessoa já esteve doente. Ele atravessa a rua para me cumprimentar e, quando o faz, a proximidade que sentia com ele desaparece em um piscar de olhos. Me dou conta de que, longe do brilho da tela do computador, somos apenas dois desconhecidos se encontrando numa calçada pela primeira vez.

Damos um abraço desajeitado.

– Estou tão feliz de conhecê-la! – exclama ele, com um sorriso tímido. – E minhas alunas também!

Ele ensina inglês para as alunas do ensino médio ali no Miss Porter's e, quando estávamos planejando minha visita, perguntou se eu poderia conversar um pouco sobre a minha viagem com as alunas dele.

– Por aqui – diz ele, me guiando pelo campus até um prédio, Oscar andando animadamente ao meu lado.

Chegamos a uma sala pequena, onde cerca de 12 meninas estão sentadas num semicírculo ao redor da mesa de madeira. Elas parecem puros-sangues, são atléticas e ágeis, com longos e lustrosos rabos de cavalo e jaquetas de flanela. Sinto minhas bochechas ficarem vermelhas e um aperto no peito, o que sempre acontece quando sou o centro das atenções. Quando observo mais atentamente, percebo que não há audiência mais intimidante do que um amigo de e-mail e um grupo de adolescentes.

– Bom dia, meninas – diz Ned. – Quero que vocês conheçam uma convidada bastante especial.

– Oi. Meu nome é Suleika Jaouad – falo. – Este é o meu cachorro, Oscar.

Quando falo seu nome, Oscar geme de excitação e seu bumbum felpudo começa a se remexer no chão. Um coro de "oooh" enche a sala enquanto as garotas se levantam para fazer carinho nele, e eu agradeço a Oscar em silêncio por me ajudar a quebrar o gelo. Quando os ânimos se acalmam e Ned pede que elas retornem a seus assentos, a atenção cai mais uma vez sobre mim. Troco timidamente o peso de uma perna para a outra enquanto explico que estou viajando de carro ao redor do país – uma viagem de 100 dias, para ser mais precisa. Digo que saí de casa ontem e ali é minha primeira parada.

A sala parece quente e abafada e eu anseio estar lá fora e respirar ar fresco. Me sinto exposta e respiro fundo, continuando a história sobre como recebi o diagnóstico de leucemia logo depois da minha formatura.

– Estou em remissão agora – digo. – Estou usando esse tempo na estrada para me recuperar do que passei e refletir sobre o que quero fazer em seguida. Durante esses meses na estrada, vou visitar algumas pessoas que me escreveram enquanto eu estava doente. Seu professor é uma delas.

Ned então diz às meninas que ele passou por uma experiência parecida quando tinha 20 e poucos anos e que, depois de ler minha coluna, se sentiu compelido a me escrever.

– Lembro de estar confinado num quarto de hospital, me sentindo sozinho e frustrado com tudo que eu estava perdendo – revela Ned, se virando para mim. – Acredite ou não, passei muito tempo fantasiando sair dali e embarcar numa jornada épica. Mas você está fazendo isso *mesmo*. E agora está aqui. Parece surreal.

As garotas nos observam, boquiabertas. Elas parecem impressionadas, mas também tocadas. É como se Ned parecesse menos professor e mais gente de verdade – um jovem não muito mais velho que elas, com uma vida fora da sala de aula, que adoece, sofre perdas e carrega segredos, assim como elas.

Na hora que se segue, as garotas erguem a mão uma atrás da outra e fazem dezenas de perguntas sobre a minha viagem e a minha escrita. Elas assentem em encorajamento enquanto falo, o que me deixa menos nervosa. Então elas começam a contar suas próprias histórias. Uma das garotas, cujos pais são de Bangladesh, fala sobre as dificuldades de transitar entre uma cultura e outra, em casa e na escola. Outra fala sobre a morte repentina do pai e como ela sente a falta dele. Uma atleta com sardas cor de mel me puxa de lado mais tarde e fala sobre seu próprio diagnóstico alguns anos antes.

– Antes, se você me perguntasse quem eu era, eu teria dito que era atleta – diz ela, baixinho. – Mas agora não tenho mais tanta certeza, porque o câncer faz coisas estranhas com você. Ele pega quem você é e tudo que você acha que sabe e joga tudo no lixo.

Quando o sino toca, várias delas permanecem na sala para conversar.

– Me leve com você – pede uma delas.

– Eu também quero ir! – exclama outra.

Me sinto profundamente grata a Ned e suas alunas. Eles me acolheram com minha timidez nervosa e escutaram minhas confissões acerca da falta de clareza do que me espera adiante. E, ainda assim, eles parecem acreditar no que eu me propus a fazer e veem minha viagem como algo excitante e válido. Não partilho da confiança deles, mas ela é muito bem-vinda. A franqueza deles me mostrou o que pode acontecer quando deixamos as máscaras de lado e admitimos as incertezas da vida.

Depois da aula, eu e Ned deixamos Oscar em seu apartamento e caminhamos até o refeitório da escola. Passamos por uma parede cheia de pinturas a óleo, que provavelmente retratam antigas diretoras, todas elas mulheres brancas austeras, que parecem ter saído do navio *Mayflower* e pulado direto para dentro da tela. Os colégios internos da elite da Nova Inglaterra têm regras e tradições que alguém como eu, que sempre estudou em escolas públicas, não consegue entender. Ned, por outro lado, nasceu nesse ambiente. Enquanto almoçamos, ele me conta que foi criado no campus do internato onde seus pais davam aula, em Massachusetts – ensinar está no seu sangue. O cargo de professor no Miss Porter's é seu primeiro emprego desde que abandonou a faculdade por causa do tratamento. Quando pergunto como estão indo as coisas, o rosto dele perde um pouco do ânimo.

– Parecem estar indo bem – diz ele. – A administração da escola está feliz com meu trabalho. Mas temo não estar à altura do antigo Ned. E isso faz com que me sinta uma fraude.

– É essa a sua esperança? Voltar a ser o antigo Ned? – pergunto.

– Bom, seria o ideal, mas não é realista – diz ele, balançando a cabeça.

Abro a boca para falar, depois fecho. O que mais eu poderia dizer? Ned acabou de resumir o que levei quase um ano para perceber por mim mesma. Não existe restituição para pessoas como nós, não há como voltar ao tempo em que nosso corpo era saudável, e nossa inocência, intacta. A recuperação não é uma jornada de autocuidados que faz você voltar ao estado anterior à doença. Embora o nome sugira algo diferente, recuperação não significa recuperar o corpo antigo. É aceitar que você deve abandonar para sempre o que sabia sobre si mesmo e substituí-lo pelo novo eu que está nascendo. É um ato de descoberta aterrorizante e brutal.

Depois do almoço, caminhamos pelas ruas residenciais com cercas brancas delimitando o quintal de cada casa e passamos por plantações de milho até chegarmos a um rio. Nós nos conhecemos há pouco mais de duas horas, mas me pego conversando com ele mais francamente do que com qualquer outra pessoa no último ano. Conto tudo a ele – sobre Will, Melissa, Jon e a depressão que me sequestrou. Conto até mesmo sobre meu hábito de fumar e as minhas fantasias de uma recaída. Fiquei tempo demais presa ao código de silêncio que, como a *omertà*, da máfia, parece envolver os sobreviventes, envergonhada demais para falar a verdade a alguém. É um alívio saber que Ned não apenas vai entender, mas que ele também enfrentou muitos desses desafios.

– Então, faz algum tempo que eu queria perguntar... O que fez você decidir me visitar? – pergunta Ned.

– O que você me escreveu sobre fazer a transição depois do tratamento... como seria difícil... eu entendo agora – respondo. Caminhamos em silêncio por alguns instantes e continuo: – Sei que não dá para ser a mesma pessoa que eu era antes do câncer. Mas eu esperava que a essa altura você já tivesse encontrado o seu caminho de volta à normalidade.

Ned caminha mais devagar enquanto presta atenção no que digo. Menciono os reinos de Susan Sontag e pergunto como foi para ele reintegrar-se no reino dos sãos. Ele inclina a cabeça, parecendo surpreso.

– Queria poder dizer que consegui escalar esse muro – diz ele. – Mas, sinceramente, não sei se isso é possível.

A resposta dele me deixa atordoada. Enquanto continuamos a caminhar, me dou conta de que sinto um profundo desapontamento. A reintegração é um processo contínuo e difícil, que se refere, em geral, a veteranos de guerra ou ex-presidiários, e não a sobreviventes de doenças. No último ano, eu tinha imaginado que Ned já havia conseguido se adaptar ao reino dos sãos, que as preocupações que mencionara em sua carta tinham ficado para trás e que ele agora poderia me guiar. Mas ele também ainda está procurando seu caminho, ainda tem dificuldade de carregar os efeitos colaterais da doença; e de repente percebo: talvez seja assim para sempre.

– Você notou algo estranho na maneira como eu caminho? – pergunta Ned, apontando o andar levemente manco.

Essa foi a primeira coisa que notei quando começamos a caminhar, mas, como não parecia muito educado mencionar isso, resolvi ficar calada.

Ned me conta que um dos efeitos colaterais da sua quimioterapia foi o dano às suas juntas, e recentemente teve que passar por uma cirurgia no quadril. Ele sofre de neuropatia e dores crônicas, o que torna difícil correr e praticar esportes. E como tantos outros pacientes, ele vive em vigilância constante, mantendo as orelhas atentas a notícias ruins, os olhos sempre alertas para sinais de que a doença se infiltrou de novo em seu corpo.

Eu sei muito bem disso tudo, pois faço o mesmo. Antes de viajar, conversei com um médico do Sloan-Kettering que me explicou que eu tinha estresse pós-traumático, um diagnóstico que sempre acreditei ser reservado às pessoas que vivenciaram atrocidades indescritíveis. Aprendi que alguns traumas se recusam a permanecer no passado, causando destruição em forma de gatilhos e flashbacks, pesadelos e acessos de ira, até serem processados e ocuparem seu devido lugar. Isso me ajudou a entender por que o horror do meu câncer não acabou no mesmo dia em que meu tratamento terminou, mas só aumentou: o terrível sentimento de que algo ruim pudesse acontecer a qualquer momento; os pesadelos que me arrancavam do sono; os ataques de pânico que me deixavam sem ar e de joelhos; a resistência que eu tinha à intimidade; a vergonha e a culpa que eu carregava por reconhecer como tudo isso afetava aqueles ao meu redor;

a insistente voz na minha cabeça que sussurrava: *Não relaxe muito, pois um dia eu volto.*

Reconhecer meu estresse pós-traumático foi uma verdadeira revelação, mas a possibilidade de um "crescimento pós-traumático", conforme descrito por psicólogos, também foi. Minha enfermidade havia me tornado mais humilde, me humilhado e me ensinado muitas coisas, oferecendo conhecimentos que teriam levado décadas para a Suleika autocentrada de 20 e poucos anos anterior ao diagnóstico adquirir. Mas as palavras de Hemingway – "O mundo quebra todos, e depois muitos ficam mais fortes no local da fratura" – só se tornam verdade se você viver as possibilidades que o conhecimento adquirido trouxe. Eu e Ned ainda não havíamos descoberto como fazer isso, mas quando terminamos nossa caminhada e nos despedimos à tarde, me sinto reconfortada de saber que não estou sozinha nessa busca.

Naquela noite, busco Ned para jantar. O carro segue pela rodovia enquanto a noite toma conta do céu. Nunca dirigi numa rodovia à noite e me sinto mais segura tendo alguém além de Oscar como copiloto. Ned me guia até o restaurante, dando dicas de direção quando troco de faixa. Ao chegarmos, me sinto mais confiante. Estaciono o carro, então desço e começo a caminhar em direção ao restaurante. Mas Ned continua parado na calçada.

– Desculpe, mas preciso dizer que o carro está parado na diagonal em duas vagas – avisa ele, tentando não rir. – Já que estamos em frente a uma loja de bebidas, talvez seja melhor arrumá-lo antes que alguém chame a polícia para denunciar um motorista bêbado.

Depois de estacionar o carro corretamente, seguimos em direção à placa em neon vermelho CHURRASCO COREANO & SUSHI. Enquanto esperamos que a garçonete traga nossas bebidas, Ned pega uma pasta em sua mochila e me entrega. Quando a abro, vejo uma pilha de folhas com poemas, todos comentados a lápis.

– Uma coisa que aprendi com tudo isso é que encontro força na poesia. Vejo minha experiência naquilo que leio e isso se torna a linguagem que uso para defini-la. Escolhi alguns dos meus poemas favoritos. Talvez essas palavras descrevam o momento que você está vivendo, que ambos estamos vivendo.

Ned fecha os olhos e começa a recitar alguns versos de um poema de Stanley Kunitz chamado "The Layers" (As Camadas).

Caminhei por muitas vidas,
algumas delas minhas,
e não sou quem eu era,
embora alguns princípios de ser
permaneçam, dos quais me esforço
para não me afastar.

Assim como Ned, ler e escrever são atividades centrais na minha vida, desde a infância. Depois do meu diagnóstico, escrever foi o que possibilitou que eu mantivesse um pouco de autoconsciência, mesmo enquanto meu corpo se deteriorava – mesmo quando eu não me reconhecia no espelho. Me deu a ilusão de controle num momento em que eu cedia muito do meu controle para meus cuidadores. Tentar colocar minha experiência em palavras me tornou uma ouvinte melhor e uma observadora não apenas das outras pessoas, mas também das mudanças sutis no meu corpo. Me ensinou a me defender e a advogar por mim mesma. (Meus médicos brincavam que, sempre que cometiam um erro, eu escrevia no *The New York Times*.) Relatar a minha experiência me permitiu transformar o sofrimento em linguagem. Também criou uma comunidade – e por causa dela estou aqui com Ned.

Não acho que seja exagero dizer que escrever salvou a minha vida. Não importava o que acontecesse, eu escrevia, mesmo que fossem algumas poucas frases.

Com exceção do último ano.

Depois que volto para meu quarto de motel, continuo pensando no poema que Ned recitou – na ideia de um "princípio de ser" que atravessa o passado, o presente e o futuro. Enquanto conversávamos, percebi que ele inconscientemente se dividia em três: o Ned antes do diagnóstico, o Ned doente e o Ned em recuperação. Percebo que sempre que falo sobre a minha vida, faço o mesmo. Talvez o desafio seja encontrar a linha que costura essas três pessoas. Me parece um desafio mais bem solucionado no papel.

Pela primeira vez em meses, abro meu diário e começo a escrever. Decido fazer isso todos os dias, seguir a linha por onde ela vai.

Mais de 1.000 quilômetros de rodovia separam Ned da minha próxima parada. Um motorista mais experiente ou alguém com uma reserva maior de energia poderia percorrer essa distância em 12 horas. Eu vou levar quase duas semanas. Na manhã do dia 3, acordo em Farmington com a garganta arranhando. Estava ansiosa para acampar, mas aparentemente uma gripe está querendo me pegar e a previsão do tempo alerta para a chegada de uma tempestade.

Nuvens escuras sinistras pintam o céu quando estaciono numa área de acampamento em Middleborough, no estado de Massachusetts. Ao sair do carro, sinto um pingo de chuva, depois outro. Dormir com um cachorro numa barraca debaixo de chuva e doente parece uma péssima ideia. No escritório do acampamento, decido alugar uma das cabanas. Elas formam um semicírculo ao redor de um bosque, onde há mais de 20 trailers estacionados em longas filas numa área de gramado amarelo. Não é exatamente o que se pode chamar de acampar na natureza.

Arrumo minhas coisas na cabana e sento a uma mesa de piquenique ao ar livre. É o primeiro dia de outono em que faz frio de verdade e estou usando jeans, moletom, uma jaqueta preta e um gorro de lã. Oscar dorme no meu colo, esquentando minhas pernas enquanto estudo o mapa. Estou concentrada traçando o caminho da semana seguinte quando Oscar de repente pula no chão rosnando e mostrando os dentes para um carro que acabou de estacionar na cabana ao lado. Dois cachorrinhos de lacinho cor-de-rosa pulam do veículo. Os donos vêm logo atrás – um casal jovem na faixa dos 30 anos – e começam a se aproximar de mim.

– Meu nome é Kevin e esta é Candy – diz o homem, que tem o cabelo cheio de gel e usa uma corrente prateada no pescoço.

– Suleika – respondo. – Prazer em conhecê-los.

– Su o quê?

– Su-lei-ka – digo, pronunciando cada sílaba.

– Que diabos de nome é esse? – indaga Kevin, rindo. – Você não é norte-americana, né?

Não sei se é uma pergunta sincera, uma piada ou um comentário racista. Como não sei o que responder, rio também, me detestando um pouco por fazê-lo.

– Está aqui sozinha? – pergunta Candy.

Sem pensar, respondo que sim e imediatamente me arrependo de não dizer que estou aqui com meu namorado Buck, que está caçando bisões e vai voltar a qualquer minuto com suas armas. Esse pensamento é logo seguido por outro. Não preciso de um homem para me sentir segura na estrada: só preciso ter cuidado com quem interajo e de que forma o faço. Nesse caso, ter cuidado significa desejar educadamente uma boa estadia aos meus vizinhos e voltar para a minha cabana. Observo pela janela Kevin e Candy entrarem no carro e, para meu alívio, irem embora.

Quando eles se vão, saio novamente e pego lenha para a fogueira. A madeira está úmida. Só consigo acender o fogo depois de diversas tentativas, mas, quando consigo, observo satisfeita as labaredas lambendo o ar gelado. A chuva parou e tiro a coleira de Oscar, para que ele possa correr um pouco. Me deito na grama, esticando os braços e acariciando o verde com a ponta dos dedos. O cheiro de madeira queimando toma conta do ar.

Adormeço, e quando acordo já é noite. A lua crescente brilha no céu e só consigo pensar que ela parece uma unha cortada. Mais uma vez, estou cansada demais para inaugurar meu fogareiro, por isso preparo outro sanduíche de geleia e manteiga de amendoim e sento à mesa de piquenique com a pasta de poemas que Ned me deu. Mas, antes que eu comece a ler, um som de galhos se quebrando chama a minha atenção. Olho para o bosque e vejo um cachorro grande e um homem com uma camisa de flanela justa na barriga protuberante. Ele está arrastando uma lona azul cheia de... o quê? *Talvez equipamento para acampar*, penso. *Ou um cadáver*. Ele arrasta a lona até a varanda da cabana à minha direita, sem me cumprimentar. Ele senta nos degraus da varanda e abre uma cerveja, depois outra, até consumir um fardo de 12 latinhas com uma rapidez impressionante. Me sinto desconfortável. Minha esperança de uma noite tranquila vai por água abaixo. Pego os poemas e o que restou do meu sanduíche e entro na minha cabana.

Queria ficar na cabana até a manhã seguinte, mas não tem banheiro, e o banheiro comunitário fica a mais de 60 metros. Antes de dormir, pego a lanterna e meus itens de higiene e vou até lá, mas quando abro a porta Oscar corre por entre as minhas pernas e desaparece na noite.

– Oscar – sussurro. Depois mais alto: – Oscar, seu danado, volta aqui. – Ilumino os arredores do bosque com a lanterna, andando na grama alta de um lado para outro, chamando por ele cada vez mais preocupada.

– Seu cachorro fugiu? – Meu vizinho fã de cerveja e de arrastar lonas se materializa atrás de mim, e sua voz me assusta.

– Fugiu, mas está tudo sob controle.

– Você quer ajuda para procurá-lo? – pergunta ele. É como se ele não tivesse escutado uma palavra do que eu disse.

– Não, está tudo bem – repito com mais firmeza, e me afasto.

Estou há tanto tempo no reino restrito dos doentes que não é apenas a segurança do meu corpo que me preocupa, mas a do mundo como um todo. É difícil saber o que é um medo razoável – no que se pode ou não confiar. Por mais que eu ame Oscar, não vou procurá-lo num bosque escuro com um desconhecido. Me viro e marcho de volta para a minha cabana. Logo depois de entrar, escuto uma cauda batucando no chão da varanda. Era Oscar à porta, com um sorriso aberto na cara safada.

– Eu deveria te mandar de volta para o abrigo – digo, pegando-o do chão e trancando a porta.

Na manhã seguinte, meu resfriado piorou. Meu corpo inteiro dói e minha cabeça parece cheia de areia molhada. É difícil não se desencorajar ao pensar que a maior parte da viagem pode ser assim – noites de ansiedade, doenças intermitentes e a exaustão me seguindo país afora. Me arrasto até a mesa de piquenique, onde mexo no fogão do acampamento até ele funcionar. Chamas azuis bruxuleiam sob a panela de mingau de aveia, e enquanto como meu café da manhã meu vizinho e seu cachorro reaparecem.

– Oi – cumprimenta ele, tocando o boné de caminhoneiro que usa sobre a profusão de cachos ensebados. – Não tive a oportunidade de me apresentar direito. Meu nome é Jeff e este é Diesel – diz, apontando para seu cachorro. – Queria me desculpar por ontem à noite. Sou deficiente auditivo e não consegui escutá-la muito bem. Hoje coloquei meu aparelho no ouvido. Fico feliz de ver que encontrou seu cachorro.

À luz do dia, posso vê-lo mais claramente. Suas unhas são detonadas, e suas bochechas, sujas, mas seus olhos são gentis. Sinto uma pontada de culpa: nos últimos anos, fui alvo de julgamentos demais e não deveria fazer o mesmo. Em um dia de neve em Manhattan, um homem gritou comigo por não oferecer meu assento no ônibus para uma senhora. *Senhor, sei que pareço jovem, mas estou doente e a caminho da quimioterapia*, quis explicar, mas fiquei calada. Em vez disso, sob os olhares irritados dos demais passageiros, enrubesci e me levantei.

– Há quanto tempo você está acampando? – pergunto a Jeff, tentando parecer amigável.

– Nas últimas semanas tenho dormido numa barraca, mas a chuva está bem forte, por isso aluguei uma cabana ontem à noite.

– Uau. Há algumas semanas? – comento, impressionada. – Eu também estou numa longa aventura.

– Acho que você pode chamar de aventura... Tive que vender minha casa e agora estou tendo dificuldade para encontrar um lugar que possa bancar, por isso essa é a minha casa por enquanto. Várias pessoas aqui estão na mesma situação. Está difícil, mas não fico reclamando.

Eu e Jeff conversamos por mais algum tempo. Ele me fala sobre as praias de Plymouth, uma cidade costeira perto dali.

– É bem bonito lá – diz ele. – Você deveria dar uma olhada.

O tempo está mais quente hoje e, como não tenho nada planejado, decido ir. Enquanto caminho pela orla cheia de pedras, penso em Jeff e Diesel, em como eles vão passar o inverno sem uma casa. Penso em Ned e nas suas alunas. Penso nos muitos quilômetros que tenho que percorrer e nas pessoas que vou encontrar. Oscar tenta pegar as ondas que quebram nas pedras. Tons de rosa e laranja tingem a água enquanto o sol desce no horizonte.

Alguns dias depois, quando tanto o tempo quanto minha gripe melhoram, procuro um espaço para armar minha barraca, determinada a acampar de verdade antes de deixar Massachusetts. Percorrendo a costa, chego a

Salisbury, onde encontro um local para acampamentos chamado Pines Camping Area. Estaciono em frente ao prédio da administração. Um capacete de cabelos brancos desponta por detrás da mesa da recepção. A dona do capacete está ligada a um tanque de oxigênio portátil. Um maço de Marlboro vermelho está sobre o balcão.

– Em que posso ajudar?

Quando pergunto se há algum espaço vago para armar uma barraca esta noite, ela me entrega um mapa do acampamento.

– Pode escolher – diz ela. – Você é a única pessoa aqui.

Pinheiros altos me cercam enquanto dirijo em direção à área de acampamento, passando por trailers vazios. Tento ser rápida para montar minha barraca antes do anoitecer. Abro a lona e o esqueleto da barraca no chão e me afasto, cruzando os braços e estudando meu equipamento. Será que é muito difícil?

Lutando contra as hastes de metal, logo encontro a resposta. Minha barraca de segunda mão não veio com um manual de instruções. Depois de diversas tentativas frustradas, abandono qualquer ideia romântica sobre como acampar na floresta é um descanso da civilização e pego meu celular, recorrendo a um tutorial no YouTube. Um caçador de roupa camuflada com uma barraca exatamente igual à minha dá instruções no meio de alguma floresta dos Estados Unidos. Assisto ao vídeo diversas vezes, sofrendo para prender a lona nas hastes corretamente.

Desde que saí de casa uma semana atrás, não avancei muito no mapa e poucas coisas aconteceram conforme o planejado. Mas a cada dificuldade, exercito novos músculos. Tenho que acreditar que se continuar tentando ser a pessoa que quero ser – autônoma e independente, que consegue acampar na floresta sem sentir medo – um dia chegarei lá. Quando minha barraca enfim está montada, engatinho para dentro dela com uma deliciosa sensação de vitória. Com a lanterna presa na testa, abro meu caderno e pego uma caneta. "Estou acampando!", escrevo. "Numa barraca! Sozinha!"

28

PARA AQUELES QUE FICARAM PARA TRÁS

Coisas estranhas acontecem quando se viaja de carro sozinha. O tédio de dirigir várias horas se torna meditativo: a mente se desenrola. Quando as ansiedades e as preocupações costumeiras se calam, sonhos começam a ocupar seu espaço. Algumas vezes, o esboço de uma ideia aparece do nada e some de novo, como uma miragem tremeluzente no deserto. Outras vezes, uma avalanche de memórias te invade, provocada por alguma música que toca no rádio ou por algum aspecto familiar da paisagem. A interação entre a geografia e as memórias se transforma numa conversa. Uma acende e estimula a outra. Às vezes elas levam a visitas não planejadas.

VIVER COM LIBERDADE OU MORRER, diz uma placa grande quando cruzo em direção a New Hampshire. Fico curiosa com o lema do estado. Quando paro num posto de gasolina, pesquiso na internet e fico sabendo que o lema foi cunhado em 1809 pelo general John Stark, um famoso veterano da Revolução Americana. Um reumatismo debilitante o forçou a recusar o convite para comemorar o aniversário da Batalha de Bennington, por isso ele mandou uma mensagem pelo correio: "Viver com liberdade ou morrer: a morte não é o pior dos males." Como alguém que tenta se desvencilhar de uma vida que não parece mais livre, concordo com a primeira parte do lema. Mas a morte de fato parece o pior dos males, especialmente para aqueles que ficam para trás, que talvez nunca encontrem alívio para a sua dor.

Lembro que os pais de Melissa moram perto daqui, a um breve desvio do meu caminho. Não parece certo passar por aqui sem ao menos avisá-los, por isso envio uma mensagem para Cecelia, mãe de Melissa, dizendo que estou perto de onde eles moram. "Vamos tomar um café da manhã de última hora?", propõe ela. "Conheço um bom lugar perto da 93, em Windham. É legal, pitoresco e tem mesas ao ar livre, assim podemos ficar com nossos cachorros."

"Perfeito!", respondo. "Estarei lá em uma hora."

Volto para o carro e começo a dirigir, as linhas da rodovia passam como uma fita branca, e me lembro da última vez que nos vimos. Foi há um ano e meio, numa noite morna de abril, no Brooklyn. Havíamos nos reunido para o velório de Melissa, que ela havia insistido em chamar de "festa" – bem típico dela. Antes de ir, encontrei Max, o poeta da ala pediátrica, num restaurante mexicano, onde ambos bebemos uma cerveja e uma dose de tequila para tomar coragem. O velório aconteceu a alguns quilômetros dali, num lugar em que normalmente aconteciam exposições artísticas, gravações de videoclipes e desfiles de moda. Lembro de Max segurando minha mão enquanto abríamos caminho pela multidão para nos reunirmos com nosso grupo de pacientes com câncer. O lugar estava lotado, abafado e quente. Um lustre feito com ornamentos de jardim reluzentes lançava uma luz nebulosa e avermelhada. As pinturas de Melissa cobriam cada centímetro das paredes. Conforme suas instruções, havia uísque, cerveja e várias garrafas de vinho; e à medida que as pessoas bebiam, os risos ficavam mais altos. Quando chegou a hora de todos se sentarem – para cumprir o propósito daquela reunião –, uma sensação de pânico contido tomou conta do ambiente. Até aquele momento, o velório poderia ter sido confundido com uma festa de aniversário surpresa, mas era como se todos começássemos a perceber que o principal convidado não fosse chegar.

Aquela noite tornou a ausência de Melissa real de um jeito que não tinha sido até então. Também tornou visível a devastação que sua morte causara na sua família, nos seus amigos e na comunidade. Max estava sentado ao meu lado de olhos arregalados e parecendo um pouco pálido. Tentei imaginar como ele se sentia ali, já que ele e Melissa tinham o mesmo diagnóstico. Embora ele parecesse bem, o sarcoma de Ewing é vingativo e frequentemente retorna várias vezes para atacar o corpo até seu último suspiro. Como se lesse meus pensamentos, Max passou o braço pelo meu ombro, e encostei minha cabeça na dele.

– Parece que estou vendo como meu funeral vai ser – sussurrou ele.

Uma série de apresentações, leituras e brindes começou, pontuada por soluços abafados. O pai de Melissa, Paul, discursou primeiro.

– Não existe dor maior para um pai do que perder sua filha – disse ele, com seu sotaque irlandês pesado. – Mas encontramos grande conforto no legado que Melissa nos deixou através de sua arte e de todos os seus amigos maravilhosos. Nos últimos três anos, passei momentos maravilhosos com Melissa enquanto ela lutava contra essa terrível doença. Me considero o pai mais sortudo do mundo.

Ele continuou, descrevendo aquele que considerava um dos melhores dias de sua vida: era uma linda tarde de verão e, apesar de estar no meio de mais uma sessão de quimioterapia, Melissa estava se sentindo bem. Ela o levou a um museu, depois para almoçar no Brooklyn e finalmente para conhecer Chuck, seu amigo tatuador. "Você vai fazer uma tatuagem hoje", disse Melissa para o pai. Eles escolheram fazer a mesma tatuagem, do tradicional *claddagh* irlandês: duas mãos segurando um coração coroado, símbolo do amor, da honra e da amizade – três coisas que Melissa tinha em abundância. De lá, ela o levou a um bar do outro lado da rua, onde alguns de seus amigos estavam tocando *bluegrass*.

– Um dos caras me deu um violão e começamos a tocar – contou Paul, rindo. – Depois, Melissa me puxou pelo braço e disse: "Pai, você é mesmo descolado, né?" Deixe-me dizer uma coisa para vocês, jovens de 20 e poucos anos não dizem isso para os pais. – Então ele pegou um violão e cantou uma música *folk* antiga chamada "Dimming of the Day", antes de terminar com uma frase que dizia tudo: – Sentirei a falta dela para sempre.

Enquanto diversas pessoas se levantavam para compartilhar uma memória ou uma história de Melissa, eu olhava para Cecelia, que parecia em choque. Ela usava um blazer e, em honra do passatempo favorito da filha, colocara um broche dourado de folha de maconha na lapela. Sua expressão mexeu comigo. O rosto desprovido de emoção. O maxilar travado. Os olhos imóveis. Ela não derramou uma lágrima até chegar sua hora de falar ao microfone.

– Melissa era maravilhosa... – começou ela, a voz travando quando ela começou a chorar inconsolavelmente. – Eu gostaria de dizer mais coisas, mas... não consigo.

Chamamos aqueles que perdem seu cônjuge de "viúvos", e filhos que perdem os pais de "órfãos", mas não existe uma palavra para descrever pais que perdem um filho. Seus filhos devem viver décadas a mais que você e é a sua morte que deve confrontar a fragilidade da existência deles. Ser testemunha da morte de um filho é um inferno pesado demais para o tecido da linguagem. As palavras simplesmente colapsam.

A maior preocupação de Melissa nas suas últimas semanas de vida era o que aconteceria com seus pais quando ela partisse. Sempre que ela tocava nesse assunto, eu não sabia o que dizer. Não sabia o que dizer aos pais dela na noite do funeral. Exceto por um breve abraço e uma expressão apressada de condolência, mantive distância, com medo de dizer a coisa errada ou de desabar na frente deles. O que eu poderia oferecer para aliviar sua dor?

Agora, indo tomar café da manhã com a mãe de Melissa, ainda não sei o que dizer. Nunca passamos tempo juntas sem Melissa. Até hoje, a maioria dos nossos encontros havia acontecido em salas de espera e corredores de hospital. Virando à direita na saída 3, passo por um pasto com vacas, uma igreja branca com um campanário alto e uma barraca de feira lotada de batatas. Quando estaciono no café, Cecelia está me esperando no estacionamento, com uma jaqueta jeans e All Star, ambos pretos. Ela se parece muito com a filha, só que com óculos e o cabelo preto na altura dos ombros começando a ficar grisalho. Sinto um aperto no peito quando a vejo.

Pedimos café e nos sentamos lá fora. As árvores ao redor do café brilham.

– Este fim de semana é quando as folhagens atingem o pico – diz Cecelia, enquanto admiramos a vista. Um filhote de schnauzer, recentemente adotado num abrigo de animais, a acompanha. Ela me conta que, depois de ver quanto Oscar me ajudou, decidiu adotar um filhote também.

– Eles deixam tudo um pouquinho melhor, não é mesmo? – digo, os dois cachorros começando a brincar.

– Com certeza – responde Cecelia. – Mas não vou mentir para você: este ano foi terrível. Eu e Paul estamos pensando em arrumar nossas coisas e nos mudar. Precisamos de um recomeço. Estamos pensando em ir para a Califórnia ou para o Arizona, mas quem sabe se isso vai mesmo acontecer?

Meu rosto se ilumina ao pensar neles se aposentando num lugar com palmeiras, onde o sol brilha o ano inteiro.

– E por que não fazem isso? – pergunto.

– Não conseguimos limpar a casa desde a morte de Melissa – confessa ela. – Está a maior bagunça. Estamos quase no nível dos acumuladores. É vergonhoso. Por isso pedi que você me encontrasse aqui em vez de na minha casa. Queremos nos mudar, mas temos tantas coisas e não sei por onde começar. O que devo fazer com o antigo cavalo de balanço dela? E com as pinturas? E as roupas?

Não posso fingir ter uma solução para o problema de Cecelia. Escolher o que guardar e o que doar já é difícil quando as coisas são nossas, imagine fazer isso com as coisas de uma filha morta. É uma tarefa que parece perfurar o verdadeiro significado do luto, a dolorosa batalha entre agarrar algo e deixar ir, entre manter-se preso ao passado e deixar partes dele serem levadas. Mas tenho certeza de que Melissa não iria querer que eles vivessem num mausoléu de antigos pertences dela. Em uma de nossas últimas conversas, quando perguntei a Melissa se ela tinha medo de morrer, ela respondeu: "Meu maior medo é que a vida dos meus pais fique arruinada para sempre."

– Melissa iria querer que você e Paul encontrassem um jeito de seguir em frente. De serem felizes – digo.

– Não sei se seremos felizes – retruca Cecelia. – É insuportável. Cada dia, cada hora, sem ela aqui. A pior parte é que os outros pais nos tratam como se tivéssemos algum tipo de maldição contagiosa. Acho que o luto deixa as pessoas desconfortáveis. Elas querem que você seja otimista, querem que você pare de falar sobre sua filha falecida, querem que você pare de ficar triste. Mas nunca deixaremos de ser tristes. Então o que devemos fazer?

Depois do café da manhã, Cecelia me acompanha até o carro. Ela quer saber a minha próxima parada. Digo que vou para Ohio, mas que talvez pare para visitar meus pais antes de deixar o Nordeste norte-americano.

– Tenho um presente para você – diz ela, e me dá uma pequena mochila cheia de petiscos e brinquedos para Oscar, além de uma garrafa d'água portátil para cães. Então, Cecelia tira uma antiga chave prateada do casaco. Ela me explica que fazia parte da coleção de quinquilharias de Melissa. Fico tocada com o gesto e sinto um nó na garganta. Não quero chorar, por isso engulo o nó, pego a chave do carro no meu bolso e adiciono a dela no chaveiro.

– Assim Melissa pode viajar comigo enquanto dirijo pelo país.

A silhueta de Cecelia dando tchau vai ficando para trás enquanto deixo Windham. Assim que ela some de vista, meus olhos se enchem de lágrimas. Quando cruzo para Vermont, cerca de uma hora mais tarde, estou chorando tanto que o asfalto e as árvores viram um borrão. Vejo uma pequena clareira ao lado da estrada e paro o carro, desligando o motor. Não chorei por Melissa desde o dia em que soube de sua morte. E agora que estou chorando, não consigo mais parar. Achei que tinha me conformado com a morte dela – pelo menos tanto quanto isso é possível –, mas, nesse momento, sinto muito sua perda. Dizem que o tempo cura todas as feridas. Mas a ausência de Melissa é uma ferida que não vai – não pode – ser curada. Enquanto eu envelheço, ela continua morta.

O que mais dói é a certeza do nunca. A certeza de que nunca mais vou comer sanduíches de manteiga de amendoim e geleia em formato de estrela na ala pediátrica com Melissa. De que nunca mais dançarei com ela na sala de estar, balançando nossas perucas ao ritmo da música. De que nunca mais a verei pintando uma obra de arte. Entendo por que as pessoas acreditam na vida após a morte, por que elas buscam conforto na fé de que aqueles que não estão mais conosco ainda existem em algum outro lugar, eternamente, num reino celestial livre de dor. Quanto a mim, tudo que sei é que aqui na Terra não posso encontrar minha amiga.

Com as mãos tremendo, enxugo o rosto com a minha blusa. E então volto a dirigir pelas estradas sinuosas de Vermont, repletas de folhas no chão, passando por plantações de milho e pontes cobertas. Dirijo até chegar à cabana de madeira onde, no verão, planejei essa viagem ridícula. Passo alguns dias dormindo, caminhando pelo bosque e chorando mais um pouco. E depois continuo.

Se o tempo mudou alguma coisa desde a morte de Melissa, é que agora o ato de lembrar traz também alguns momentos de alegria, e não apenas de tristeza. Enquanto percorro com o carro a estrada de terra, imagino Melissa sentada no banco do carona, balançando a cabeça ao ritmo da música, seus olhos verdes brilhando no sol outonal. Peço sua opinião a respeito dos dilemas da vida – sobre perdas e sobre a minha vida amorosa, sobre como levar o passado ao futuro e o que posso fazer para melhorar meu penteado pós-quimioterapia – e, na minha imaginação, quando ela sorri que sim ou balança a cabeça que não, as respostas se tornam um pouco menos obscuras.

Enquanto eu conversava com a mãe de Melissa, uma coisa não saía da minha cabeça: *Se a história de Melissa e a minha tivessem acabado diferente, talvez Cecelia estivesse visitando meus pais, que estariam sofrendo.* É um pensamento que me enche de culpa – não apenas por eu estar aqui e Melissa não, mas também porque minha reentrada no mundo me consumiu tanto que nem parei para pensar em como foi para os meus pais. Imaginei minha mãe no lugar de Cecelia, sentada no meu quarto de infância, com pilhas de coisas minhas ao seu redor – meu cachorro de pelúcia favorito, caixas de papelão cheias de boletins escolares e antigos trabalhos de arte, meu velho e empoeirado contrabaixo acústico apoiado na parede e minhas roupinhas de bebê dobradas cuidadosamente e envolvidas em papel de seda, esperando a chegada de netos. É claro que meus pais tiveram sorte; eles não perderam uma filha. Mas viver com essa possibilidade e ter que cuidar de mim durante esse processo é também um tipo de trauma.

Saratoga fica a uma hora da fronteira entre Vermont e Nova York e decido de última hora passar a noite na casa dos meus pais. Nem me lembro da última vez que os visitei. Quando estaciono em frente à casa deles, minha mãe vem correndo me receber. Coloco o braço ao redor dos ombros magros dela e dou um abraço apertado, respirando o perfume de seu hidratante facial. Quero dizer que a amo e quanto senti sua falta, mas minha família sempre se sentiu mais confortável com discussões acaloradas na hora do jantar do que com demonstrações de afeto. No entanto, é mais que isso. No último ano, paramos de nos falar com tanta frequência e com a mesma franqueza de antes. Na verdade, passamos um bom tempo sem nos falarmos.

Sempre pensei que nossa proximidade seria eterna, especialmente depois de tudo que passamos. Mas, depois que terminei o tratamento, uma distância estranha surgiu entre nós. Embora meus pais soubessem que meu relacionamento com Will não ia bem, ninguém sabia quanto estávamos infelizes, e a notícia da nossa separação foi um choque terrível. Will morou na casa dos meus pais por quase um ano antes do meu transplante. Ele participou de comemorações da nossa família e passou horas sentado com meus pais nas salas de espera de hospitais. Depois que eu e Will nos mudamos para nosso apartamento, ele manteve contato diário com meus pais, sempre mandando mensagens com novidades sobre minha saúde e enviando fotos. Para eles, Will era parte da família, um genro honorário.

Mais chocante que nossa separação foi quando anunciei aos meus pais que estava namorando outra pessoa. Eles foram veementes em sua reprovação: era cedo demais, disseram eles. Eu tinha mesmo certeza de que minha relação com Will não podia ser consertada? Mais de seis meses se passaram antes que eles concordassem em jantar com Jon. Lentamente, eles pararam de mencionar Will com tanta frequência e fizeram um esforço para apoiar minha decisão, mas eu conseguia ver que eles ainda estavam preocupados. Onde eu via uma chance de começar de novo, meus pais viam perigo – a possibilidade de que eu estivesse me arriscando a ter o coração partido por um homem que não tinha ideia de quão frágil minha saúde ainda era.

E todas as conversas iam nessa direção – pânico acerca da minha saúde. Sempre que eu estava ao telefone com eles e tossia ou dizia que estava cansada, eles ficavam apreensivos: "Você está doente? Por que não marca uma consulta para fazer um exame de sangue? Por que não vem para casa para descansar um pouco?" A preocupação deles tinha se tornado um tique que não conseguiam evitar. Queriam me proteger, mas a ansiedade deles às vezes me sufocava. Não tinha sido uma decisão consciente, mas gradualmente parei de ligar todos os dias e de visitá-los com tanta frequência. Demorava dias para responder aos e-mails e às mensagens deles. Algumas vezes nem respondia. Eu sabia que isso os magoava, em especial minha mãe, que estava acostumada a falar comigo todos os dias, mas eu não sabia o que fazer. Para acalmar meus próprios medos, eu precisava me distanciar do deles.

Sigo minha mãe até a cozinha, onde fazemos um chá de açafrão, e subimos para seu estúdio com nossas xícaras. No canto, uma caixa de som velha com pingos de tinta toca música clássica. O parapeito das janelas está coberto de conchas, galhos, penas e ossos de animais que ela coleta nas caminhadas diárias no bosque com meu pai. Na parede, suas últimas criações: pinturas gigantes em preto e branco do que parecem ser ninhos vazios.

Nos sentamos na grande mesa de desenho encostada em uma das janelas. Ela está cheia de livros, potes com pincéis e dezenas de tubos de tinta. Enquanto minha mãe abre espaço para nossas xícaras, observo suas mãos. Anos de pintura e de jardinagem deixaram suas mãos calejadas, os dedos parecendo raízes de gengibre, as palmas grossas como casca de árvore. São as mãos que me seguraram logo depois que nasci. As mãos que eu olhava com tanto ressentimento quando chegava a hora de tomar minhas injeções diárias de quimioterapia durante o tratamento experimental. As mãos que trocaram meus lençóis molhados de urina, quando eu estava tão doente que fazia xixi na cama. Eu e aquelas mãos passamos por muitas dificuldades.

– *Maman*? – chamo. – *Merci*.

– *Porquoi*?

– Por sempre cuidar tão bem de mim.

– Você não precisa me agradecer. Esse é o dever dos pais. – Ela parece hesitar por alguns instantes, depois prossegue: – Sabe o que é estranho? Em termos do meu cotidiano, eu funcionava quase bem melhor quando você estava doente. Estávamos no modo de emergência e a minha prioridade era cuidar de você. Não conseguia admitir quanto tinha medo de que você não sobrevivesse. Somente agora, que você está melhor, estou me permitindo sentir meu medo, e tentando processar o significado de tudo que passamos.

É a primeira vez que minha mãe partilha isso comigo – a primeira vez que vejo como foram os últimos quatro anos para ela. Meu pai e ela ficaram ao meu lado desde o dia em que fui diagnosticada. Meu sofrimento foi o deles também, assim como minhas desilusões, minhas perdas e minhas incertezas. Imagino que ainda vá demorar bastante até que eles parem de se preocupar que tudo pode acontecer de novo. Não sou a única pessoa na família tentando seguir em frente.

– Não dá para continuar fazendo as mesmas coisas de sempre quando sua vida vira de cabeça para baixo – diz ela. – Ainda não encontrei algo que possa me ajudar a ter foco de novo, como a viagem que você está começando.

Na manhã seguinte, meus pais e eu vamos tomar café da manhã no pomar de maçãs de um amigo. Enquanto comemos, o clima é de esperança, mas posso perceber certa preocupação – dessa vez, não a respeito da minha contagem sanguínea, mas da minha habilidade de usar a seta do carro. De volta à casa, coloco minhas coisas no carro. Queria poder ficar mais, mas preciso voltar à estrada.

– Meu Projeto dos 100 Dias será ligar para você todos os dias – diz minha mãe quando sento ao volante. Ela está ao lado do meu pai, que tem as mãos cruzadas nas costas. Quando começo a dirigir, vejo-o indo para trás do carro e jogando um copo d'água no vidro traseiro. É uma antiga tradição tunisiana, que ele fez diversas vezes: jogar água atrás de um ente querido quando eles seguem para uma longa viagem é uma bênção, um jeito de assegurar que retornem em segurança.

29

A LONGA INCURSÃO

Ou meu GPS mente ou sou uma motorista muito errática, pois sempre pareço levar o dobro do tempo que ele prevê para eu chegar ao meu destino. "Vire à direita em... recalculando...", diz a voz robótica quando perco outra saída. A viagem para meu próximo destino, Columbus, Ohio, vai ser a mais longa que já fiz de carro. O GPS prevê que, se eu seguir exatamente as ordens dele, chegarei em nove horas e 21 minutos. É pouco provável que isso aconteça.

Atualmente, não sigo nenhum outro relógio que não o meu.

Duas semanas antes, quando saí de casa, estava tão tensa que precisava me lembrar de respirar. Cada minuto atrás do volante apresentava cenários novos e estressantes: a preferência é minha? O que quer dizer essa luzinha vermelha piscando? O símbolo daquela placa era um hieróglifo? Trocar de faixa e entrar na rodovia haviam se provado extremamente estressantes – um jogo de adivinhação: "Vou viver ou morrer?" Mas a cada dia me sinto mais confiante, e já faz pelo menos 72 horas desde que algum motorista buzinou para mim de raiva ou de susto.

Antes de ir embora de Saratoga essa manhã, meu pai me mostrou que, se eu me inclinasse no banco e olhasse pelo retrovisor, podia ver carros escondidos no ponto cego. Agora, dirigindo pela rodovia interestadual, os quilômetros vão passando com uma tranquilidade recém-descoberta. Até Oscar parece mais relaxado enquanto rói um osso no banco traseiro.

Depois de cerca de três horas, o sol quente entrando pela janela começa a me deixar sonolenta. Paro um pouco o carro, tiro os sapatos, reclino meu banco o máximo que consigo e estico as pernas no painel. Meu cansaço ainda me persegue, mas, em vez de lutar contra ele ou me censurar pela minha lentidão, fecho os olhos sob os arcos amarelos do McDonald's. Estou tentando não apenas aceitar os limites do meu corpo, mas também aproveitar as paradas que tenho que fazer por causa dele. Essas paradas se tornaram meu momento favorito na estrada – tirando os milhares de pensamentos da minha cabeça e me trazendo para o presente, me ancorando nesse corpo novo e estranho e nesses lugares novos que eu provavelmente nunca teria visitado.

Meia hora depois, acordo renovada. Consigo dirigir mais 241 quilômetros antes de decidir parar de vez. Encontro um motel barato nos arredores de Buffalo e, enquanto espero a recepcionista pegar as chaves do meu quarto, dou uma olhada nos folhetos que oferecem excursões de barco pelas cataratas do Niágara. O dia está cinza e feio. Oscar precisa fazer um pouco de exercício, mas o único verde à vista é a pequena faixa de grama queimada que cerca a propriedade. Damos algumas voltas no estacionamento ao som de pneus passando em poças d'água na rodovia perto dali. Do nada, começa a chover granizo. Oscar olha para o céu e rosna.

O quarto do motel é surpreendentemente aconchegante, a iluminação quente e convidativa. Coloco potinhos com água e ração para Oscar e penso no que fazer. A cama macia me chama, assim como a ideia de deitar e ler um bom livro. Mas, mesmo num dia chuvoso e depois de dirigir 480 quilômetros, uma parte nova de mim pede para explorar o local. Lembro-me dos folhetos: nunca visitei as cataratas do Niágara, e elas ficam a apenas 30 minutos dali. Acaricio Oscar atrás da orelha e vou até o carro.

Enquanto dirijo até as cataratas, minhas expectativas diminuem a cada hotel feio e cassino brilhante por que passo. Os estacionamentos ao lado da entrada do parque estão lotados. Quando consigo encontrar uma vaga, começo a ter dúvidas se quero realmente ir, mas me obrigo a sair do carro e comprar a passagem para o *Donzela da Névoa*, o ferry que sobe o rio, atravessando a base da parte norte-americana e seguindo até a bacia em formato de *U* do lado canadense. Colocando uma capa de plástico, subo a bordo do enorme ferry de dois andares, acompanhada de centenas de outros turistas. Nunca vi tantos bastões de *selfie* na minha vida.

Abrindo caminho pela multidão, consigo encontrar um bom lugar no andar de baixo, minhas costelas pressionadas contra a grade a estibordo. Olhando ao meu redor, não posso deixar de notar que pareço ser a única pessoa que não está acompanhada da família ou do cônjuge. Passear sozinha, especialmente em um lugar cheio de gente, me deixa envergonhada. "Juro que tenho amigos", quero dizer aos casais perto de mim. Mas é claro que eles estão ocupados demais apreciando a paisagem para perceber que estou sozinha ou se importarem com isso, mas ainda assim me sinto exposta e um pouco solitária.

Esse sentimento dura apenas alguns minutos. Quando o ferry abre caminho pelas águas, o vento anestesia meu rosto e minha vergonha evapora diante da paisagem. Minha solidão começa a parecer luxuosa: eu posso estar presente de um jeito que não seria possível se estivesse acompanhada. Gaivotas voam acima de nós. Quando as cataratas se tornam visíveis, o casco do ferry começa a vibrar. O que vejo diante de mim é imensamente mais majestoso que qualquer coisa que eu pudesse imaginar. Uma quantidade infinita de água cai com violência penhasco abaixo formando uma espuma no rio. Quando nos aproximamos, água gelada salpica o deque. A capa de chuva gruda no meu corpo como um filme plástico. Embora esteja encharcada e tremendo, não me mexo. Meus sentidos estão completamente despertos, o mundo ao meu redor glorioso demais.

É impossível confrontar algo tão vasto e não ficar impressionada. Meu diagnóstico teve um efeito semelhante, me fazendo questionar como eu tinha deixado de perceber a beleza ao meu redor e como eu podia acreditar que estar viva não era algo especial. Enquanto andava até o Mount Sinai para fazer minha primeira sessão de quimioterapia – sabendo que aquele seria meu último dia fora de um quarto de hospital por um bom tempo – prestei atenção em todos os detalhes, do tom de azul no céu ao frescor da brisa na minha nuca. Pensei que essa nova atenção aos detalhes fosse ficar comigo para sempre, que, agora que eu sabia que tudo podia mudar num segundo, nunca mais deixaria de valorizar as pequenas coisas. Mas, com o passar do tempo, meu campo de visão se estreitou, ficou primeiro do tamanho de uma ala, depois de uma cama. Sem poder sair, minha atenção se voltou para dentro de mim. Quando eu finalmente recebi alta e a ameaça da morte ficou para trás, me fechei ainda mais em mim mesma. Parei de prestar atenção. Ali, sob as cataratas, reoriento minha visão para fora mais uma vez.

Na manhã seguinte, a luz suave de uma manhã de outono perfeita bate no painel do carro enquanto dirijo pela rodovia interestadual 90, a artéria do norte que vai de Boston até Seattle. Entre ribanceiras, consigo ver a água azul do lago Erie. Por volta do meio-dia, quando cruzo em direção à ponta nordeste da Pensilvânia, Oscar começa a chorar pedindo para passear. Saio da rodovia e sigo as placas até o parque estadual Presque Isle, uma península estreita que termina no rio. Eu e Oscar caminhamos pela areia da praia. O lago é enorme – quase um mar – e a margem é emoldurada por álamos, salgueiros e carvalhos. Os reflexos das folhas douradas brilham como estrelas na água.

Por mais que goste de estar sozinha, me pego desejando que Jon estivesse comigo para ver aquela paisagem. Faz alguns dias que não nos falamos e a distância já está me fazendo sentir desligada dele. Pego o celular na jaqueta e disco seu número.

– Onde você está? – pergunta Jon, em sua saudação habitual. Posso ouvir um trompete e uma tuba ao fundo. Ele deve estar ensaiando com a banda.

– Estou bem – respondo, surpresa por perceber que de fato estou. – A caminho de Columbus para visitar um homem chamado Howard Crane.

O silêncio do outro lado da linha está cheio de palavras não ditas. Quando contei a Jon sobre meus planos de fazer uma viagem ao redor dos Estados Unidos, ele não escondeu sua desaprovação. Embora reconhecesse minha necessidade de uma mudança drástica, ele não gostava da ideia de eu viajar sozinha. Ficou ainda mais preocupado quando eu disse que planejava visitar quase 24 desconhecidos, com cuja maioria eu tinha conversado apenas pela internet. Ele disse que é impossível saber as reais intenções de uma pessoa, não importa quão sincera ela pareça ser no papel.

– Não esqueça de se cuidar.

Resmungo, revirando os olhos.

– E você está bem?

– Estou. Trabalhando sem parar. É difícil não ter você aqui – diz ele, soando um pouco abatido. Pouco antes da minha partida, Jon começou a trabalhar como líder da banda de um talk-show noturno. Mas, assim que ele conseguiu um trabalho fixo que lhe permitiria ficar em Nova York e parar de fazer turnês, eu parti em minha própria turnê. Os instrumentos ao fundo estavam ficando mais altos e eu não estava conseguindo escutá-lo direito.

– Quero ter tempo de conversar com você de verdade. Posso te ligar depois de… – Sua voz cortou.

– Você ainda está aí? – pergunto, embora saiba que a ligação caiu.

Volto para o carro desanimada. O problema não é estarmos longe. Mas estarmos como que em suspensão. Jon continua ao meu lado, esperando que algum dia eu esteja preparada para algo mais sério. Mas faz um ano que estou tão disponível emocionalmente quanto um saco de pedras. Por mais que eu queira, não sei como deixá-lo entrar.

Quando eu era criança, sempre imaginei que quando encontrasse "a pessoa certa", teria uma experiência mística – saberia, sem a menor dúvida, que aquela era a pessoa para mim. Eu continuei acreditando nisso no meu último relacionamento, pelo menos no começo, mas minha certeza se esfarelou com o tempo. "Se o relacionamento terminou, é porque não era para você", disse uma amiga, mas essa premissa ainda me incomoda. E se a pessoa fosse mesmo a certa e eu é que estraguei tudo?

No último ano, eu e Jon conversamos algumas vezes sobre um futuro juntos. Eu consigo pensar nisso brincando de imaginar como nossos filhos vão ser, mas, quando paro para pensar de verdade na enormidade desse compromisso, entro em pânico. Talvez não sejamos a pessoa certa um para o outro. Talvez eu não seja capaz de manter um relacionamento com ninguém. Talvez seja irresponsabilidade da minha parte considerar compromissos de longo prazo como casamento e filhos, dada a possibilidade de o câncer voltar.

Na raiz disso tudo, há uma incerteza: talvez eu ainda morra.

É o tipo de incerteza que Howard Crane, a próxima pessoa na minha lista, conhece muito bem. Enquanto sigo para o sul pelas comunidades amish em direção à cidade em que ele mora, a paisagem se abre, fica mais pastoril. Passo por um homem de suspensórios e chapéu de palha conduzindo uma carroça presa a um cavalo, e mais um, e outro. Exceto por eles, a estrada está vazia. À esquerda e à direita, áreas de fazenda se estendem a perder de vista. Piso no acelerador e uma nuvem de poeira segue os pneus.

Ao me aproximar de Columbus, penso na carta que Howard me enviou três anos antes. Leitor ávido do *The New York Times*, ele escreveu uma longa resposta à minha primeira coluna, "Encarando o câncer quando se tem 20 anos", que falava sobre como a idade é um componente intrínseco da experiência de estar doente. "Imagino que agora você esteja no hospital começando o transplante de medula óssea, e tenho esperança de que ele vai restaurar a saúde e o bem-estar que a maioria dos jovens acredita que vai ter para sempre", escreveu ele. "Escrevo também porque quero dividir com você minha própria experiência, que, embora seja diferente em muitos aspectos, tem na incerteza e na liminaridade certos paralelos com a sua."

Minha coluna o fizera desenterrar memórias de décadas antes, quando, aos 30 e poucos anos e fazendo pós-graduação, Howard trabalhava em sítios arqueológicos na bacia do Sistan, no sudoeste do Afeganistão. "Assim como todos os jovens, eu me achava relativamente invulnerável, mas depois de dois anos adoeci", escreveu ele. "No começo, pensei que fosse alguma forma de malária, mas, depois do terceiro dia, vi que seria improvável eu sair vivo do Sistan. Sem entrar em muitos detalhes, através de uma série de eventos que só posso classificar como incompreensíveis, consegui viajar os 965 quilômetros até Cabul e acabei passando semanas num hospital na Alemanha e depois em Boston. Quando recebi alta, fisicamente eu parecia um homem de 80 anos."

Howard teve uma série de sintomas assustadores – urina preta, cegueira temporária e dano irreversível da medula óssea –, mas, na época, os médicos não conseguiram chegar a um diagnóstico. O prognóstico era que ele não iria sobreviver. "Eu estava tão doente que a morte não me assustava (ou, talvez, simplesmente não parecesse verdade), mas, olhando para trás, vejo que pensei bastante a respeito dela. Sei que é um clichê falar que devemos viver o momento. E sei também que isso talvez seja a coisa mais difícil do mundo. Sempre pensamos no futuro, fazemos planos, nutrimos esperanças. E ainda assim, ainda assim..."

As últimas linhas de sua carta me fizeram chorar. "Se eu acreditasse na eficácia das orações, você estaria nas minhas. Como *não acredito*, quero que você saiba que os milagres são abundantes nesta vida e que o corpo humano é capaz de suportar coisas que parecem insuperáveis."

O sol se põe atrás de casas de estuque bege com jardins bem cuidados. Pela caixa de correio decorada com dois grous vejo que cheguei. Não saio do carro imediatamente: preciso de alguns minutos para me recompor. Prometi a Jon que faria uma pesquisa antes de todas as minhas visitas, mas foi difícil conseguir informações sobre Howard além do que ele me contou na carta. Encontrei artigos acadêmicos que ele publicou em periódicos e um currículo no site da Ohio State University, mas ele continua um completo desconhecido. Respiro fundo, caminho até a porta de entrada e toco a campainha.

Howard é magro e alto e tem uma barba branca. Ele gagueja um pouco quando me convida para entrar. Percebo que ele também está nervoso, o que me deixa ainda mais nervosa.

– Muito obrigada por me receber – digo, seguindo Howard até a sala.

– Fiquei muito surpreso quando recebi sua carta – comenta ele. – Nunca esperei receber uma resposta sua. Então, quando você disse que queria me visitar, para mim foi algo extraordinário.

Howard usa um suéter preto de caxemira e um cachecol. Se da metade para cima ele parece um intelectual, da metade para baixo, com chinelos e jeans de cintura baixa, ele parece um jovem dos anos 1960.

– Minha esposa, Meral, vai se juntar a nós em breve – avisa ele, explicando que ela está atendendo um paciente em seu consultório em casa. – Nesse meio-tempo, deixe-me mostrar onde você vai dormir.

Descemos por escadas bambas e, quando chegamos lá embaixo, meus olhos percorrem o porão. O lugar é espaçoso, mas cheio de tralha. Placas pintadas à mão protestando contra a guerra no Iraque. Pilhas enormes do que parecem ser todas as edições já publicadas da *The New York Times Magazine*. Paredes forradas de madeira cobertas com recortes de jornal e fotos emolduradas. Meia dúzia de cadeiras e um sofá-cama grande com almofadas de batique onde eu e Oscar vamos dormir.

– Somos um pouco bagunceiros – confessa Howard, abrindo os braços e mostrando o ambiente. – Mas espero que você ache confortável.

Ele me diz que o porão é onde Meral organiza grupos de apoio para seus pacientes. A feição de Howard se ilumina quando ele fala da esposa – o gaguejo some e seus olhos se enchem de orgulho.

– Ela é uma das terapeutas para pessoas transexuais mais proeminentes do país – diz ele. – Ela cresceu na Turquia, nos anos 1940 e 1950, num ambiente com muito mais escassez do que estamos acostumados aqui nos Estados Unidos. Quando ela estava no ensino fundamental, os alunos só podiam escrever a lápis, porque assim que terminavam um trabalho tinham que apagar tudo para usar o papel de novo. Não tinha essas coisas na Turquia naquela época. Agora vivemos rodeados desse mundo de coisas, mas ela ainda tem dificuldade de jogar qualquer coisa fora. E dá para ver que eu também!

Enquanto estamos conversando, Meral, uma mulher estonteante com roupa preta e uma echarpe com estampa de oncinha, desce as escadas. Ela é mais assertiva e extrovertida que Howard, me envolvendo com os braços e balançando a cabeça para o marido por ele ter esquecido de me oferecer algo para beber.

– Meu Howard está ansioso pela sua visita há semanas – diz ela, com um leve sotaque. – Ambos estamos. E então, vamos jantar? Você deve estar faminta, pobrezinha. Tem um restaurante turco ótimo não muito longe daqui. Howard dirige.

Quando os aperitivos chegam, estamos conversando animadamente. Gentis e inquisitivos, Howard e Meral me enchem de perguntas. Eles ficam felizes de saber que também passei um tempo no Oriente Médio. Conto a eles sobre o tempo que passei estudando no Egito, minha pesquisa sobre os direitos das mulheres do Norte da África pós-colonial e sobre minha família na Tunísia. Poucas pessoas perguntam sobre meus interesses pré--câncer. Sinto como se estivesse contando a vida de outra pessoa.

Um ditado tunisiano antigo diz que sua vida inteira está escrita na sua testa, mas é como se tudo que aconteceu antes do meu diagnóstico tivesse sido apagado da minha. Não sei como isso aconteceu, ou se eu poderia ter evitado, mas em algum momento desses últimos anos toda a minha existência, minha identidade e até mesmo minha carreira se tornaram ligados à pior coisa que já aconteceu comigo. Meu leque de interesses encolheu em proporção direta ao meu mundo. Um ano depois do fim do meu tratamento, a doença continua a dominar a narrativa e parece tirar a possibilidade de todas as outras coisas.

Na manhã seguinte, me junto a Meral e Howard na sala. Sentamos no sofá para assistir ao noticiário. O gato deles, um velho vira-lata, se aninha no colo de Howard. Enquanto analistas políticos discutem a decisão do governo Obama de manter as tropas no Afeganistão, Howard faz cara feia, resmungando que o mundo está perdido.
– Hora de escrever outra carta ao editor – diz ele.
– Você sempre foi adepto de escrever cartas? – pergunto.
– Acho que você pode dizer que é meu passatempo – diz Howard. Ele me conta que começou a escrever cartas quando conheceu Meral. Os primeiros dois anos do relacionamento deles foi a distância. Ela tinha acabado de terminar o ensino médio e morava em Berkeley, e ele fazia faculdade em Cambridge, a 4.800 quilômetros dela. – Falar ao telefone custava os olhos da cara naquela época e não tínhamos dinheiro sobrando para esse tipo de coisa. Um selo de 3 centavos era o que podíamos pagar.
– Nós escrevíamos uma carta por dia – diz Meral, concordando. – Às vezes duas.
– Não sei como conseguíamos escrever tanto – diz Howard, balançando a cabeça, impressionado. – Um dia, recebi uma carta dela com 27 páginas! O que poderia ter acontecido em 24 horas que levasse 27 páginas para contar?
Ao longo dos anos, Howard e Meral continuaram escrevendo cartas sempre que estavam longe um do outro, inclusive no período em que ele estava no Afeganistão. Da cama de um hospital em Cabul, um jovem Howard ditou o que ele acreditava ser sua última carta para Meral, sabendo que nunca mais a veria novamente. Em vez disso, ele acabou tendo uma recuperação surpreendente, mas não seria sua última luta contra a morte. Os médicos acabaram dando a ele o diagnóstico de imunodeficiência

comum variável. Ele, assim como eu, tem um sistema imunológico comprometido, e nas últimas décadas teve inúmeras infecções, algumas delas quase o levaram à morte. Mas, diferente de mim, Howard não permitiu que nada disso o impedisse de amar e ser amado. Ele não apenas abraçou a incerteza, como construiu uma vida inteira dentro dela, reconstruindo-a quantas vezes fosse necessário. Apesar de sua saúde, ele se casou, teve dois filhos e correu atrás da carreira que achava fascinante.

É claro que tudo isso veio com dificuldades. Ele me contou que foi indicado para chefe do Departamento de História da Arte na Ohio State University, mas teve que abdicar do cargo cinco anos mais tarde porque estava muito doente. Ainda assim, Howard persistiu em encontrar um trabalho que se adequasse às suas limitações.

– O inverno era a pior estação do ano para mim – diz Howard, explicando que sempre pega pneumonia. – Eu tinha que hibernar, por isso comecei a dar aulas apenas nos meses mais quentes.

Howard é aposentado, mas passa os dias lendo, dando longas caminhadas no parque próximo de casa e enviando cartas a editores. Ele e Meral já são avós. Celebraram recentemente o aniversário de 50 anos de casados. E uma vez por semana fazem aula de dança de salão juntos.

Quando pergunto a ele se tem algum conselho para mim, ele diz para eu perguntar a Meral, a terapeuta.

– Ela é bem direta – avisa ele. – Não acredita que as pessoas encontram seu caminho em um passe de mágica, porque na maioria das vezes elas não o encontram. As pessoas acabam passando anos, posso usar um palavrão?, *fodidas* da cabeça. – E ri.

– Ah, vamos lá. Não vou deixar você escapar assim tão fácil – insisto.

Alguns segundos se passam e ele enfim fala:

– Devagar, com paciência e persistência, você vai mergulhar na sua vida novamente. E vamos ser sinceros, a vida pode ser boa. Mas acho que o mais importante é encontrar alguém que seja capaz de suportar as dificuldades com você. Eu devo mais à minha esposa... – A voz dele fica embargada. – Bom, o que eu devo a ela é muito mais do que posso expressar.

– Parece que preciso encontrar uma Meral para mim – digo.

Vê-los juntos me faz querer me abrir para o futuro, mas por mais que eu tente ainda não consigo me imaginar envelhecendo, nem sozinha nem com alguém ao meu lado. Aprender a nadar no oceano de incertezas – é isso que preciso fazer. Não tenho como saber se existe uma célula cancerígena escondida em algum lugar da minha medula. Não posso prever se meu corpo vai sabotar compromissos comigo mesma ou com outras pessoas. Tampouco sei se quero ter uma vida mais tranquila e convencional. Mas estou começando a entender o seguinte: não tem como saber. A vida é uma incursão no desconhecido.

30

ESCRITO NA PELE

É de manhã cedo no Eastern Market, um bairro industrial em Detroit. Estou ficando na casa de Nitasha, uma jovem de 30 e poucos anos com cabelos longos escuros e cacheados e um quê de bruxa, de etérea. Analista digital em uma farmácia durante o dia, artista durante a noite e fã de Frida Kahlo em tempo integral, ela me recebe num loft espaçoso, com pé-direito alto e paredes de tijolo cobertas com suas pinturas. Quando cheguei, na noite anterior, ela estava fazendo *harissa* caseira, em homenagem à minha ascendência tunisiana. Enquanto tirávamos lascas de pão e as molhávamos no molho apimentado, ela me contou que ficou sabendo de mim havia alguns anos, pois eu seguia Melissa nas redes sociais. "Vi um retrato seu que ela pintou e fiquei muito comovida com a amizade de vocês", disse ela. Em parte inspirada por nossas dificuldades, ela está planejando expor em seu loft um projeto que chama de "Museu da cura". A exposição vai mostrar trabalhos de diversos artistas locais que exploram tópicos relacionados a enfermidade, medicina e recuperação.

Nossa primeira parada essa manhã é no mercado de produtores locais, a apenas alguns quarteirões de distância. Nitasha me guia pelos estandes a céu aberto, que vendem jarros de picles, alfaces aveludadas e sabonetes artesanais feitos com leite de cabra. Enquanto passeamos, ela me conta sobre a urticária dermográfica, uma doença de pele com a qual ela convive desde que tinha 8 anos. Ela também sabe o que é ser vítima de uma coceira:

– Coçar, coçar e coçar – diz ela – até querer arrancar minha própria pele! – A menor coceira pode se transformar num vergão que demora meia hora para desaparecer.

Mas Nitasha, assim como Frida Kahlo, transformou sua dificuldade em arte. Com a unha, ela traça círculos no antebraço e vejo-os se transformarem em linhas vermelhas grossas. Ela diz que desenha na pele – algumas vezes fazendo padrões geométricos, outras vezes escrevendo mensagens – e então se inspira nos resultados. Numa de suas peças, chamada *Skin Suit* (Roupa de Pele), ela deixou diversos objetos enferrujados em cima de um tecido e criou padrões com as manchas, imitando a aparência da pele sob uma lente de aumento.

– Vejo meu corpo como uma extensão do meu caderno – diz ela ao sairmos do mercado e caminharmos pelas ruas vazias, passando por galpões e prédios abandonados. – Também é útil para anotar números de telefone. – E ri.

Mais tarde, Nitasha me leva num passeio de carro pela cidade. Passamos por uma casa abandonada cujas paredes foram perfuradas pelos galhos de uma árvore, que começaram a brotar para dentro. Por terrenos baldios que os fazendeiros urbanos transformaram em hortas comunitárias de produtos orgânicos. Pelas calçadas do Heidelberg Project, um bairro onde casas negligenciadas se transformaram em obras de arte públicas – pintadas com bolinhas psicodélicas e ornadas com esculturas de jardim feitas a partir de restos de bonecas e outros objetos. Paramos em frente à fachada de tijolos de um galpão, pintado com nuvens cor de laranja e água-marinha. Na parte inferior direita, há uma inscrição feita pelo artista Fel3000ft, que é como um chamado para se reconstruir de qualquer catástrofe:

> Fomos considerados muitas coisas: uma cidade em decadência, uma cidade em dificuldade e sem esperança. No entanto, nunca desistimos e nunca dizemos morrer. Somos lutadores natos, renascemos das cinzas. Somos uma comunidade que acredita no próprio futuro, apesar do que tenta nos destruir. Somos Detroit!

Estou aprendendo a ler os ânimos das cidades, e talvez mais do que qualquer outra até agora me identifico com Detroit, uma cidade de muitas narrativas. Um lugar impulsionado pela indústria automobilística que impulsionou os Estados Unidos. Um lugar marcado pela segregação, mas também tão promissor que dezenas de milhares de afro-americanos se estabeleceram aqui durante a Grande Migração. Um lugar que quase morreu quando a indústria encolheu e foi embora, mas que não morreu e se recusa a morrer. Um lugar onde o futuro é pintado sobre o palimpsesto de um passado doloroso. Sobre a pele que se cobre de vergões, raivosos e belos – uma beleza que transcende a raiva, mas que também não seria possível sem ela. E não é assim sempre? A catástrofe forçando a reinvenção?

Antes de deixar Detroit, Nitasha me leva a mais um lugar: a vitrine de um vidente, com uma placa fazendo propaganda de leitura de tarô e de folhas de chá. Ela insiste que esse vidente não é uma fraude, mas um verdadeiro clarividente, cuja especialidade é curar almas machucadas. Nunca fiz algo parecido e minha razão acha uma perda de tempo. Mas a outra parte, que quer dissipar as incertezas da vida – que quer ter a ilusão de saber o que vai acontecer – não resiste.

Por trás da fachada modesta há uma sala cheia de fumaça de incenso e com prateleiras repletas de cristais, óleos e ervas à venda. O vidente, um jovem com uma camiseta justa incrustada de pedras e jeans com lavagem ácida me guia até os fundos. Atrás de uma cortina pesada, nos sentamos um de frente para o outro, minhas mãos nas dele e nosso rosto iluminado pelas chamas bruxuleantes de velas votivas. Passados alguns minutos, ele começa a convulsionar e seus olhos se viram para dentro da cabeça, tomado pelo que imagino serem "visões". Observo, cheia de ceticismo, já me arrependendo da nota de 50 dólares que terei que deixar depois da sessão.

Quando ele abre os olhos, diz que recebeu a visita de um ancestral meu – uma mulher, talvez uma tia, da parte do meu pai. Ele inclina a cabeça para trás, como se fosse tomar um longo gole d'água, seus lábios abrindo e fechando com a ferocidade de alguém possuído. Quando ele abre os olhos novamente, diz que essa tia estava muito doente antes de morrer. Então ele pergunta se eu também estive doente.

Tento manter a calma e respondo que, sim, eu estive doente e que, sim, agora que parei para pensar, meu pai tinha uma irmã, Gmar, que morreu bastante jovem de uma doença misteriosa. Ele diz que Gmar passou muitos dias e muitas noites preocupada comigo e fez o que pôde para me manter a salvo. Embora eu esteja livre da doença, estou numa outra odisseia agora – uma odisseia longa e árdua que vai me levar ao fundo do desconhecido antes que eu possa encontrar clareza. Enquanto ele fala, meus braços ficam arrepiados. Por um momento, penso: *Será que eu dei meu nome para ele? Ou alguma outra informação? Ele percebeu por causa do meu cabelo curto?* Acho que não, mas não importa mais. Me inclinando para a frente na cadeira, quero saber mais.

O vidente espalha o baralho de tarô sobre a mesa e me pede para escolher algumas cartas. A cada carta que escolho, ele olha mais profundamente para dentro de mim. Escreverei um livro, que vai me levar ao redor do mundo, profetiza ele. Será difícil para mim me comprometer com um parceiro, mas que, depois de um longo período de incertezas, vou sossegar com uma mulher – espere, não, um homem, corrige ele –, e então balbucia alguns encantamentos.

Sei que esse vidente provavelmente está me dizendo o que acha que quero ouvir, mas vejo meu futuro como um longo corredor cheio de portas fechadas e a cada previsão dele uma porta se abre e eu consigo ver um pouco mais adiante. Até agora, o tempo para mim tem sido medido em pequenos incrementos – uma biópsia em alguns dias, uma consulta médica no horizonte. Imaginar o futuro é um exercício assustador quando sua vida foi virada de cabeça para baixo. Esse exercício requer esperança, o que parece arriscado, até mesmo perigoso. Mas quando o vidente fala, quando me conta sobre a vida que me espera adiante, quando apresenta meu futuro como uma inevitabilidade, aquilo parece realmente ser possível.

– O que mais? – pergunto a ele, ingênua.

No dia seguinte, uma chuva fraca cai por entre as árvores desfolhadas. O céu está cinzento, e o ar, pesado e molhado. Nas outras cidades, sempre vi o mau tempo como um indício de que já era hora de seguir viagem – e é verdade, tenho mesmo que ir. Mas, mesmo no frio, com o aquecedor no máximo e a chuva batendo no para-brisa, tenho dificuldade de deixar Detroit.

Na estrada, enquanto penso na próxima parada, minha mente volta para a quarta e última vez que fiquei hospitalizada por causa da bactéria *C. difficile*. Embora faça apenas um ano, não me lembro de muita coisa – tentei apagar aqueles últimos dias de tratamento e com Will. Mas me lembro claramente de ter sentido um forte instinto de me isolar, como um coiote ferido que abandona a matilha quando sente que seu fim está próximo. Sabendo que Will estava se preparando para sair do nosso apartamento, não consegui ficar indiferente. Pedi a minha mãe que fosse para casa e recusei qualquer visita. Falei a todos que estava bem, quando na verdade eu precisava ficar sozinha para poder desabar.

Bret, que estou indo visitar agora, foi uma exceção à regra das visitas durante aquele período. Foi ele quem se aproximou de mim na sala de espera da unidade de transplante, tendo me reconhecido da minha coluna. Lembro de pensar na sorte de termos nos sentado um ao lado do outro naquele dia. Foi a primeira vez que fui a uma sessão de quimioterapia sozinha, e a primeira dele indo ao Sloan-Kettering, e a presença de outro paciente jovem confortou a nós dois. Depois daquele dia, mantivemos contato, conversamos por telefone, trocamos e-mails e conselhos médicos de vez em quando. Só nos encontramos mais uma vez depois daquele dia, mas de certa maneira eu me sentia mais próxima e mais ligada a ele do que aos meus familiares e amigos. O trauma divide sua visão de mundo em dois campos: aqueles que te entendem e aqueles que não.

Da última vez que nos vimos, Bret estava prestes a embarcar em sua própria viagem. Os médicos haviam dito que ele estava estável o suficiente para transferir seu tratamento para um hospital mais próximo da sua casa, e ele e a esposa, Aura, iriam retornar a Chicago. Antes de ir, os dois entraram correndo pela porta do meu quarto, animados. Eles me trouxeram um presente engraçado de um posto de gasolina – uma boina branca com filó brilhante e pedrinhas coloridas que ficou ridícula sobre meu cabelo curto. Ver que Bret estava bem me deixou muito feliz e gostei logo de cara de Aura, cujo brilho preenchia o quarto e que, com base em tudo que tinha ouvido sobre ela, merecia a medalha de ouro de melhor cuidadora. Fiquei animada com a visita dos dois, mas quando eles foram embora fiquei triste novamente. Vê-los – juntos e tão felizes apesar de tudo o que estavam enfrentando – era uma prova de que era possível o amor sobreviver a uma longa enfermidade. Me mostrou como as coisas poderiam ter sido diferentes entre mim e Will e levantou perguntas difíceis sobre por que não aconteceu assim.

Na parte sul de Chicago, estaciono perto de uma casa de madeira em estilo vitoriano localizada num bairro tranquilo. Bret me mostra a propriedade, dizendo que ele e a esposa gastaram as economias no ano anterior para poderem comprar aquela casa, a primeira deles. Ele tem tentado se manter ocupado com pequenas reformas. Acabou de consertar um vazamento no telhado. Ambos querem ter um bebê no futuro próximo, diz ele, mas ainda há muito trabalho a ser feito. Fico admirando o piso de madeira e os janelões da sala de estar, a sala de jantar banhada na luz do sol e o escritório, que ele diz que planejam transformar no quarto do bebê. A *maturidade* de tudo me impressiona – a maneira como eles bebem café gourmet no quintal, como mantêm as plantas vivas e pagam o financiamento. Ambos têm cerca de 30 e poucos anos, somente um pouco mais velhos que eu, mas sua vida parece muito mais sofisticada, o oposto de dormir em barracas e sofás, sobrevivendo à base de café de postos de gasolina e sanduíches de manteiga de amendoim com geleia.

Aura ainda está no trabalho – ela é assistente social numa escola pública. Bret me diz quanto ela é comprometida com seus alunos, muitos dos quais vivem em bairros pobres e perigosos. O pouco tempo livre que ela tem é dedicado a organizar iniciativas de reforma da educação e protestos – quando não está ajudando a cuidar do marido.

– Minha mulher trabalha tão duro – diz Bret. – O mínimo que posso fazer é garantir que ela volte para uma casa bonita e coma um jantar gostoso. – Ele começa a preparar um curry de frango com castanhas, abrindo uma garrafa de vinho e arrumando a mesa para o jantar.

Vendo de fora, é fácil pensar que Bret e Aura vivem uma vida cheia de charme, mas, quando nós três nos sentamos para comer, eles me contam os acontecimentos do último ano, que incluem um ataque cardíaco quase fatal que Bret sofreu, provavelmente por causa da radiação que recebeu durante o tratamento e danificou suas veias. E assim como eu, Bret também luta contra DECHT. Meu caso, ainda bem, foi leve e permanece sob controle, exceto por uma alergia que de vez em quando surge na minha testa. O caso de Bret, no entanto, piorou a olhos vistos desde a última vez que nos vimos, atacando seus pulmões e deixando seus olhos e sua pele vermelhos.

Bret era cineasta antes da doença e agora recebe auxílio-doença. As mãos dele tremem por causa dos imunossupressores, por isso ele não consegue segurar uma câmera com firmeza. Ele não sabe se um dia poderá voltar a trabalhar. No futuro próximo, Bret depende da esposa para cuidar dele – não apenas fisicamente, mas também financeiramente. Sem o plano de saúde do emprego dela, ele não teria sobrevivido.

– Recebi tanto amor e tanta ajuda que quero desesperadamente ajudar outras pessoas, mas não posso – diz ele, com o tom de repente mais sério.

Embora esteja livre do linfoma que atacou seu corpo, de certa maneira Bret está mais doente do que nunca.

– Meu transplante foi há dois anos e ainda me sinto horrível – confessa ele enquanto lavamos os pratos do jantar. – Minhas mãos doem, meus músculos e minhas juntas me acordam às cinco da manhã. Não consigo fechar a tampa da minha caixa de remédios de tão cheia.

Esta é uma ironia cruel da medicina: às vezes os tratamentos que você recebe fazem mal a longo prazo, exigindo mais cuidados e expondo você a ainda mais complicações e efeitos colaterais. É um ciclo enlouquecedor.

– Consegui sobreviver ao transplante, ao ataque cardíaco e tenho muita sorte de estar vivo – diz Bret na tarde seguinte. A chuva bate na janela. Estamos ouvindo um vinil de Tina Turner. Oscar e Hodge, o cachorro deles, misto de golden retriever e corgi, estão deitados entre nós, no sofá. – Mas, cada vez que uma coisa acontece, a recuperação é um pouco mais difícil, entende?

Balanço a cabeça, concordando, e ele continua.

– É como os últimos assaltos de uma luta de boxe – diz ele. – Você está mais que cansado e sabe que as coisas provavelmente vão piorar, mas ainda assim precisa arrumar um jeito de continuar lutando. Só que, às vezes, não posso evitar de pensar: *Para quê?* Tanta gente melhora e depois piora. Você tem linfoma, depois a doença volta como leucemia. Seu fígado está tão cheio de toxinas que pode parar de funcionar a qualquer momento.

– Certeza que o câncer de pele está esperando na esquina! – digo e ambos começamos a rir.

Eu e Bret aprendemos na marra que devemos estar preparados para más notícias. Nosso corpo, assim como nossa vida, é capaz de implodir a qualquer momento. De certa maneira, era mais fácil lidar com um revés quando ainda estávamos em tratamento, porque estávamos preparados para a possibilidade de alguma coisa dar errado. Mas quando o corpo te trai repetidas vezes, ele aniquila qualquer confiança que você tenha nutrido pelo universo e por seu lugar nele. A cada vez fica mais difícil recuperar a sensação de segurança. Depois que o teto cai na sua cabeça – seja devido a uma doença ou a outra catástrofe –, você deixa de confiar na segurança da estrutura. Precisa aprender a viver nas falhas geológicas.

Naquela noite, começo a pensar sobre como é porosa a fronteira entre os doentes e os sãos. Não são apenas pessoas como Bret e eu que existem em meio ao caos da sobrevivência. À medida que vivemos, a grande maioria de nós viaja entre esses dois reinos diversas vezes, passando grande parte da nossa vida em algum lugar intermediário. Esses são os termos da nossa existência. A ideia de lutar por um estado lindo e perfeito de bem-estar? Ela nos joga numa eterna insatisfação, é uma meta que sempre estará fora do nosso alcance.

Estar bem agora é aprender a aceitar o corpo e a mente que tenho neste momento, quaisquer que eles sejam.

31

O VALOR DA DOR

A maneira como nos curamos nem sempre parece uma cura. Quando saí de casa há cerca de 40 dias, via aquela viagem como uma oportunidade de começar a viver de novo. Pensei que quanto mais eu dirigisse, mais longe estaria dos corredores dos hospitais, onde eu flutuava com meu camisolão murmurando para mim mesma, alta de morfina; mais longe do quarto do Hope Lodge, onde eu esperava Will na cama com um pavor na garganta, e do apartamento minúsculo na avenida A, que transformamos em nossa casa – para depois a destruirmos.

Está na hora de seguir em frente, digo para mim mesma. *Esqueça essas coisas!* Mas quanto maior a distância entre Will e mim, mais penso no que aconteceu entre nós. O que aconteceu com nosso relacionamento me parece ainda pior depois de ver Bret e Aura juntos, planejando um bebê, apesar da luta contínua contra a doença dele.

Esses dias, para onde quer que eu olhe, vejo o fantasma de Will. Silhuetas de homens altos com queixo quadrado e cabelos desalinhados fazem meu coração bater mais rápido. De maneira irracional, penso se realmente pode ser ele sentado ao balcão de fórmica do pequeno café na parte rural de Iowa, comendo nuggets e batata frita, ou pescando às margens de um rio em Nebraska, onde passo um fim de semana acampando. Essas aparições estão mais na minha cabeça, mas às vezes alguém ou algo invoca o nome dele inesperadamente e as partes ocultas do passado que vivem dentro de mim chegam aos meus olhos num redemoinho de raiva e arrependimento, até que não consigo ver mais nada. Passei tanto tempo tentando enterrar as memórias que tenho dele e de nós dois que um acerto de contas parece inevitável.

Dirijo por Pine Ridge, uma das reservas dos povos nativos norte-americanos mais pobres do país, enquanto bolas de feno vagueiam ao longo da estrada. A terra é dura e pelada. O ar é tão parado que se acomoda em todas as coisas como um sedimento – os trailers, as choupanas feitas de lona e pedaços de madeira, os restos de carros enferrujados. Na noite anterior, dormi no chão da sala de um motoqueiro com rabo de cavalo em Lead, na Dakota do Sul. Ele trabalhava nessa reserva e disse que valia a pena parar e fazer uma visita. Antes de eu ir embora, ele me colocou em contato com funcionários do Thunder Valley, um projeto de recuperação da comunidade da reserva.

No estacionamento vazio do Thunder Valley, o vento frio sopra e assobia e bate no meu rosto como um tapa. Um jovem da nação oglala me recebe na entrada e se apresenta como diretor e fundador do local. Ele é corpulento e tem cara de bebê, a pele parda cheia de tatuagens e tranças pretas brilhantes que descem pelas costas.

– Nick – apresenta-se ele com um aperto de mão firme, e me guia em direção a uma das casas que constitui a sede do Thunder Valley.

Nos sentamos à mesa e Nick começa a me contar sobre o trabalho que realizam ali. Me interesso por tudo – o projeto-piloto de casas sustentáveis, usando técnicas de construção com feno, a horta comunitária que minimiza os efeitos da falta de alimentos frescos na reserva –, mas não consigo me concentrar. Nick tem algo de familiar e as sinapses no meu cérebro me distraem.

– Desculpe, mas já nos conhecemos? – interrompo.

– Eu estava pensando a mesma coisa – diz ele. – Qual é mesmo seu nome?

Repito meu nome e sobrenome, articulando as vogais devagar.

Ambos nos inclinamos ligeiramente para a frente em nossas cadeiras, olhando um para o outro com atenção, tentando localizar a pasta arquivada na nossa memória. E então nos damos conta:

– Will – dizemos ao mesmo tempo.

Ainda é difícil de acreditar. Eu estava tentando com tanto afinco bloquear o passado que vim até aqui – a Pine Ridge, ao Thunder Valley, para conhecer Nick – sem ligar os pontos: o pai de Will, repórter e documentarista, havia feito uma cobertura da reserva no início de sua carreira. Ele me contou que nos anos 1960 os povos nativos norte-americanos, cansados de séculos de maus-tratos por parte do governo federal, haviam se organizado para a criação do Movimento Indígena Norte-Americano e liderado protestos por todo o país, inclusive um que havia culminado numa troca de tiros fatal com dois agentes do FBI em Pine Ridge, em 1975. O pai de Will era o único jornalista não nativo presente no embate. Ele estava no Jumping Bull, um rancho na parte sudoeste da reserva, quando as balas começaram a voar. Uma rajada de tiros atingiu sua caminhonete e ele se escondeu atrás do veículo com um gravador portátil, gravando tudo para a rede de rádio NPR.

Nos meus primeiros dias em Paris, quando eu e Will estávamos na fase de trocar cartas, ele me contou sobre ter acompanhado o pai a algumas viagens de fins jornalísticos quando era criança, e fora assim que ficara amigo de Nick e sua família. Ele até chegou a me enviar um artigo sobre o trabalho de Nick no Thunder Valley. "Se você tiver planos de visitar os Estados Unidos por mais de uma semana, nós podemos ir juntos visitar o projeto", escreveu ele. "É uma parte do país que poucas pessoas chegam a conhecer." Ainda estávamos no começo da paquera e me lembro de ter ficado mais interessada em decifrar o uso da palavra "nós" – que havia me deixado esperançosa de que ele também pensava em estender nosso relacionamento para além das páginas – do que no artigo propriamente dito.

Tanto eu quanto Nick assentimos enquanto tentamos juntar essas peças, impressionados com a coincidência de nos encontrar ali, em circunstâncias completamente diferentes. Ele tinha ouvido muitas coisas sobre mim de Will – sobre minha doença, meu trabalho – e acabo descobrindo que sou amiga da irmã dele no Facebook.

– Que mundo pequeno – diz Nick, maravilhado.

– Que mundo pequeno – repito, menos maravilhada e mais preocupada com tudo que eu havia apagado da memória.

– E como está Will? – pergunta ele. – Faz um tempinho que não nos falamos.

Meus ombros caem quando percebo que ele não sabe. Ainda não faço a menor ideia de como contar a história do que aconteceu entre nós. Sempre que tento, posso ouvir o veneno penetrar gradualmente na minha voz, por mais que tente evitar. Sei que é injusto pintar Will como o vilão disso tudo – afinal, ele me amou, cuidou de mim e lutou para ficar –, mas eu ainda não consigo narrar o que aconteceu de outra maneira.

– Não sei muito bem o que ele anda fazendo – digo, tentando manter minha voz firme, mas a raiva está ali, estremecendo sob a superfície.

– Ah. Eu não sabia que vocês dois tinham terminado. Sinto muito.

– Eu também sinto muito. – Enxugo os olhos com as costas da mão antes de mudar de assunto. O céu é muito vasto no oeste, excessivo: faz com que eu me sinta mais exposta. Num estado extremo, é normal se sentir assim, desprotegida e vulnerável.

Passo a noite na reserva, num motel chamado Lakota Prairie Ranch Resort. Meu quarto dá para o estacionamento e tem um carpete sujo e um cobertor surrado. Na pia do banheiro, encontro uma pequena pilha de toalhas sujas de óleo e ao lado um cartão que diz: "POR FAVOR use os trapos para limpar líquidos, sapatos e armas."

Jogo o cobertor no chão, desenrolo o saco de dormir sobre o colchão e passo as horas seguintes tentando me convencer de que estou dormindo, quando na verdade estou pensando em Will. Lembro de, depois do meu diagnóstico, Nick ter convidado Will para vir a Pine Ridge participar de uma cerimônia de cura chamada "dança do sol". E, quando meus médicos disseram que eu não estava bem o suficiente para viajar, Will decidiu vir a Pine Ridge sem mim. Lembro de como eu ficava irritada quando Will viajava sem mim. O fato de ele poder ir aos lugares e eu não havia acentuado a diferença entre nós – entre mim e meus pares, entre mim e todas as pessoas saudáveis do mundo. Eu ainda não conseguia entender por que algumas pessoas sofriam e outras não, por que algumas vidas eram repletas de infortúnios enquanto outras eram poupadas deles. Era injusto ser jovem e estar doente, tanto que era insuportável em determinados momentos. Eu sempre entendi, pelo menos na teoria, que não fazia sentido ter raiva de tudo isso – era pernicioso. Mas ainda assim eu comparava minhas limitações com a liberdade das outras pessoas. Eu queria tanto a liberdade delas que as odiava por tê-la.

Por trás das minhas pálpebras fechadas, uma fogueira de remorsos me mantém acordada. Embora seja fácil destruir o passado, é muito mais difícil esquecê-lo. Minha mente fica revivendo a primeira grande briga com Will. Como tantas primeiras brigas, essa continha as sementes das divergências que mais tarde brotariam muito maiores. Nós íamos viajar para Santa Bárbara em alguns dias para celebrar o casamento de um dos amigos de infância de Will. Não viajávamos de avião desde o começo do meu tratamento e eu estava ansiosa para mudar de ares. Mas, à medida que a data da viagem se aproximava, ficou claro que, a menos que um milagre fizesse minha contagem sanguínea melhorar, eu não poderia embarcar. No entanto, até o último minuto fiquei insistindo que estava bem o suficiente para ir.

Meu desespero de participar do mundo em geral me fazia negar a realidade, o que significava que Will muitas vezes tinha que assumir o papel desagradável de estraga-prazeres. Algumas noites antes da data prevista para a viagem, ele sentou comigo. "Conversei com seus pais", disse ele gentilmente, passando o braço pelo meu ombro e me puxando para perto dele. "Você sabe quanto eu quero que você venha comigo, mas todos concordamos: não é seguro para você viajar de avião neste momento. Você precisa ficar em casa e descansar."

Lembro de ter sido tomada por uma vontade de gritar, uma raiva tão grande que eu queria rasgar o céu ao meio. Will estava certo – embarcar num avião com minha condição de saúde era assinar meu atestado de óbito. Eu sabia que ele só estava tentando cuidar de mim, mas não sabia onde despejar minha raiva. Me afastando dele, falei: "Como você *ousa* conversar com meus pais pelas minhas costas? Como se eu fosse uma criança, incapaz de tomar decisões por mim mesma. Como se eu já não me sentisse patética o suficiente. E deixe-me adivinhar... você vai viajar sem mim."

Eu observei aquele homem – que não visitava a família e os amigos havia meses, que não me deixara desde o diagnóstico e havia passado o verão sem dormir num leito ao lado da minha cama de hospital – desmoronar. "Sus", implorou ele, "por favor, não fique brava. Eu só preciso de um descanso."

"Ah, é? Eu também preciso de um descanso", ralhei.

No dia seguinte, acordei sentindo uma vergonha imensa. Eu sabia que o que tinha dito não era justo. Entendia como era importante para os cuidadores receberem a dádiva de um tempo para eles mesmos, sem que se sentissem culpados por isso. Will tanto merecia quanto precisava desesperadamente de um descanso, e eu disse a mim mesma que não era justo ele ficar em casa só porque eu não estava bem para viajar. Com isso em mente, tentei abrandar minha raiva quando Will viajou para o casamento. Mas foi difícil mantê-la longe por muito tempo. Não importava quanto eu a enterrasse, ela sempre achava um jeito de voltar.

Quando, nos dias seguintes, a linha do tempo do meu Facebook se encheu de fotos de Will no casamento, comecei a ficar irritada. A cada nova foto que eu via – Will e seus amigos na praia, jogando futebol, num bar, dançando –, minha raiva ficava mais à flor da pele. Sozinha no meu quarto, a parte irracional dentro de mim assumiu o controle: talvez no fundo Will estivesse aliviado de eu não ter podido viajar com ele. Sem mim, ele podia ficar até tarde com os amigos quanto quisesse. Uma namorada doente era um fardo, uma chata, sempre ameaçando arruinar a festa ou encurtar a noite porque estava se sentindo cansada mais uma vez.

É claro que o que me deixava com raiva mesmo era a baixa contagem sanguínea, que havia me proibido de viajar com ele, o corpo que me mantinha presa à cama, a quimioterapia que eu teria que fazer naquela semana e a possibilidade de minha vida acabar quando estava apenas começando. Mas era difícil direcionar a raiva para algo nebuloso como um câncer. Você precisa direcionar a trajetória da sua raiva, para uma tela ou um caderno, antes que ela encontre um alvo humano – mas eu não sabia como fazer isso naquela época. Quando Will me ligou da festa do casamento, soando feliz, relaxado e um pouquinho bêbado, encontrei um pretexto para começar a brigar. Fiz isso o fim de semana inteiro, repreendendo Will por um milhão de coisas idiotas – por não ligar exatamente quando falou que ligaria ou não responder uma mensagem com a rapidez que eu queria.

Minha raiva nascia do grande medo de que, enquanto estivesse vivendo no mundo normal, Will percebesse tudo que estava perdendo. Medo de que ele se cansasse de cuidar de mim, de que fosse embora e não voltasse nunca mais.

O que eu gostaria de ter sabido naquela época: o medo não controlado te consome, se torna você, até que aquilo que você mais teme se torna realidade.

Perto do fim da viagem de Will, tive uma febre alta e voltei ao hospital, onde fui internada e acabei passando várias semanas. Will foi direto do aeroporto me ver e me encontrou amarrada a tubos e máquinas, respirando com dificuldade, o rosto pálido, mais uma infecção se espalhando pelo meu sangue. Sentado ao lado da minha cama, ele abaixou a cabeça e chorou. "Eu nunca devia ter ido", disse ele.

Uma confissão: naquele momento, eu fiquei feliz de ter ficado tão doente enquanto ele estava viajando. Significava que ele tivera que encurtar a viagem. Que estava de volta à bolha comigo e que eu não estava sozinha. Que pensaria duas vezes antes de me deixar de novo. Eu realmente acreditava que, se conseguisse mantê-lo ao meu lado, não iríamos nos separar. Eu era tão jovem.

Antes de deixar Pine Ridge, leio a respeito da dança do sol, uma cerimônia de cura sagrada e secular que acontece todos os verões. Começa com um grupo de mais de 100 homens trabalhando juntos para cortar uma árvore alta na floresta próxima. Usando um complexo arranjo de cordas, eles a descem, tendo o cuidado de evitar que a árvore toque o chão da floresta, então a colocam no cargueiro de um caminhão. Quando a árvore chega à reserva, os homens a colocam no centro de uma arena circular ao ar livre, num espaço entre as montanhas conhecido como Thunder Valley.

A árvore é o centro físico e espiritual da cerimônia. Seus galhos são enfeitados com centenas de "laços de tabaco", oferendas de folhas de tabaco embrulhadas em tecido colorido, cada cor significando uma oração diferente. Os homens furam a pele com agulhas e amarram cordas no peito ligando-as à árvore. Eles param de beber e comer, exceto por um pouco de água, cantam, dançam e oram por quatro dias seguidos sob o sol escaldante, muitos deles caindo de exaustão. Dor, calor, desidratação e fome não são acidentes infelizes: são parte da cerimônia. Os dançarinos acreditam que, ao simular a morte, aliviam a dor e o sofrimento tanto da comunidade quanto de seus ancestrais. Não é uma penitência ou a glorificação do sofrimento, mas a recriação do ciclo da vida e da morte e uma demonstração de respeito a ele. Seguindo o ritual final de purificação, eles voltam ao mundo novos, limpos espiritualmente e mais fortes para enfrentar o porvir.

É uma lição sobre o valor da dor.

Estou vendo que, se quero cruzar a distância entre a quase morte e a renovação, em vez de tentar enterrar a minha dor, preciso usá-la para me conhecer melhor. Ao confrontar o meu passado, tenho que lidar não apenas com a dor de perder outras pessoas, mas também com a dor que causei aos outros. Preciso continuar buscando verdades e professores nessas longas e solitárias estradas, mesmo quando – especialmente quando – a busca trouxer desconforto.

Em algum lugar entre a Dakota do Sul e Wyoming, o frescor do outono se transforma em um frio congelante, e não há pássaros nas árvores. Abro o vidro, coloco a mão para fora e meus dedos logo perdem a sensibilidade. Um cheiro úmido enche o ar. Começa a nevar, um floco aqui, outro ali, e minha mente começa a vagar. Enquanto percorro a fronteira, às vezes parece que sou apenas memória. Revivo cenas antigas da minha vida, observando diversos erros e incontáveis decisões questionáveis, incapaz de fazer qualquer coisa a respeito, exceto tentar entender melhor o que aconteceu.

Nesse momento em particular, estou no meio da lembrança de uma conversa por telefone que tive com meu pai no fim da minha última estadia no hospital. Eu tinha acabado de contar a ele que Will iria se mudar e que eu achava que não iríamos nos reconciliar. "Você é minha filha e eu a amo mais do que todo mundo", disse ele. "Mas não sei se na idade de Will eu teria sido capaz de ficar ao seu lado da maneira como ele ficou."

Lembro de ter me sentido magoada depois que desligamos. Em vez de elogiar Will, ele tinha que ter ficado bravo com ele por ter me abandonado. Naquela época, eu ainda estava com muito ódio para entender o que meu pai realmente quis dizer. Enquanto dirijo, ainda estou tentando entender.

Na minha cabeça, eu perdoei Will por ter me abandonado, mas no meu coração ainda me sinto traída. Eu e Will não nos falamos, mas de vez em quando ele me manda um e-mail ou uma foto aleatória – uma lista de todos os meus medicamentos da quimioterapia com instruções que ele escreveu à mão num caderno, uma foto minha deitada numa maca com a máscara de oxigênio. Não sei se ele faz isso por nostalgia ou hostilidade – se é o jeito dele de dizer, *Olhe tudo o que eu fiz por você*. Eu odeio essas mensagens, porque elas me lembram de quanto eu precisava dele e do poder que ele ainda tem sobre mim. Só de pensar, fico furiosa. "Vai se foder, vai se foder, vai se foder", cantarolo enquanto dirijo. Quero que ele pare de me culpar por seus problemas. Que se desculpe pela dor que me causou – só então vou parar de sentir raiva, digo a mim mesma.

A cordilheira Teton corta o horizonte. Viro na avenida John D. Rockefeller Jr., que leva ao parque nacional Yellowstone, mas estou perdida demais nos meus pensamentos para apreciar a paisagem. Me ocorre que agora, aos 27 anos, tenho a mesma idade que Will tinha quando fiquei doente. Na época, a diferença de cinco anos entre nós parecia enorme. Quando se tem 22 anos, cada ano a mais parece uma década. *Mon vieux*, meu velho, falei brincando para ele uma vez, quando morávamos em Paris.

Enquanto dirijo pela neve, tento imaginar o que faria se estivesse no lugar de Will. Tento me imaginar ao lado de alguém que comecei a namorar há poucos meses e que acabou de receber um diagnóstico grave. Tento me imaginar arrumando as malas, viajando para uma cidadezinha que nunca visitei e morando com os pais dele; passando meses da minha vida dormindo numa cama de hospital; recusando promoções no trabalho num momento em que a maioria dos meus amigos estão concentrados em construir uma carreira. Tento imaginar como eu lidaria sendo o alvo de sua raiva. Tento me imaginar comprando um anel de noivado sabendo que talvez a pessoa que eu amo não sobreviva. Quando tento me imaginar fazendo tudo isso, hesito. Não consigo. Duvido que tivesse sido capaz de fazer uma fração de tudo que Will fez por mim.

A verdade é que eu não conseguia ouvir as necessidades de Will, só as minhas. Eu precisava ser convencida constantemente de que minhas necessidades não eram demais. E quando elas se tornaram demais, eu impedi que ele tivesse o descanso de que tanto precisava. Naqueles últimos meses, sempre que ele me acompanhava em mais uma ida à emergência, a exaustão em seu rosto era de quem estava cumprindo uma obrigação. Encarei isso como uma prova de que eu era de fato um fardo e de que ele estava ansiando pelo momento em que enfim pudesse ir embora. Mas, no fim, não foi a doença que o fez ir embora: fui eu. Foram os diversos jeitos como eu o afastei por anos, dizendo para ele ir embora, até que um dia ele foi.

Eu sinto muito, sussurro no escuro.

A neve começa a cair pesado e os limpadores do para-brisa estão trabalhando em velocidade máxima. Penso em encontrar um motel e parar até que a nevasca passe, mas me preocupo que, se atrasar mais essa parte da minha viagem pelo Oeste, as condições fiquem ainda piores. Decido continuar até chegar à divisa com Montana. Sem nenhum outro carro à vista, meus pneus deixam marcas na neve fresca e incólume da rodovia. Os pinheiros que ladeiam a estrada envergam sob o peso da neve e tudo brilha naquela luz fria e azulada.

Na hora seguinte, o que restava da minha raiva por Will some. Em seu lugar, consigo sentir o que a raiva não tinha me permitido sentir, e há tantas coisas que eu gostaria de dizer a ele. Embora Will não tenha estado ao meu lado no fim, ele sempre esteve ao meu lado nos momentos mais importantes. Quero pedir perdão a ele. Dizer que sinto a sua falta.

Se isso fosse um filme, eu ligaria para Will da estrada mesmo. Talvez até reatássemos. Mas isso não é um filme. Da última vez que nos falamos, Will tinha conseguido um novo emprego como editor-chefe de um site de esportes. Ouvi dizer que ele está namorando e que os dois estão felizes. Amar Will neste momento é ter carinho pelas memórias que temos juntos, sem permitir que elas me seduzam. É resistir a ligar para ele. É dar a ele o espaço de que ele precisa para retomar sua vida. É fazer o mais difícil. Deixar que ele vá embora.

Quando me aproximo da fronteira com Montana, passo por uma cidadezinha tão pequena que se piscar você a perde. A estrada principal está vazia, exceto por um carro atrás de mim. Ao longo dos quarteirões seguintes, o carro se aproxima cada vez mais, até estar a uma distância desconfortável. Através da neve, vejo um brilho vermelho girar no teto do carro, mas estou perdida demais nos meus pensamentos para perceber. Somente quando escuto a sirene enfim percebo que estou sendo seguida por uma viatura da polícia.

Nunca fui parada pela polícia, e meu antigo instrutor, Brian, deixou essa lição de fora das aulas. Nervosa, estaciono no acostamento. Numa tentativa insensata de mostrar cooperação, abro a porta e coloco o pé para fora pensando em encontrar o policial no meio do caminho entre nossos carros. Mas, assim que minhas botas tocam a neve, entendo que cometi um grave erro – um erro que, para pessoas que não têm a mesma aparência ou os mesmos privilégios que eu, pode ser fatal.

– Volte para o veículo! – grita o policial. – VOLTE. PARA. O. VEÍCULO.

Assustada, pulo para dentro do carro e bato a porta atrás de mim. Oscar está latindo alto e eu fico sussurrando para ele calar a boca quando o policial aparece, batendo à janela.

– Desculpe – digo, abaixando o vidro. – Eu achei que deveria encontrá-lo fora do carro. Achei que era respeitoso fazer isso – explico, arfando.

O policial tem espinhas no rosto e parece jovem, mas sua expressão não é nada amigável.

– Nunca mais faça isso – diz ele, sério. – Você sabe por que te parei?

– Não, senhor.

– Você estava 8 quilômetros acima do limite de velocidade.

Abro a boca para me desculpar mais uma vez, mas o policial ergue a mão, me silenciando.

– Habilitação e documento do carro.

Procuro no porta-luvas, que está cheio de tralha – mapas, milhares de papéis, protetor labial e, inexplicavelmente, uma mola de brinquedo.

– É aquele papel ali – diz o policial, apontando.

Alguns minutos depois, ele volta com a minha habilitação e o documento do carro e fica olhando para mim pela janela. Ele tem mais algumas perguntas, começando com por que alguém que acabou de tirar sua habilitação está em Wyoming com um veículo com placa de Nova York e que está registrado no nome de outra pessoa.

– Na verdade, é uma história engraçada – digo, e começo a explicar sobre câncer e reinos, uma viagem de 100 dias e meu amigo que me emprestou o carro. Estou cheia de adrenalina correndo nas veias e é difícil saber se o que digo faz algum sentido.

– Tudo bem, moça. Se acalme – diz ele, tentando conter um sorriso. – Vou te dar só uma advertência, daí você está liberada. Mas me deixa entender direito: você acabou de aprender a dirigir. Pegou o carro do seu amigo emprestado. E está numa viagem.

Eu balanço a cabeça depois de cada frase, concordando.

– Mas por que, em nome de tudo que é mais sagrado, você está dirigindo no meio de uma nevasca?

32

SALSA E OS SOBREVIVENCIALISTAS

Enquanto viajo para o interior de Montana, não vejo ninguém por quilômetros. A terra é ampla e coberta de neve até a altura do joelho, e o céu tão vasto que me faz sentir a única pessoa no mundo. Estou dirigindo em silêncio há horas quando o telefone toca. Tomo um susto. Olho para a tela e vejo o nome de Jon. Deixo a ligação cair na caixa postal. Minha cabeça tem andado tão cheia ultimamente que não sei como dividir o que sinto com ele. Quando nos falamos, nossas conversas são pouco mais do que um bate-papo tenso. Será que não temos mais assunto? Com metade do continente entre nós, fica difícil lembrar por que estamos juntos. O futuro do nosso relacionamento sempre foi meio incerto e cada vez mais parece que o sentimento que temos um pelo outro não sobreviverá à viagem.

Perdas me deixaram receosa, cansada, e não apenas a perda de vida que presenciei nos últimos anos. Mas também as perdas colaterais da doença: de Will, da fertilidade e da maternidade como eu a havia imaginado, da minha identidade e do meu lugar no mundo. Às vezes, meu coração parece tão atormentado que não tem espaço para os vivos – para a possibilidade de um novo amor, de novas perdas.

Na noite passada, recebi uma mensagem de uma pessoa de quem gosto muito e que me fez recolher-me em mim mesma. Depois de dirigir o dia inteiro na nevasca, me hospedei num pequeno hotel em Gardiner, Montana, e decidi tomar um banho de banheira para relaxar. Enchi a banheira até quase transbordar, tirei as botas e as meias de lã e a roupa. Submergindo na água quente, suspirei enquanto cada músculo meu relaxava. Depois de algum tempo ali, estendi o braço e peguei o celular com dedos escorregadios. Desde o primeiro dia da viagem, uma montanha de e-mails havia se acumulado na minha caixa de entrada e achei que estava na hora de dar uma lida neles.

Passando pelas dezenas de mensagens não lidas, vi uma do meu amigo Max que fora enviada havia 10 dias. O assunto da mensagem – "Atualizações do meu estado de saúde" – me deixou tensa. Muitos pacientes enviam um e-mail a vários destinatários para manter amigos e familiares atualizados – esse tipo de mensagem nem sempre traz más notícias. Mas, nos quatro anos em que nos conhecemos, Max nunca havia feito isso. Eu sabia que aquele e-mail não era otimista.

Fiquei alguns instantes olhando para o celular e então o coloquei no chão do banheiro. Eu não queria ler a mensagem, não queria entrar por essa porta. Mergulhei a cabeça na banheira, então abri os olhos e observei as bolhinhas escaparem da minha boca e subirem à superfície. Emergi novamente. Quando a superfície da água se acalmou, peguei o celular e comecei a ler.

Queridos amigos,

Meu câncer voltou nos meus pulmões e na garganta e vou passar por uma cirurgia amanhã no Cedars Sinai, em Los Angeles. O tempo de recuperação dessa cirurgia é incerto – não sabemos se os tumores serão difíceis de ser acessados. Também não sabemos no momento se o tratamento de imunoterapia que eu estava fazendo foi efetivo ou não. A cirurgia ajudará a determinar isso tudo e planejar os próximos passos.

Se vocês precisarem falar comigo, ou me mandarem alguma coisa, podem me enviar um e-mail, só não sei quão alerta vou estar... Por favor, não façam muitas perguntas sobre como será a logística ou onde estarei em tal data – não sabemos nada sobre isso no momento e não saberemos por algum tempo. POR EXEMPLO:

Mensagem boa: "Desejo tudo de bom para Max! Não precisa se preocupar em responder!"

Mensagem ruim: "Quando Max vai ao banheiro e em qual cidade? Quero levar meu schnauzer para vê-lo. Ele é um schnauzer irlandês que traz sorte. Max vai morrer? Ele pode comparecer ao meu evento daqui a quatro meses?"

Amo muito todos vocês e sou extremamente grato por todo o suporte.

A parte sobre o "schnauzer irlandês que traz sorte" me fez sorrir. Max sempre se considerou um comediante e sempre tentava fazer todo mundo rir, mesmo agora, mas, quando acabei de ler, pensei no que aquilo tudo significava – no fato de ele ter tido diversas recaídas desde o primeiro diagnóstico, aos 16 anos, e que apesar de todos os tratamentos o câncer continuava a se espalhar. A porra do câncer. Parecia que a água da banheira estava deixando meus membros pesados. Mergulhei de novo. Dessa vez, fechei os olhos e gritei.

Talvez a maior prova de amor seja a maneira como agimos em tempos de dificuldade. É o momento de prestação de contas para que todos os relacionamentos caminham. Sempre me orgulhei de ser uma boa amiga em momentos difíceis – de ser capaz de enfrentar situações difíceis e ir além do que é esperado para estar presente ao lado de alguém quando ele está na corda bamba. Nos últimos anos, enviei caixinhas com mimos, buquês de flores e telegramas musicais. Ajudei a riscar itens da lista de desejos, segurei vela em um jantar, organizei entregas de refeições, ajudei a angariar fundos e fiz vigília em casas de repouso.

Mas, ao pensar em Max, tenho a impressão de que as reservas que eu tinha para realizar esses gestos secaram. Nem tive vontade de responder. Quando saí da banheira e fui para a cama, pensei: *Amanhã eu respondo*.

O "amanhã" está aqui e eu ainda não respondi.

Piso no acelerador, o pedal tremendo sob meu pé. *Não. Não. Não*, penso enquanto percorro um trecho congelado da estrada. *Não posso passar por isso mais uma vez*. Não existe nada mais cruel que o silêncio de um amigo que você tinha certeza de que seria o primeiro a dizer: *Estou aqui, eu te amo, o que posso fazer para ajudar?* Eu sei disso muito bem. Mas, neste momento, o meu instinto é de autopreservação. É de me afastar, de me proteger contra a dor de perder Max também. A ideia de mais uma perda me faz querer me apartar completamente do mundo. Desejo nunca mais me aproximar de ninguém.

Pego a rodovia 141 em direção a Avon, Montana. É o tipo de comunidade rural onde a quantidade de gado supera o número de seres humanos. Estou a caminho de visitar Salsa, a cozinheira que me enviou uma caixinha de mimos quando eu estava no hospital, prometendo comida em abundância se eu algum dia fosse para aqueles lados. Ela me deu instruções detalhadas, embora crípticas, de como chegar ao rancho da família. Quando pedi a ela um endereço ou coordenadas, sugerindo que seria mais fácil colocar no GPS, a resposta de Salsa foi: "Siga Deus e você vai chegar."

Percorro 5 quilômetros numa estrada de terra. Quando avisto o pequeno barracão que Salsa descreveu – de madeira com uma colcha azul e dourada pintada nas laterais –, viro à direita, meus pneus deslizando levemente no gelo. Passo por um mata-burro e entro em outra estrada de terra, em direção à casa verde na colina. Conforme me aproximo, Salsa corre para fora da casa. Com suas bochechas redondas e vermelhas e o cabelo louro saindo por debaixo do gorro, ela bem que poderia participar de um concurso local para Mamãe Noel. O sorriso dela fica ainda mais largo quando saio do carro, e ela dá gritinhos e pula com um entusiasmo contagioso em suas botas e seu anoraque.

– Bem-vinda ao nosso lindo e grande estado! Estávamos fazendo xixi nas calças de tanta ansiedade esperando você chegar – diz ela, me abraçando apertado.

Salsa diz que estava se preparando para a minha chegada havia dias e que fez comida suficiente para alimentar uma romaria de caubóis – travessas de lasanha, bandejas dos seus famosos cookies de chocolate assados à perfeição e montes de pipoca caramelizada para lanchinhos noturnos. Ela diz que varreu a casinha onde vou ficar, arrumou a cama com uma colcha feita à mão e acendeu o fogão à lenha para que estivesse quentinho quando eu chegasse. Como se isso tudo não fosse suficiente, ela comprou para mim um "verdadeiro chapéu de Montana" – de pele de guaxinim com uma longa cauda preta e marrom pendendo na parte de trás.

Esse é o tipo de pessoa que a Salsa é: ela ama intensamente e não deixa nada subentendido. A primeira vez que entrevi seu espírito generoso foi há dois anos, quando nos conhecemos no que chamamos de "acampamento do câncer" – um programa de aventuras ao ar livre que dura uma semana e é patrocinado por uma ONG chamada First Descents, para jovens adultos com câncer.

Salsa foi a "mãe" do acampamento, como ela instruiu que todos a chamassem. Ela tinha se voluntariado a cozinhar três refeições por dia e a assegurar que todos não precisássemos de nada durante a semana. Salsa tinha uma presença acolhedora e um senso de humor apimentado, que me fizeram gostar dela imediatamente. Sempre que eu estava cansada demais para participar das atividades do acampamento, procurava refúgio na cozinha, onde ela me alimentava com brownies ainda quentinhos e fazia minha barriga doer de tanto rir ao classificar os monitores do acampamento – todos eles homens jovens e fortes – em ordem de gostosura. Ela também dava goles de uma garrafa de uísque ilícito, que havia escondido das "autoridades do acampamento" numa bolsa com zíper decorada com versículos da Bíblia, o que me fez gostar ainda mais dela.

Eu amei cada minuto que passei no acampamento do câncer. Os monitores nos ensinaram a andar de caiaque e passamos horas descendo o rio todos os dias, as memórias das consultas e da quimioterapia ficando mais distantes a cada remada. Parei de me concentrar nas traições do meu corpo e de me preocupar com a dificuldade dele de me acompanhar, e passei a me concentrar em pequenas vitórias – ter coragem de pular de um penhasco para o rio, aprender a fazer um "rolo de esquimó" e descer a correnteza sem deixar o caiaque virar. Quando a semana terminou, eu estava dolorida e com alguns hematomas, mas pela primeira vez desde meu diagnóstico sentia orgulho do meu corpo.

Voltei para casa querendo me tornar uma pessoa "que se aventura", como dizia o lema do acampamento. Resolvi sair da cidade nos fins de semana para fazer trilhas e caminhadas e propus a Will que fizéssemos uma viagem para acampar nas montanhas Adirondack. Mas pouco depois que retornei do acampamento fui hospitalizada com bronquite e fiquei dias presa a um tanque de oxigênio. De algum jeito, Salsa descobriu que eu fora internada e me enviou um sedex com um lindo pássaro de vidro azul para pendurar na janela do meu quarto e um cartão me convidando a visitá-la em Montana quando eu estivesse melhor. "Você pode vir para o rancho da minha filha, conhecer alguns caubóis de verdade e andar a cavalo", escreveu ela. Deitada na minha cama de hospital, tentei imaginar o rancho. Vi montanhas enormes se erguendo em direção ao céu, imponentes. Me imaginei andando a cavalo nos bosques. O bipe do monitor me puxou de volta à realidade. O tanque de oxigênio que enviava ar aos meus pulmões por meio de um tubo havia se soltado. Montana estava a milhares de quilômetros de distância.

Minutos depois da minha chegada, Oscar começa a correr atrás das galinhas. Dando voltas e mais voltas ao redor do celeiro. Oscar corre o mais rápido que pode, suas orelhas balançando ao vento, mas ele tem dificuldade de manter o ritmo com suas perninhas curtas. Ele está concentrado em uma galinha em particular, uma castanho-avermelhada e corpulenta que cacareja enquanto foge dele, parecendo mais irritada do que com medo da perseguição.

– Desculpe – falo para Salsa. – Acho que ele nunca viu uma galinha.

– Querida, não estou nem um pouco preocupada – diz Salsa. – Sem querer ofender, mas seu cachorrinho não vai conseguir caçar nada. – Não ajuda muito a imagem de Oscar o fato de ele estar usando uma roupinha de frio quadriculada.

A filha de Salsa, Erin, se junta a nós e ficamos rindo e apreciando o espetáculo. Até mesmo os cachorros do rancho – vira-latas com dentes faltando na frente por causa dos coices do gado – parecem sorrir. Mas os minutos passam e Oscar consegue ganhar velocidade, suas perninhas zunindo no ar, os olhos se enchendo de determinação conforme ele se aproxima da galinha. E então acontece: Oscar dá um pulo fantástico e pega a galinha pelas penas da cauda.

– Merda, não, nããããão! – grito, correndo. Puxo Oscar pela coleira e coloco sua guia. Enquanto faço isso, Erin inspeciona a galinha, que por sorte não se machucou.

– Ainda bem que meu marido não está aqui – diz ela. – Um rancheiro atira num cachorro que corre atrás de galinhas.

Enquanto Salsa é corpulenta e loura, Erin tem olhos escuros e luminosos, cabelos castanhos longos e o corpo forte e esguio de uma mulher que nunca fica parada. Quando Erin não está cuidando da casa, dos filhos ou costurando colchas sob encomenda e organizando estudos da Bíblia, ela ajuda o marido a cuidar do gado. O rancho, diz ela, está na família do marido há cinco gerações.

Apesar do incidente com a galinha, Erin e eu ficamos amigas logo de cara. Seguimos em direção à casa verde na colina. Dentro da casa, tiramos nossas botas e as deixamos encostadas na parede, ao lado do fogão a lenha.

– Deixa eu te mostrar a casa – diz ela, entrelaçando o braço no meu.

Sigo Erin pela casa e ela me mostra os quartos e a vista para as montanhas, então me leva até o porão, onde há prateleiras repletas de latas de mantimentos, provisões e uísque, ou, como eles dizem, "*hooch*".

– Nós caçamos, coletamos, plantamos e criamos quase tudo o que comemos bem aqui no nosso rancho – diz Erin, orgulhosa.

Subimos as escadas de volta à cozinha e faço o possível para ajudar enquanto ela e Salsa preparam uma omelete e tiras grossas de bacon. Atraídos pelo cheiro delicioso, os filhos de Erin aparecem na porta da cozinha e ficam me olhando com curiosidade. Eles frequentam a escola com três salas de aula no fim da estrada, cujos outros alunos também são filhos de rancheiros. Eles usam botas para ir à escola, frequentam um curso comunitário rural como atividade extracurricular e fazem piadas sobre peidos de vaca, diz Salsa, acariciando o cabelo do mais novo, Finn.

Quando as crianças se afastam e não podem nos escutar, Erin me confessa que também está doente.

– Câncer cervical – sussurra ela.

Nunca deixo de ficar abismada com a quantidade de pessoas que encontro e que estão atravessando algum tipo de dificuldade. Quanto mais longe viajo e quanto mais pessoas conheço, mais fico convencida de que essas experiências humanas constroem pontes sobre diferenças que de outra forma seriam intransponíveis.

Enquanto ajudo a arrumar a mesa, o marido de Erin, William, chega. Ele está usando suas roupas de trabalho – gorro de lã, lenço de seda no pescoço, jaqueta justa, jeans e botas de couro. Ele tem uma barba impressionante, tão longa e felpuda que parece ideal para um ninho de passarinho. Ele toca a ponta do chapéu cordialmente em minha direção e senta à cabeceira da grande mesa de madeira.

– Vamos dar graças – diz William. Fico tensa quando todos estendem as mãos. Nunca dei graças, mas me parece rude não participar, por isso abaixo a cabeça e fecho os olhos. Então ele começa a rezar, breve e afável:
– Obrigado, Senhor, por este dia e por esta comida, e a abençoe para que possa nutrir nosso corpo. Amém.

Uma vez por semana as esposas dos rancheiros se reúnem para fazer uma aula de aeróbica na cidade, que se resume à escola, a uma agência de correios e a um pequeno ginásio de esportes. Erin me convida para participar e Salsa se junta a nós. A academia é bem iluminada, com piso de madeira encerado que guincha sob nossos tênis. Cerca de 12 mulheres de todas as idades se alongam em roupas de moletom. Quando Erin me apresenta, elas ficam olhando para mim. Tenho a sensação de que não recebem muitos visitantes aqui. Meu nome estrangeiro também não deve ajudar muito. Mas quando Erin começa a contar sobre minha viagem, elas escutam com curiosidade e, à menção da palavra "leucemia", tornam-se visivelmente mais compassivas.

– Bem-vinda – diz uma das mulheres. – Eu também sou uma sobrevivente.

– Estamos felizes de ter você aqui hoje – diz outra.

– Você já conheceu o irmão de William? – fala uma terceira. – Ele é solteiro, e muito bonito.

– Espere aí! Se você se casar com o irmão de William, seremos irmãs! – exclama Erin.

– Já está na hora de arrumarmos um caubói de verdade para você, não um desses espertalhões da cidade – diz Salsa, brincando.

Quando o assunto é fazer exercício, aquelas mulheres não brincam em serviço. Durante uma hora, nos movemos ao redor da academia. Em cada estação do circuito, sofremos algum tipo de tortura. Fazemos polichinelos até nossas panturrilhas tremerem, agachamentos até os glúteos arderem e *burpees* até quase cairmos de cansaço. Mas, para minha grata surpresa, consigo acompanhá-las.

Depois dos exercícios, vou ao banheiro lavar o rosto e no espelho sou saudada por um reflexo de que me recordo vagamente. Meu rosto costumava ter a palidez de uma bétula branca, mas agora minhas bochechas estão rosadas e meus olhos brilham. Endorfinas percorrem meu corpo como uma corrente elétrica e me sinto forte, energizada. Ajeito os fios desalinhados do meu cabelo, agora longo o suficiente para ser preso atrás das orelhas. *Como o corte do Leonardo DiCaprio nos anos 1990*, penso. Não pareço em nada com a garota que deixou Nova York quase 50 dias antes. Sou uma peregrina, uma aventureira, uma guerreira das estradas, dirigindo milhares de quilômetros, mesmo que ainda vá me deitar exausta no fim do dia.

Mais tarde, nos reunimos na casa principal para o jantar. O irmão de William aparece. Ele, como disseram as mulheres, é realmente bonito e fica me olhando timidamente do canto da sala. Do lado de fora, a temperatura caiu para abaixo de zero, e Salsa me diz que não é incomum a temperatura chegar a 36 graus negativos durante a noite. Eles aquecem a casa com um forno a lenha, usando toras de madeira que William cortou. Mesmo com o fogo estalando e usando calças térmicas por baixo do jeans, sinto tanto frio que a ideia de me aquecer parece impossível. Eles distribuem xícaras de *hooch*, e o uísque nos esquenta por dentro, gole a gole. Quando a bebida faz os irmãos relaxarem, eles entram na conversa.

– Então, o que você usa para se proteger? – pergunta William, virando-se para mim.

– Como assim? Você quer dizer anticoncepcional?

Salsa gargalha, quase se engasgando com a cerveja.

– Não – diz ele, franzindo a testa. – Tipo uma arma. Para sua segurança.

– Ah, não. Não tenho nada disso. Nunca toquei numa arma na minha vida. Eu tenho certeza de que acabaria atirando no meu próprio pé por acidente em vez de me defender. Não. Somos só eu e meu homenzinho – digo, fazendo carinho em Oscar.

– Você não tem medo? – pergunta o irmão de William. Eles parecem incomodados com a ideia de eu ter viajado tanto sem nem mesmo um canivete. Uma mulher sozinha com um cachorrinho castrado como proteção não deveria viajar desarmada, insistem eles. William oferece uma de suas armas para eu levar comigo na estrada. Eu recuso, mas somente depois de fazer um acordo: não deixarei o rancho até aprender a atirar numa lata a pelo menos 6 metros de distância – um desafio que vai me tomar boa parte da tarde seguinte.

No jantar, comemos salsicha de alce e o guisado de carne bovina de Erin. Eles me dizem que o alce foi caçado por William e que eles mesmos criaram a vaca.

– Não gosto de depender de nada nem de ninguém – diz William. Ele passa alguns minutos falando sobre suas desconfianças a respeito do governo, das escolas públicas e até dos médicos. – Temos tudo de que precisamos para sobreviver e nos proteger aqui mesmo.

A noite vai passando e o irmão de William se senta ao meu lado no sofá. Ele tem barba ruiva, olhos azuis e usa uma camisa de flanela. Fala pouco, mas mesmo assim tenho a sensação de que ele gosta de mim. Posso sentir os olhos dele me observando enquanto falo, e quando olho para ele ambos ficamos vermelhos. Fico surpresa quando homens demonstram esse tipo de interesse por mim. Durante o meu tratamento, senti a sexualidade ser arrancada completamente de mim. Ninguém assobiava quando minha mãe me empurrava pela rua na cadeira de rodas. Nenhum par de olhos olhava para minha silhueta esquelética, somente para os tubos do cateter despontando da camiseta. Na verdade, as pessoas evitavam me encarar. Agora, sempre que um homem flerta comigo, não me sinto compelida a impor uma barreira ou mencionar que estou num relacionamento. Eu gosto da atenção, até mesmo a desejo.

Nossos joelhos roçam e, por um momento, me permito a fantasia absurda de uma vida ao lado do irmão de William no rancho. Para mim, estabilidade sempre foi estar nos braços de outra pessoa, não importava quão breve fosse o relacionamento. Sempre que me sinto perdida, termino o relacionamento em que estou e procuro companhia nos braços de outro homem. Esse sempre foi um jeito conveniente de evitar pensar no que quero da minha vida ou resolver os problemas que se apresentam. É mais fácil se concentrar numa nova paixão do que encarar o que realmente importa. Mas eu sei que se fizer isso estarei me enganando, por isso levanto, digo boa-noite ao meu caubói e vou para a cama.

Na tarde seguinte, vamos a uma clareira no bosque, onde William alinha seis latas sobre um tronco de madeira. Estou usando meu novo chapéu de pele de guaxinim e não posso deixar de me sentir um pouco ridícula enquanto William me ensina a colocar a munição na arma e atirar. Começo com uma pistola – ou, como eles chamam, uma "arma de mulher" – para esquentar, diz William. Depois de alguns tiros, ele me considera apta a mudar para um rifle de cano longo.

– O coice pode quebrar seus dentes se você não tomar cuidado. Apoie a arma no ombro. – Ele ajusta minha postura.

É um velho rifle calibre .22, o mesmo que William usou para ensinar os filhos a atirar em esquilos, antes de ensiná-los a caçar os alces do bosque. Quando aperto o gatilho, meu ombro é impulsionado para trás com o coice da arma e minhas narinas se enchem com o cheiro da pólvora. Depois de mais de 12 tentativas, finalmente consigo acertar uma lata, e Erin e Salsa festejam, seus gritos ecoando pelo bosque.

Voltamos para a casa, eu arrumo minhas coisas e as coloco no porta-malas do carro. Salsa e sua família se reúnem para se despedirem e me dão mais cookies caseiros do que sou capaz de comer.

– Então... nós tivemos uma conversa – diz William. – Tivemos uma conversa e decidimos que você pode entrar para a nossa lista.

– Sério? – respondo. – Que lista?

– Nossa lista de pessoas que não fazem parte da família mas que podem ficar conosco quando o Fim dos Tempos chegar – diz William, sério.

– Ah, uau. Obrigada – respondo. Lembro do porão deles, cheio de latas de mantimentos, itens de emergência, barris de água e *hooch* para uma eternidade. A descrença deles no estilo tradicional de vida, o monte de armas e a insistência de que podem caçar, coletar e plantar em sua propriedade tudo de que precisam para sobreviver faz sentido agora. Salsa e sua família são sobrevivencialistas. Quando pergunto a eles a respeito, eles dizem que não é um estilo de vida, mas simplesmente a vida naquela parte de Montana. Quando o mundo que conhecemos implodir, eles estarão preparados.

– Todas as pessoas na lista precisam contribuir de alguma maneira – diz Salsa. – Você não tem praticamente nenhuma habilidade prática: não sabe nada de gado nem de como cuidar de um rancho. Não sabe atirar. – E ri, me cutucando com o cotovelo. – Mas talvez você possa ser nossa escriba.

Há algo nesse gesto – a ideia de que sou bem-vinda aqui apesar das nossas diferenças – que me deixa emocionada. O instinto de ser autossuficiente, de se distanciar do mundo e se preparar para o pior – bom, eu me identifico com isso de certa maneira. É o que estive fazendo com Jon e agora com Max, protegendo meu coração contra outra perda. Mas, para essa família, a ideia de desastre está ligada à generosidade e à proximidade. Diante do medo da morte, eles encontraram uma fonte não de alienação, mas de intimidade.

Enquanto deixo o rancho, meu celular apita. É uma mensagem de um número que desconheço. Ela diz: "Volte para visitar. Seu marido de Montana (irmão de William)." Eu tinha achado que estaria exausta, até mesmo com saudades de casa quando terminasse a última parte da minha viagem pelo Oeste. Mas, ao seguir em direção a Seattle, não sinto nenhuma dessas coisas, apenas encantamento pelas paisagens naturais dos Estados Unidos e pela personalidade vibrante das pessoas que generosamente me acolheram em sua vida. Penso se é essa admiração que faz com que me sinta viva de novo.

33

"DANDO UMA DE BROOKE"

Por ser uma jovem viajando sozinha, recebo inúmeros conselhos não solicitados de desconhecidos. Em todos os lugares em que estou – comendo num restaurante de beira de estrada, esperando na fila do banheiro do acampamento, abastecendo numa parada de caminhões – encontro pessoas que querem compartilhar sua sabedoria.

Alguns conselhos não foram nada úteis. Antes da minha partida, um conhecido abastado mencionou que seria "mais seguro" contratar um "chofer" para a viagem. ("Ah! Ótima sugestão", respondi, educadamente.) Outros conselhos foram um pouco mais práticos. Passei uma noite na costa do Oregon com um pescador chamado Brent, que me deu ótimas dicas de direção. "Quando seu para-brisa começar a embaçar, aperte o botãozinho de desumidificar", disse ele. "Do contrário, você não vai conseguir enxergar nada e vai se ferrar." Outra anfitriã, Wendy – uma lendária atriz, comediante e autointitulada "cidadã da terceira idade que luta contra distúrbios alimentares e distúrbio de personalidade judia crônica", de Portland –, ofereceu instruções detalhadas de como sair de uma crise: "Primeiro, faça uma lista das coisas pelas quais você é grata; segundo, pare de ignorar seus problemas e dê um passeio ao ar livre; terceiro, se você não tem um distúrbio alimentar, coma um chocolate delicioso e tome uma xícara de café forte."

E então, conselhos tão proféticos que mexem no meu caleidoscópio interno e me permitem ver as coisas sob uma luz diferente. Isaac, um jovem que conheci em Seattle, tinha acabado de vir da parte rural do Alaska, com todos os seus pertences no porta-malas do carro. Estávamos na mesma hospedaria, e ele passou a maior parte do fim de semana em lágrimas, me contando que sua esposa o havia abandonado. Ele estava arrasado, mas pensava de maneira clara. "O perdão é a recusa de armar seu próprio coração, a recusa de viver num coração contraído", disse ele, tanto para mim quanto para ele mesmo. "Viver com tamanha franqueza significa sentir dor. Não é nem um pouco bonito, mas a alternativa é não sentir absolutamente nada."

A noite chega suavemente e um fio pálido de luz da lua atinge a estrada de terra quando paro em frente aos portões de madeira de uma residência no condado de Humboldt. Essa visita não estava nos meus planos. Quando disse a Brent, o pescador, que estava à procura de um lugar para ficar no norte da Califórnia, ele deu meu número de telefone para o genro, que o passou para um amigo chamado Rich, que me ligou de manhã, dizendo que eu ficasse numa cabana em sua propriedade.

Rich me acolhe com um sorriso largo e amigável, pés de galinha bem marcados ao redor dos olhos. Sua esposa, Joey, está ensaiando com o coral, portanto somos só nós dois para jantar.

– Espero que você não se incomode de comer comida vegana – diz ele, me convidando para entrar.

Enquanto anda para lá e para cá na cozinha, Rich conta que é um psicólogo aposentado e que agora faz esculturas nas horas vagas. A casa contém várias obras suas, estatuetas de madeira retorcidas feitas à mão. Uma em particular chama a minha atenção. Ela é linda, carnal e etérea – uma figura se contorcendo, se desdobrando no meio de uma metamorfose. Rich me diz que a fez a partir da base de um enorme bordo. O título da escultura é *Ovo de Koschey*, e Rich explica que, no folclore eslavo, Koschey era um feiticeiro que escondia sua alma em um objeto dentro de outro objeto, como o ovo de um pato enterrado sob as raízes de uma grande árvore, para permanecer imortal. Ele diz que se inspira bastante em sua experiência como psicólogo:

– Me interesso em como as pessoas que passam por eventos devastadores são obrigadas a entrar num lugar onde as respostas estão além das nossas capacidades racionais e emocionais.

Balanço a cabeça, me identificando com suas palavras.

Sentamos na sala, perto de uma grande lareira de tijolos. Enquanto jantamos abóbora assada, salada de couve e azeitonas pretas, Rich me conta histórias de suas viagens ao redor da Europa numa van com a esposa e os filhos na década de 1980. Ele tem uma teoria: quando viajamos, na verdade fazemos três viagens. A primeira viagem é a preparação, quando fazemos as malas e sonhamos, ansiosos, com a aventura. Depois, a viagem em si. E então, a terceira viagem, que é a viagem de que você se lembra.

– O segredo é tentar manter as três o mais separadas possível – diz ele. – O segredo é estar presente onde quer que você esteja.

Esse conselho, mais do que qualquer outro, eu guardo comigo.

Acordo cedo na manhã seguinte e começo a dirigir pela costa da Califórnia com a teoria de Rich ainda na cabeça – tentando me manter ancorada *nesta viagem*, sem deixar que meus pensamentos viajem no tempo. Atingir a Costa Leste é um momento decisivo. Andei o máximo que pude sem entrar no oceano. É difícil não ficar ansiosa com o que vem a seguir. É difícil não pensar no meu retorno a Nova York e no que acontecerá. Pensei que teria mais respostas. Mas só tenho mais perguntas.

Quando vejo a placa de uma trilha para o parque nacional Redwood ao lado da estrada, estaciono para deixar Oscar dar uma volta. *O que há de tão interessante nas sequoias, afinal?*, penso enquanto observo a placa com informações no início da trilha e espero Oscar terminar de fazer xixi. Curiosa, decido andar um pouco.

O nevoeiro que vem do Pacífico, baixo e ondulante, se espalha pela floresta. Eu e Oscar percorremos uma trilha de 4,8 quilômetros, o som dos nossos passos abafados pelo musgo. À medida que entramos mais na floresta, as árvores ao nosso redor ficam mais altas, suas folhas se juntando acima de nós como um cobertor grosso. Paro em frente a uma sequoia excepcionalmente alta, que traz na casca a cicatriz escura dos incêndios, e toco seu tronco. A sequoia é uma das últimas espécies de um gênero de árvores que remonta ao período jurássico. Ela não apenas conseguiu sobreviver e se adaptar, mas abriu espaço para outras árvores, sustentando e fazendo brotar novas vidas – o jardim suspenso de samambaias em seus galhos, os liquens em seu tronco, os arbustos de mirtilo se alimentando do seu solo.

Quando chegamos ao final da trilha, Oscar para para brincar com uma poça e eu sento numa pedra para recuperar o fôlego. Inclino a cabeça e olho para o céu. Com mais de 90 metros de altura, as sequoias parecem gigantes clarividentes e oniscientes, apontando em direção ao céu, observando a terra. *O que vocês veem que eu não consigo? Para onde devo seguir?*, quero perguntar a elas. Os galhos mais altos estalam com o vento e minha respiração fica mais pesada e lenta. Me dou conta de que as sequoias conseguem, sem esforço ou ego, fazer aquilo que eu tanto tive dificuldade de fazer. Elas fazem a existência, como eu a concebo – o tempo medido em 100 dias –, parecer extremamente ingênua e tacanha. Me sinto pequena e sem raiz no meio delas. Neste momento, não sou uma sequoia. Sou um esporo surfando na brisa, sem direção e suscetível, voando de um lado para o outro, sem a menor ideia de onde vou pousar.

Abro o zíper da minha mochila e pego meu diário. "Ultimamente, me vejo tentando caber em cada novo lugar que visito", escrevo. "Será que poderia me mudar para esse município, essa cidade, essa região, esse estado? Será que aqui é o lugar onde finalmente vou ficar? Ontem à noite, passei uma hora olhando anúncios de residências no condado de Humboldt e sonhando em comprar um terreno em algum lugar quieto e remoto, um lugar que eu pudesse chamar de meu. Nessa fantasia, eu vivo sozinha, apenas com meus livros e dois cachorros para me fazer companhia."

Naquela tarde, acampo no Big Sur, armando minha barraca à beira de um prado no parque estadual Pfeiffer. O sol se põe devagar, sua luz se espalhando sobre o oceano como uma gema quebrada. O ar é morno o bastante para que eu não precise fechar o zíper da barraca imediatamente.

Me deito de barriga para cima no meu saco de dormir, os pés para fora da barraca. Me copiando, Oscar se vira de costas e deita, as quatro patas no ar. Faço carinho na sua barriga enquanto ele olha para mim com amor. Viver na estrada por dias a fio nos transformou num casal que imita sem perceber os gestos um do outro e sabe exatamente do que o outro precisa sem precisar perguntar. É difícil de acreditar que já faz mais de três anos que o adotei.

– Parabéns, você é oficialmente o meu relacionamento mais duradouro – digo, me virando para olhar para ele, que responde lambendo meu nariz.

*Se ao menos todos os relacionamentos fossem assim tão descomplic*ados, penso. Suspiro ao pensar em Jon. Estou confusa demais para saber o que dizer a ele. Exceto as mensagens que trocamos – quando ele me pergunta se estou em segurança e eu digo que sim e eu pergunto se ele está bem e ele diz que está –, nós mal nos falamos. As coisas entre nós parecem tensas e é como se a qualquer momento pudéssemos terminar.

Se pudesse, eu voltaria atrás. Esperaria para me relacionar com ele até ter encontrado meu lugar no reino dos sãos – ou pelo menos até parar de chorar pelo meu ex com tanta frequência. Talvez assim as coisas tivessem sido diferentes. Mas esse é o tipo de viagem no tempo do qual Rich tinha me alertado. Não posso mudar o que já aconteceu. Preciso decidir o que fazer agora. A verdade é que não me sinto capaz de amar Jon da maneira que ele merece e não mereço o amor que ele demonstra por mim. Não é certo eu ficar ignorando as ligações de um homem – um homem bom, extremamente generoso e paciente, que me deu o espaço de que preciso para me encontrar – que acredita que vou retornar para ele assim que a viagem terminar. Estive atolada em mudanças na maior parte do nosso relacionamento e estou começando a pensar que seria mais justo com ele se terminássemos tudo.

Antes que eu perca a coragem, pego o celular e envio uma mensagem para Jon perguntando se podemos conversar. Fico olhando para a tela e vejo os três pontinhos aparecerem e desaparecerem, enquanto ele digita alguma coisa e depois apaga. Posso sentir sua apreensão enquanto tenta formular uma resposta. Finalmente ele escreve dizendo que está ocupado e perguntando se podemos conversar no fim de semana. Fico aliviada. Acho que ambos sabemos o que vai resultar dessa conversa e nenhum de nós está pronto para que ela aconteça esta noite.

Na manhã seguinte, pego a rodovia 1, um trecho de 1.055 quilômetros que abraça a costa do Pacífico do norte de São Francisco até o sul de Los Angeles. A rodovia é estreita, uma interminável série de curvas fechadas, que segue cada vez mais alto, com apenas uma patética mureta de metal para evitar que os carros despenquem dos penhascos e terminem dentro do mar. Estou murmurando "caralho" e apertando o volante com ambas as mãos, olhando pelo retrovisor a fila de carros esportivos e conversíveis antigos atrás de mim. Passando por plantações de morango e praias douradas cheias de focas tomando sol, nunca me senti tão impressionada e tão aterrorizada – ou enjoada.

Depois de quatro horas excruciantes, saio da rodovia 1 e dirijo em direção a Ojai, uma cidade aninhada entre as montanhas, a cerca de 128 quilômetros a noroeste de Los Angeles. A terra se torna psicodélica no crepúsculo: uma paisagem lunar com um estranho brilho rosado. Estou a caminho de encontrar Katherine, que me escreveu depois do suicídio do filho, Brooke. Escrever cartas foi uma prática inspirada por ele, disse ela. Uma vez, ele escreveu uma carta para um cientista, dizendo quanto gostava dele e admirava sua pesquisa. O homem ficou tão impressionado que convidou o jovem Brooke ao seu escritório e acabou lhe oferecendo um emprego. Depois disso, enviar cartas de agradecimento a estranhos ficou conhecido na família deles como "dar uma de Brooke". A ideia era de que, se você quisesse entrar em contato com alguém no mundo, alguém que não tinha nenhuma ligação com a sua vida, alguém que parecesse até inacessível, você não deveria deixar a distância impedi-lo – deveria simplesmente escrever. Katherine entrou em contato comigo com essa intenção, me agradecendo pela minha coluna: "O poder de uma história é curar e sustentar", escreveu ela. "E se tivermos coragem de contar a nossa própria história, perceberemos que não estamos sozinhos."

Atravesso uma nuvem de poeira vermelha e estaciono ao lado de uma casa branca que fica na base de uma montanha. Katherine, professora de inglês e francês do ensino médio, abre a porta e diz *"Bienvenue"*. Seu border collie, Atticus, se aproxima do carro balançando o rabo. Katherine está elegante, veste uma camisa social branca para dentro da calça jeans, chapéu de caubói preto e botas de caubói pretas com esporas. Seu cabelo, meio grisalho e volumoso, é tão longo que bate na cintura.

Quando ela propõe passarmos uma noite tranquila em casa, só nós duas e nossos cachorros, e jantarmos filé de atum grelhado, eu concordo, agradecida. Levamos nossos pratos e nossas taças de vinho para o quintal. Olhando para o vale enquanto a noite chega, vamos direto ao assunto, e enquanto conversamos parece que a conheço minha vida inteira. Me reconheço na sua postura, no pesar que relampeja em seus olhos em determinados momentos. Noto que palavras ela usa e que palavras omite. A conexão entre nós é instantânea; a confiança, implícita.

Quando Katherine pergunta como estou, digo a ela a verdade: que tenho dirigido com o fantasma do meu ex ao meu lado e, apesar de me esforçar para estar no presente, sinto que o passado me persegue. Conto a ela sobre Melissa e os outros que perdi. Sobre Max, que está se recuperando de uma cirurgia na casa de sua família, em Los Angeles, e como tenho sido covarde demais para ligar para ele. Conto sobre meu relacionamento com Jon e que decidi terminar com ele da próxima vez que nos falarmos.

Katherine nem pisca. Ela não desvia os olhos dos meus. Não tenta me aplacar com banalidades nem me dar conselhos. Ela escuta com o corpo inteiro, se inclinando para a frente na cadeira, assentindo levemente enquanto falo. Quando termino, ela diz que se identifica com tudo que falei e que está feliz de que o universo tenha julgado adequado que nossos caminhos se cruzassem.

– A dor não é feita para ser silenciada – diz ela –, não é feita para viver presa no corpo e ser carregada em silêncio.

Levantamos e levamos nossos pratos e nossas taças vazias de volta para a cozinha, e então nos acomodamos na sala, com prateleiras até o teto repletas de livros. Na mesinha de centro, há um bandolim que Katherine está aprendendo a tocar. Paro diante da cornija da lareira, cheia de fotografias dos filhos – três meninas e um menino. Este deve ser Brooke, seu rosto bonito e inteligente iluminado por velas votivas.

Na tarde seguinte, vou com Katherine até os estábulos perto de sua casa, onde ela me dá um cursinho para que eu me lembre como andar a cavalo.

Ela é uma amazona experiente, que faz longas viagens à Serra Nevada com seus estudantes e seu amado cavalo Blue, e faz parecer extremamente fácil montar nele. Não monto desde a adolescência e o par de botas de montaria que ela me emprestou são um número maior que o meu. Escorrego colocando meu pé no estribo e tento subir, quase me lançando por cima do cavalo. Mas quando me sento na sela, a memória dos meus músculos toma conta e eu rapidamente entro no ritmo ao trotarmos por laranjais, passando pela sua casa e seguindo por uma trilha que nos leva montanha acima.

Katherine me diz que Brooke amava ir ali para pensar. Nos aproximamos de uma enorme rocha – "a favorita dele", diz ela –, então ela desmonta do cavalo, caminha até a rocha e coloca a mão sobre uma placa com o nome de Brooke.

– Como ele era? – pergunto.

– Ah. Vocês dois teriam sido grandes amigos – diz ela. – Ele tinha uma alma extraordinária. Era um cientista linguístico que amava alpinismo, e muito alegre e inteligente.

Ela me conta que ele falava mandarim fluente e se interessava por tudo, de fazer pão a estudar química orgânica. Depois de terminar a faculdade, Brooke se mudou para Vermont, onde trabalhou como arborista e bombeiro voluntário. Mas Brooke lutava em segredo contra a depressão desde o primeiro ano da faculdade, e em Vermont ele piorou e teve a primeira crise maníaco-depressiva. Uma espiral aterrorizante de loucura o levou a ficar semanas internado num hospital psiquiátrico, e embora tentasse conter o que chamava de sua "condição demoníaca", Brooke perdeu as esperanças de que algum dia conseguisse reassumir o controle de sua sanidade – pelo menos não de uma maneira em que ele e aqueles ao seu redor pudessem confiar e da qual pudessem depender. O transtorno bipolar se manifesta de um jeito diferente em cada organismo que ele controla, relata Katherine. Assim como qualquer outra doença, alguns casos são mais virulentos do que outros, e alguns organismos, mais vulneráveis. Numa fria manhã de novembro de 2009, Brooke tirou a própria vida. Ele tinha 26 anos.

Olhando para a pedra, o rosto de Katherine se enche de pesar.

– Ele tinha uma mente muito poderosa, e igualmente poderosa em sua doença – diz ela, lágrimas caindo pelo seu rosto.

– Não precisamos falar sobre isso se for doloroso demais para você – digo.

– Na verdade, me faz bem falar sobre Brooke e eu agradeço por você ter perguntado dele. As pessoas tratam o suicídio como um segredo vergonhoso. Deixam de fora a verdadeira causa da morte nos obituários, apagam isso da narrativa familiar. Mas falar sobre aqueles que perdemos os mantém vivos.

Katherine me conta que Brooke escreveu uma carta antes do suicídio. Quando ela a lê para mim, posteriormente, fico abismada: a carta é uma corda de resgate, cheia de compaixão e amor, em que ele tenta responder à pergunta inevitável: por quê. A carta dele, um documento vivo que vai ajudar aqueles que ele ama em diferentes fases do luto, é clara e detalhada. Brooke escreve que sabe que eles vão se perguntar se poderiam ter feito mais e assegura que eles fizeram tudo que podiam. Ele sabe que vão sofrer, mas espera que não seja mais do que o que ele sofreria se tivesse ficado. Ele diz que independentemente do que aconteça, tem fé na capacidade deles de continuarem a viver. Repete várias vezes que sente muito e que os ama, vezes demais para contar. É generoso e amável e – embora afundado em sua própria dor – é possível senti-lo estendendo a mão à família de dentro de seu abismo. A última vez que "deu uma de Brooke".

Perder um filho para o suicídio é devastador e inimaginável, uma tragédia impossível de superar, uma perda que não consigo elaborar – mas a história de Katherine não termina aí. Enquanto trotamos pela trilha, ela me conta que, apenas quatro meses depois da morte de Brooke, estava cavalgando quando seu cavalo caiu e ela quebrou a perna. Pouco tempo depois, foi ao médico fazer sua primeira colonoscopia de rotina e descobriu que tinha câncer de cólon. Ela diz que foi uma experiência extracorpórea – um daqueles momentos em que você pensa *Essa não pode ser a minha vida* –, mas de alguma forma tudo pareceu misticamente coerente.

– O luto é uma experiência emocional, mas também física – diz ela. – O fato de meu osso ter quebrado e de o câncer ter surgido no meu intestino pareceu simbolicamente apropriado.

Quando pergunto a Katherine como ela lidou com isso – como suportou o peso de um sofrimento após o outro –, ela cavalga mais devagar e pensa alguns instantes.

– Ficar de repouso, presa à cama, foi um convite para me desligar dos ritmos diários de trabalho e das responsabilidades e de fato sentir o meu luto – confessa. Ela se vira e aponta para uma caminhonete branca ao longe, estacionada ao lado de sua casa. Voltar para casa sem Brooke depois do seu velório foi muito difícil, diz ela. Quando ela viajou para Vermont para pegar as coisas dele, decidiu pegar a caminhonete dele e voltar dirigindo, atravessando o país. Foi um jeito de trazê-lo de volta para casa. A placa da frente da caminhonete de Brooke o identificava como bombeiro voluntário e, em postos de gasolina e restaurantes de beira de estrada ao longo do caminho, as pessoas a olhavam e agradeciam. E ela se via cheia de orgulho, não de tristeza. Dirigir de volta também foi uma espécie de ritual, a longa distância que percorreu e o ritmo lento em que o fez. Deu tempo para que ela entendesse que o impensável havia acontecido e começasse a aceitar que aquela era a sua nova realidade.

Katherine conta que a morte de Brooke mudou sua relação com a própria morte. O câncer dela reapareceu duas vezes depois do diagnóstico inicial, e ela recentemente passou por mais uma cirurgia, dessa vez uma toracotomia para a remoção de nódulos nos pulmões. Agora é mais fácil aceitar que talvez o câncer seja o final de sua história.

– Se o meu filho pôde deixar esse plano físico, eu com certeza posso fazer isso também. – Ela inclina a cabeça e continua: – A parte de morrer não me amedronta. O difícil é o sofrimento.

Para seguir em frente, Katherine se lembra todos os dias das formas que sua vida se enriqueceu – abençoada por Brooke e sua vida, por suas filhas e seus netos, por Atticus e Blue e pela própria presença da dor.

– No fim das contas, os acontecimentos terríveis dos últimos anos me ensinaram a estar presente, e não só na minha própria vida, mas também na vida daqueles que amo – diz ela. – Pode ser que o amanhã venha, pode ser que não.

Mais tarde, depois que os cavalos foram acomodados no estábulo, os cachorros levados para um passeio, o jantar consumido e os pratos lavados, me recolho no quarto de hóspedes. Deitada na cama, abro meu diário e começo a revisitar todas as maneiras como tentei fazer o oposto de Katherine: evitar experimentar a dor. Anestesiando-a com tudo, desde morfina a maratonas de *Grey's Anatomy*. Negando que ela estava ali. Me recusando a deixar as pessoas se aproximarem. Vejo agora que essas táticas não me libertaram do meu sofrimento, apenas o transmutaram, o retardaram. *E se eu parasse de pensar na dor como algo que precisa ser anestesiado, consertado, evitado e do qual preciso me proteger? E se eu tentasse respeitar sua presença no meu corpo, trazendo-a para o presente?*

Eu pensava que curar-se significava livrar o corpo e o coração de tudo que os machuca. Deixar a dor no passado. Mas estou aprendendo que as coisas não funcionam assim. Curar-se significa aprender a coexistir com a dor, que sempre vai viver dentro de você, sem fingir que ela não está lá e sem deixar que ela destrua o seu dia. Significa aprender a encarar os fantasmas e a carregar o que restou. Significa aprender a abraçar as pessoas que amo hoje, em vez de me proteger contra um futuro em que ficarei arrasada com a perda delas. A experiência de Katherine e suas lições permaneceram comigo. Ela passou por algo a que nunca pensou que fosse sobreviver e, no entanto, aqui está ela, sobrevivendo.

– Você tem que parar de pensar na dor e se concentrar no que ama – disse ela, antes de dormir. – Isso é tudo que você pode fazer quando essas situações te confrontam. Ame as pessoas ao seu redor. Ame a vida que você tem. Não consigo imaginar uma resposta mais poderosa às dores da vida do que o amor.

Fecho meu diário e faço as duas coisas que tenho evitado há muito tempo. Primeiro, escrevo um e-mail para Max. Depois, ligo para Jon. Ele atende no primeiro toque.

– Você está muito longe de Los Angeles? – pergunta ele.

– Cerca de uma hora. Talvez duas. Por quê?

– Vou comprar uma passagem. Estarei lá amanhã. Precisamos ter essa conversa pessoalmente.

Na manhã seguinte, coloco meu uniforme de viagem – um par de botas velhas, calça jeans preta, camiseta branca e minha jaqueta de couro favorita, que tenho desde a faculdade. Tomo uma última xícara de café com Katherine, que me dá um antigo almanaque com mapas rodoviários como presente de despedida, e me abaixo para fazer carinho atrás da orelha de Atticus.

– Obrigada por tudo – digo ao entrar no carro. – Você me ajudou muito mais do que pode imaginar.

Dirijo até Los Angeles e, quando chego ao aeroporto, Jon está me esperando na calçada do lado de fora da área de desembarque de passageiros, usando a echarpe de algodão que comprei para ele na Índia e elegante como sempre. Ele me vê na fila de carros e, embora tentemos manter o rosto sério, ambos sorrimos. Quando ele entra no carro, nos abraçamos apertado, por um momento nos esquecendo do porquê daquela viagem de última hora.

– Estou tão feliz que você esteja aqui – digo.

– Você está? – pergunta ele, se afastando. Pela tensão em sua voz, percebo que ele está magoado e sinto uma onda de afeição por ele. Imagino que não tenha sido fácil para ele fazer aquela viagem, considerando seu volume de trabalho ultimamente. Mas também não me surpreende que ele tenha atravessado o país para termos essa conversa. Jon sempre esteve ao meu lado nos tempos difíceis, mesmo antes de sermos um casal.

Temos tanto a dizer um ao outro que, no começo, só o silêncio é capaz de fazer isso. Enquanto dirijo, lembro de quando Jon soube do meu diagnóstico e foi imediatamente ao hospital para me visitar, levando a banda com ele. Ele levou uma melódica; Ibanda, sua tuba; Eddie, seu saxofone; e Joe, o baterista, um pandeiro. Eles começaram a tocar para mim bem no meio da enfermaria. Quando o som de "When the Saints Go Marching in" encheu os corredores, as enfermeiras e os pacientes saíram de seus quartos. Aqueles que podiam andar andaram. Aqueles que não podiam foram empurrados em suas cadeiras de rodas por enfermeiras e familiares. Outros escutaram de suas camas. Cada canto da enfermaria se encheu de música. Pacientes, enfermeiras e funcionários do hospital começaram a dançar e a bater palmas, no início timidamente, depois sem inibição. A enfermaria estava tomando um fôlego, seus habitantes aproveitando um descanso temporário, se rendendo à música. Sob minha máscara, eu não conseguia parar de sorrir.

Ao me lembrar de tudo isso, não tenho mais tanta certeza do que estou prestes a fazer. Nas últimas semanas, sempre que eu pensava em terminar com Jon, alguma coisa dentro de mim resistia em pegar o celular. Agora que estamos juntos, não tenho mais tanta confiança, mas tento dizer toda a verdade, assim como fiz com Katherine algumas noites antes.

– Sei que tenho estado distante – começo, enquanto avançamos centímetro a centímetro no trânsito. – Tem sido difícil encontrar um jeito de estar nesse relacionamento quando ainda há tantas coisas que preciso processar sozinha. Essas duas situações parecem não combinar. Para ser sincera, passei grande parte da viagem pensando se não seria melhor terminarmos.

– Eu quero te perguntar uma coisa – diz Jon.
– O quê?
– Você gosta de mim?
– Claro que gosto – respondo.
– Diga a verdade. Você gosta de estar comigo?
– Gosto. Eu te amo – admito.
– Então por que tudo tem que ser tão complicado?

Ambos ficamos em silêncio por alguns instantes.

– Escute – diz Jon, mais suavemente –, talvez não seja necessário ter todas as respostas neste momento. Eu quero ficar com você. Mesmo que isso signifique continuar a te dar mais espaço. Para mim não tem problema. Mas preciso que você seja franca e sincera enquanto resolvemos as coisas. Você tem que parar de me deixar de fora.

Nas últimas semanas, coloquei muita pressão sobre mim mesma para estar completamente com ele ou completamente sem ele. Fiquei tão concentrada em analisar os riscos e em me proteger contra eles que não me ocorreu que existisse um terceiro caminho: deixar as coisas crescerem, mudarem, se desenvolverem, descobrir quem somos e o que queremos ao longo do caminho – viver no caminho do meio. Piso no freio para parar no sinal vermelho e aperto a mão dele.

– Tudo bem entre nós? – pergunta ele.
– Tudo – respondo.
– Não tão rápido – diz ele. – Venha aqui. – E eu vou.

Nós nos beijamos até o sinal ficar verde e os motoristas atrás da gente começarem a buzinar. Não sei o que isso tudo significa. Não dá para forçar uma solução quando ainda não há nenhuma. Mas, desde que o conheci, Jon tem me ensinado que às vezes o mais importante é apenas comparecer. Até quando as coisas ficam mais difíceis.

Antes de deixar Los Angeles, faço uma última parada. Dirijo através da neblina e do trânsito da hora do rush até Brentwood, um bairro abastado de casas com portões de ferro e jardins impecáveis cuidados por equipes de jardineiros. É a primeira vez que visito a casa da família de Max e, quando bato à porta, sua mãe, Ari, e seu cachorrinho poodle a abrem. Enquanto conversamos um pouco no vestíbulo opulento, Max, muito pálido, desce as escadas. Ele está terrivelmente magro, as maçãs do rosto encovadas, fazendo seus olhos azuis, já aumentados pelos óculos, parecerem ainda maiores. Ele diz oi com uma voz de barítono, explicando que a voz está grossa por causa dos tumores no peito, e me guia até seu quarto, onde podemos conversar com mais privacidade. Ele senta na beirada da cama e eu, de frente para ele, na cadeira de sua mesa, rodando de um lado para o outro, ansiosa, até que ele estende a mão para me parar.

Olho para o tapete, mordendo os lábios, com receio de que, se encontrar seus olhos, eu comece a chorar.

— Sei que não estive presente quando você precisou — digo, com a voz trêmula. Digo a ele quantas vezes nas últimas semanas quis pegar o celular e ligar para ele. Digo que eu deveria ter agido diferente, que já passei pela experiência de receber o silêncio de pessoas queridas, e que entendo se ele não puder me perdoar. — Nada justifica a minha covardia. Sinto muito.

Max não passa a mão na minha cabeça. Não é o estilo dele.

— Eu notei sua distância — diz ele. — Não estou bravo. Só quero entender. Você fica desconfortável de saber que estou morrendo?

— Desconfortável? Não — respondo. — Fico aterrorizada. — Digo a Max que não sabia que era possível ter uma amizade tão profunda e tão compreensiva e que é bem provável que eu nunca mais tenha isso na minha vida. Ele é a única pessoa para quem eu posso ligar no meio da noite quando estou preocupada com uma biópsia, ou para quem posso exaltar as virtudes do enxaguante bucal para feridas causadas pelo câncer sem ter que explicar. Ele esteve ao meu lado no velório de Melissa, durante minha última hospitalização e em todas as noites da primeira semana depois de Will ter ido embora. – Você me conhece bem o suficiente para aparecer na minha porta, mesmo quando digo que não quero receber visitas, *especialmente* quando digo que não quero receber visitas. Você me faz assumir a responsabilidade pelos meus atos, mesmo agora. Você é a pessoa mais engraçada, inteligente e estranha que eu conheço e não suporto a ideia de perdê-lo.

– Eu entendo – diz Max, me puxando para perto dele. – Imaginei que fosse isso. Eu te perdoo. Mas agora preciso de você. – Ele me abraça apertado, com cada músculo do corpo, o tipo de abraço que te esmaga, no bom sentido. Max sempre deu os melhores abraços.

Quando nos sentamos novamente, pergunto o que tem acontecido com sua saúde e ele diz que começou a tratar-se com uma nova medicação que promete ter poucos efeitos colaterais.

– Mas nós sabemos como são essas coisas – diz ele. – Essa é a pior dor que já senti na minha vida e só consigo funcionar duas ou três horas por dia. Mas nessas duas ou três horas eu sou o Max, e é bom ser o Max.

Nas horas seguintes, nossa conversa flui sem interrupção. Ele me pergunta sobre as pessoas que conheci e os lugares que visitei. Eu pergunto como está sendo a vida de casado e nós relembramos acontecimentos do seu casamento, alguns meses atrás. Assim como eu e Jon, Max e a esposa, Victoria, se conheceram na adolescência, num acampamento de verão. Eles foram melhores amigos por 10 anos antes de se tornarem um casal. Embora estivesse no meio da quimioterapia, ele sabia desde o início do relacionamento que pediria Victoria em casamento no aniversário de um ano de namoro. Max é o mestre da impermanência, e lembro de ter ficado impressionada com a esperança radical e o otimismo que cercou sua decisão de pedir Victoria em casamento, apesar do seu prognóstico. Quando ele me perguntou se eu aceitava ser uma das madrinhas, me senti honrada. O casamento aconteceu em Topanga Canyon, num hotel cercado por sicômoros antigos, cachoeiras e flores silvestres. Sua mentora, a poeta Louise Glück, oficializou a cerimônia.

Max conta que está lendo o livro de Louise, *Averno*, e que ele é uma verdadeira obra-prima – o tipo de livro que apenas uma sabedoria de décadas pode escrever, algo que você deve morrer 10 vezes antes de criar.

– A cada trauma que enfrento, minha escrita e eu crescemos – diz ele. – Acho que poderia escrever uma obra-prima se vivesse até os 50 anos. Se eu tivesse mais tempo. – Sua voz tem uma dureza que nunca ouvi antes. – Estou amargurado – admite ele. – Recentemente me toquei de quão estranho é ser tão jovem e saber que vou morrer. É muito, muito solitário.

Ele faz uma pausa, mais triste do que nunca. Ele diz que sua vida foi breve, mas rica – os melhores amigos, a melhor família, a melhor esposa. Seu primeiro livro de poemas será publicado em cerca de dois meses.

– Tem sido maravilhoso ver tudo dar frutos tão rápido – diz ele. – Não falta nada. Mas eu preferia ter mais tempo.

A voz de Max fica ainda mais grave e ele parece cansado.

– Queria fumar um baseado agora, assistir com você a um episódio de *The Bachelorette* e falar sobre como o programa é horrível, mas acho que preciso descansar – diz ele.

Me levanto para ir embora e digo a Max que o amo e prometo ligar a cada dois dias com notícias da estrada.

– Acho incrível você conseguir viajar de carro sozinha com seus pensamentos, depois de ter enfrentado tudo que enfrentou – comenta Max. – As pessoas fizeram experimentos em você por anos e você tem a coragem de fazer um experimento em si mesma, de se forçar a crescer. Isso sim é que é força.

– Ah, Max – digo, com a mão no coração. – Não sei o que eu faria sem seu apoio.

– Você é uma inspiração.

– Deus dá o frio conforme o cobertor – falo.

– Cada dia é uma dádiva.

E assim, ele me dá um último abraço de quebrar os ossos antes de eu ir embora.

Ao deixar a Califórnia, cruzo o deserto do Mojave, passando por cactos em flor e iúcas sob um céu noturno estrelado. Não sei o que vai ser do meu relacionamento com Jon ou se verei Max de novo, mas não quero mais proteger meu coração. Não se pode garantir que as pessoas não vão te machucar ou te trair – elas vão, seja no término de um relacionamento ou em algo grave e devastador como a morte. Mas ao fugir da dor, perdemos as pessoas e o nosso propósito. Faço um pacto comigo mesma e o anuncio ao deserto: *Que eu esteja alerta para notar a chegada do amor e forte para segui-lo, mesmo sem saber aonde ele vai me levar.*

34

VOLTANDO PARA CASA

Sob uma forte nevasca, eu e Oscar nos encolhemos na barraca, dormindo grudados como gêmeos siameses. Acordo na manhã do dia 66 num acampamento nos arredores do Grand Canyon. Uma saudade enorme me assalta quando levanto para acender o fogareiro com os dedos dormentes, tremendo enquanto faço o café. A sensação me segue quando desarmo a barraca pela enésima vez e guardo de novo o equipamento no carro. Nos próximos dias, a saudade se intensifica enquanto dirijo pela paisagem marciana do Sudoeste e celebro meu primeiro Chanuca na casa de um conhecido do Twitter em Tijeras, Novo México. Percorrendo sozinha as ruas cheias de neve de Santa Fé – as fachadas das lojas decoradas com guirlandas, as calçadas lotadas de famílias fazendo as compras de Natal –, me sinto um pouco triste.

Percebo que, pela primeira vez desde que comecei a viagem, quero ir para casa. Quero ir para casa. *Quero ir para casa* – essa ansiedade se transforma em mantra na minha cabeça enquanto dirijo. Mas que casa? Sem um trabalho, uma família ou uma hipoteca me esperando, o conceito de *casa* parece quase nada, sem peso algum quando flutua pela minha mente. Preciso estar em Nova York em torno do dia 100 para devolver o carro ao meu amigo e ver meus médicos – mas, além disso, nada é certo. Sinto a necessidade de usar esses últimos quilômetros com sabedoria, para obter respostas nas pessoas que encontro e nos lugares que visito.

...

Sigo para o Texas, passando por pontos de controle na fronteira e artemísias até chegar a Marfa, uma cidadezinha empoeirada no meio do deserto de Chihuahua, que nas últimas décadas ficou famosa como destino para os amantes da arte e, mais recentemente, por causa do Instagram. Eu pretendia dar só uma paradinha em Marfa, mas fico intrigada com esse lugar bizarro e seus habitantes – uma mistura de rancheiros, escritores e pintores – e decido ficar mais um pouco. Nos três dias seguintes, faço amizade com várias pessoas: uma herdeira texana que me oferece um quarto de hóspedes em seu bangalô, um grupo de teatro formado por estudantes do ensino médio, a cuja peça assisto numa das noites, e dois vendedores de antiguidades que conheço durante uma visita a um museu e me convidam para ir ao seu trailer beber um coquetel mortal de mescal. Viajante solitária, me sinto como o que Gloria Steinem descreve como "garçonete celestial": desconhecidos me recebem em suas casas, me contam segredos que não revelariam aos seus terapeutas, me convidam a participar de tradições familiares e, quando chegar a hora de partir, me dão tortas para levar.

Na minha última manhã em Marfa, do lado de fora da biblioteca pública, conheço um casal quase tão jovem quanto eu que desperta minha curiosidade.

– Nós a chamamos de Luz do Sol – me dizem eles ao apresentarem sua kombi 1976 antes mesmo de se apresentarem. Apesar de ter quase meio século, Luz do Sol parece tão jovem e livre quanto seus donos. Ela é laranja, suas janelas são adornadas com cortinas de pano florido, e o painel, com penas. Ela tem duas camas, compartimentos escondidos para armazenagem e uma cozinha improvisada.

– Vocês estão fazendo *kombuchá*? – pergunto, apontando para uma garrafa gigante entre os dois bancos da frente, cheia de um líquido dourado gaseificado.

– Se você quiser eu te ensino. É muito fácil e faz muito bem – diz a jovem, que se chama Kit. Com olhos azuis intensos e flores silvestres entrelaçadas nos cachos do cabelo louro, ela tem uma beleza élfica. Seu namorado, JR, que está mexendo no motor de Luz do Sol, tem um rabo de cavalo e os ombros largos de um jogador de futebol americano. Ambos têm a pele bronzeada e uma beleza estonteante. Eles me contam que vivem na kombi há três anos.

Fico instantaneamente encantada com Luz do Sol e seus moradores. Quero saber tudo a respeito deles. Por onde viajaram. As coisas que viram e as pessoas que conheceram. O que fazem para ganhar dinheiro. Como acabaram chamando essa kombi de casa.

– Foi amor à primeira marcha – dizem JR e Kit. A kombi estava parada havia meses num estacionamento em frente à Appalachian State University, nas montanhas da Carolina do Norte, onde Kit estudava. Depois da formatura, o casal, que namorava desde o ensino médio, comprou a kombi por 5 mil dólares, se mudou para um apartamento minúsculo em Venice Beach e começou a trabalhar – Kit como garçonete num bar e JR como videografista para um site de surfe. Sufocados pela vida na cidade e insatisfeitos com as longas jornadas de trabalho, eles pediram demissão, se desfizeram do apartamento e decidiram tentar viver na estrada, tudo por impulso. Luz do Sol se tornou não apenas uma casa, mas um estilo de vida, uma ideologia. Livres da tirania do expediente, começaram a explorar os cantos mais remotos do país.

– Viajamos conforme as estações de cultivo – diz JR quando pergunto como eles conseguem pagar pelo combustível e por outras despesas. – Vivemos com muito pouco, sempre que precisamos de dinheiro trabalhamos como auxiliares em fazendas e trabalhadores migrantes por um ou dois meses. Colhemos frutas, tiramos leite, cuidamos de cavalos, cavamos valas. Já fizemos de tudo.

Em vez de pagar aluguel, Kit e JR acampam em florestas e parques nacionais, bosques de sequoia e desertos. Eles tomam banho em rios e fontes termais e comem comida fresca, colhida da terra. Quando não estão tirando leite de cabras, colhendo pêssegos ou escalando montanhas, passam os dias trabalhando em diversos projetos criativos. JR tira fotos e mantém as mãos ocupadas com marcenaria. Devido à idade de Luz do Sol, ele também se tornou um mecânico amador. Kit passa os dias cozinhando, observando pássaros e estudando metafísica. Ela ama escrever e desenhar, e os dois fazem pequenos zines sobre suas aventuras.

Como Kit e JR conseguiram fazer dessa transitoriedade um estilo de vida permanente me deixa impressionada. Contrariando os marcos convencionais do sucesso e das expectativas sociais, eles parecem ter encontrado propósito nas promessas intermináveis da vida na estrada. Para mim, os dois são prova de que uma casa não precisa ser um lugar ou uma profissão, e que eu posso encontrá-la aonde quer que eu vá.

JR corta uma fatia de pão caseiro, um pedaço de cheddar e algumas maçãs numa tábua de madeira enquanto Kit completa nossos copos com *kombuchá*. Nos sentamos para comer na traseira de Luz do Sol e Mikey, um surfista sorridente de cabelo louro que está viajando com eles há uma semana, se junta a nós.

– Estamos indo para o parque nacional Big Bend – dizem eles enquanto comemos. – Por que você não vem com a gente e acampamos juntos por uma noite?

Faço alguns cálculos na minha cabeça. Já passei mais tempo em Marfa do que havia planejado. Hoje tenho que ir para Austin. Big Bend é fora do caminho, 160 quilômetros para o sul, o que significa ficar atrás do volante por um número intimidante de horas nos próximos dias.

– Beleza! – respondo.

Dirigimos o dia inteiro numa caravana de dois carros, com Luz do Sol na frente e meu Subaru enlameado seguindo logo atrás. Meus novos amigos não usam GPS e, como Luz do Sol atinge no máximo 80 quilômetros por hora, evitamos a rodovia. Em vez disso, percorremos as pequenas estradas secundárias, que parecem intocadas pela civilização. Como viajantes, eles são extremamente ineficientes. Sempre que algo desperta sua curiosidade, estacionam para investigar. Se gostam do lugar, ficam ali por algum tempo, às vezes dias inteiros, às vezes semanas.

Depois de algumas horas, o rio Grande aparece, a fita verde-esmeralda sinuosa que separa o Texas do México. Saímos da estrada principal, entramos numa estrada de terra e paramos num promontório com vista para o vale do rio. Terra seca e acobreada, céu azul interminável, uma ravina de grama dourada – tudo isso parece pertencer a nós nessa tarde, enquanto descemos pelas pedras e seguimos a trilha no calor até chegarmos à beira da água. Exceto por dois papa-léguas e uma família de javalis atrás dos arbustos, faz horas que não encontramos ninguém. Meus novos amigos se despem e pulam na água. Hesito por um instante, depois faço o mesmo. Está quente demais para ficar preocupada com cicatrizes feias e curvas inadequadas. A água é fria e viscosa, sua cor e sua consistência ficam parecidas com leite achocolatado quando nós quatro entramos e começamos a jogar água para cima, a bater as pernas e a brincar. Até mesmo Oscar, que nunca foi muito de nadar, pula de focinho na água.

À medida que o sol se põe, dirigimos um pouco mais, permanecendo fora das estradas principais até chegarmos a uma clareira afastada na base de uma montanha com penhascos estriados e vermelhos. Enquanto JR e Mikey vão procurar lenha para fazermos uma fogueira, ajudo Kit a preparar o jantar no fogareiro portátil deles. De um dos compartimentos para armazenagem, ela tira uma garrafa de vinho que eles estavam guardando para uma ocasião especial. O crepúsculo cai sobre nosso pequeno acampamento enquanto jantamos amontoados nos bancos traseiros de Luz do Sol, Oscar dormindo aos nossos pés. A porta lateral da kombi está aberta em frente à fogueira e equilibramos tigelas em nossos joelhos, molhando pedaços de pão num guisado, conversando sobre vários assuntos, desde a frequência ideal para se lavar o cabelo à teoria do ócio – a filosofia deles de que nossa vida deveria ser menos atribulada e mais cheia de atividades prazerosas e de dias como este.

Por volta da meia-noite, digo boa-noite aos meus novos companheiros. Sonolenta e queimada de sol, caminho no escuro em direção ao meu carro. Estou cansada demais para armar minha barraca, por isso coloco minhas coisas nos bancos da frente e desço os bancos de trás. No porta-malas vazio, abro cobertores e o saco de dormir sobre a esteira de espuma. Descubro que essa cama improvisada é bastante confortável e que consigo esticar as pernas. Com todas as janelas e o porta-malas abertos, uma brisa morna sopra em mim. O silêncio é total, exceto pelo farfalhar dos juníperos e pelo uivo ocasional de coiotes a distância. Nunca vi um céu tão estrelado na minha vida.

Olhando para a Via Láctea, lembro de quando tudo que eu queria eram momentos assim. Sentada no chão da cozinha do meu antigo apartamento, doente como nunca, meu coração partido em mil pedaços, eu precisava acreditar que havia em algum lugar uma versão mais verdadeira, mais aberta e satisfatória da minha vida. Eu não tinha o menor interesse de viver como mártir, sempre ser definida pelas piores coisas que já aconteceram comigo. Eu precisava acreditar que, quando a vida se torna uma jaula, você pode afrouxar as barras e reconquistar sua liberdade. Eu dizia a mim mesma inúmeras vezes, até acreditar nas minhas próprias palavras: É possível alterar o curso do *meu devir*.

Me ajeito no saco de dormir, com os dedos dos pés apontando para o volante e a cabeça sobre o para-choque traseiro, para que eu possa ter uma visão livre da Ursa Maior. Em segundos, avisto uma estrela cadente. Depois mais uma. Logo vejo tantas que perco a conta. Enquanto observo o céu faiscar, uma sensação quente e eufórica me preenche, o que só posso descrever como júbilo. Estou viva e me sinto bem. Recebi de presente uma vida que estou transformando em minha. Essa sensação é o mais próximo que já senti de estar em casa em mim mesma.

Mas, assim que fecho os olhos, deixo de ver as estrelas cadentes e meu olhar se volta para dentro. Começo a reviver as mesmas cenas na minha mente. A última vez que eu e Will nos vimos. Uma noite quente e claustrofóbica de verão, algumas semanas antes da minha partida. Lembro que desejei que tivesse passado tempo suficiente para que pudéssemos chegar a um acordo. A conversa havia começado bem, mas algumas horas depois estávamos na calçada em frente a um bar no East Village acusando um ao outro aos gritos. Antes de nos separarmos, concordamos em apenas uma coisa: era melhor que não nos falássemos e não nos encontrássemos nunca mais.

Sinto meu peito ficar cada vez mais apertado. Quero me libertar do que me prende. Quero uma alegria descomplicada. Mas percebo que, sem pensar, tenho esperado permissão – de Melissa, de Will e de todas as pessoas que desapareceram da minha vida antes que uma sensação de conclusão pudesse ser atingida. Quero a bênção deles antes de me apaixonar de novo, de sonhar com um futuro, de seguir em frente. Fico esperando algum tipo de sinal, uma garantia de que tudo bem passar dias inteiros sem pensar neles – de que é necessário esquecer um pouquinho para continuar a viver. Não importam quantos pedidos de desculpa, atos de constrição ou sacrifícios eu ofereça, estou começando a aceitar que as coisas talvez nunca sejam completamente resolvidas – tanto com os vivos quanto com os mortos.

Na manhã seguinte, tomo café da manhã com meus companheiros e nos despedimos, prometendo manter contato. Nos dias seguintes, passo por cidades-fantasmas, florestas de cactos e enormes outdoors que dizem coisas como ONDE OS AMANTES DO CHURRASCO SE ENCONTRAM. Dirijo por Austin, então percorro uma trilha até uma piscina natural com a água tão azul que parece clorada. Sigo pelo oeste do Texas, por estradas intermináveis, até elas começarem a se embaralhar. É começo da noite quando estaciono no hotel Best Western na rodovia 59, em Livingston, um trecho deprimente de restaurantes de fast-food e redes de lojas perto da fronteira com a Louisiana. A recepcionista, uma mulher com casaco vermelho e unhas de acrílico rosa, me entrega a chave do quarto.

– Aproveite sua estadia, querida – diz ela.

Escolhi o Best Western porque é o hotel mais barato que consegui encontrar, e porque fica a 10 minutos da penitenciária. No dia seguinte, vou visitar Lil' GQ, o presidiário que foi um dos primeiros desconhecidos a me escrever. Normalmente, os presidiários só têm permissão de receber duas horas de visita por semana, mas consegui uma "visita especial", que consiste em duas visitas de quatro horas ao longo de dois dias, em geral para amigos e familiares. Agora que estou aqui, a ideia de passar oito horas na companhia de Lil' GQ me faz roer as unhas. Oito horas parece muito tempo para conversar com alguém, ainda mais um desconhecido – um desconhecido que passou os últimos 14 anos no corredor da morte.

No meu quarto, no segundo andar do Best Western, leio a primeira carta que Lil' GQ me enviou, revivendo a perplexidade que senti na cama de hospital ao imaginá-lo na cela de uma prisão do outro lado do país. Naquelas longas e enlouquecedoras estadias na bolha, pensei nele frequentemente. Queria saber o que ele fazia para passar as horas na solitária. Queria perguntar: como você consegue seguir em frente quando sua vida acabou? Como você confronta os fantasmas do passado? Como vive no presente quando o que o aguarda no futuro é assustador e desconhecido?

Meu quarto dá para o estacionamento do hotel. Posso ver meu carro da janela, coberto por uma fina camada de poeira e tão sujo que parece ter participado de uma briga. Está ficando tarde e ainda preciso pegar algumas coisas no porta-malas antes de dormir. Calço minhas botas, vou lá fora e, caminhando pelo estacionamento, vejo um grupo de homens ao lado de duas caminhonetes. Alguma coisa neles me faz pensar duas vezes, talvez seja melhor eu dar meia-volta e voltar para o hotel. É a mesma inquietude instintiva que senti na minha primeira semana na estrada, no acampamento em Massachusetts, quando vi meu vizinho Jeff arrastando uma lona e seu cachorro emergirem do bosque – exceto, é claro, que Jeff se mostrou não apenas inofensivo, mas também um homem legal. Com ele em mente, e todas as outras vezes que fiquei nervosa sem motivo e me senti boba depois, ignoro meus instintos.

Estou mexendo nas minhas coisas no porta-malas, em busca de um tubo de pasta de dentes e um pouco de ração para Oscar, quando um assobio corta a noite.

– Venha aqui conversar um pouquinho com a gente – diz um dos homens. Ignoro a ele e aos seus amigos. Digo a mim mesma que eles estão apenas brincando. – Você está sozinha? – continua ele enquanto os outros riem, uma risada alta demais demonstrando que estão bêbados. Mantenho a cabeça baixa, pego o restante das minhas coisas e tranco o carro. Quando sigo de volta para a porta lateral do hotel, a mais perto do carro, o homem se distancia dos amigos e cambaleia na minha direção. Apresso o passo, meu coração batendo acelerado. *Quase lá*, digo a mim mesma, mas quando chego, a porta não abre. Forçando a fechadura, percebo que é uma daquelas portas com tranca magnética em cujo leitor você precisa deslizar seu cartão. Posso ouvir o homem se aproximar e, quando olho para ele, seu rosto inchado de cerveja se contorce num sorriso de chacota.

– Oi, querida – diz ele, avaliando meu corpo sem vergonha nenhuma. – Não fique com medo.

O pânico toma conta de mim e faz meus movimentos ficarem desengonçados. Mexo na minha bolsa e acidentalmente derrubo algumas coisas no chão. Quando me abaixo para pegá-las, um casal idoso surge do outro lado da porta. Eles a abrem para mim e o homem se esconde nas sombras do estacionamento. Pego minha bolsa e entro no corredor, arrepiada.

De volta à segurança do meu quarto, com a porta trancada e o coração acelerado, digo a mim mesma para me acalmar. Tento me lembrar dos motivos que me trouxeram a este lugar esquecido por Deus, dizendo a mim mesma que Lil' GQ está no topo da lista de pessoas que quero visitar.

Para entrar em contato com ele, tive que criar uma conta no site de uma empresa que permite comprar selos virtuais e enviar mensagens eletrônicas para qualquer prisioneiro, em qualquer estado dos Estados Unidos. Na época, eu não sabia se Lil' GQ iria lembrar-se de mim ou mesmo se ele ainda estava no corredor da morte. Nas semanas que antecederam minha viagem, conferi todos os dias se ele havia respondido. Depois de duas semanas de silêncio, mandei outra mensagem pelo site da empresa, mas continuei sem resposta. Já tinha quase desistido quando me toquei de que esquecera de dizer meu endereço, assumindo que, só porque eu podia enviar mensagens eletrônicas para Lil' GQ, ele também podia, o que era impossível, já que ele não tinha acesso a um computador.

Quando escrevi pela terceira vez, explicando a ele como entrar em contato comigo, ele me respondeu imediatamente, dizendo que estava feliz de saber que eu havia sobrevivido e animado com a possibilidade de me conhecer pessoalmente. "Não é um exagero dizer que fiquei surpreso ao receber sua carta. Para ser sincero, eu já tinha me esquecido da carta que escrevi para você, porque achei que você fosse ler e jogar fora." Lil' GQ perguntou se poderíamos continuar nos correspondendo até minha visita, para que nos conhecêssemos melhor. Como meu itinerário não era muito fixo, tivemos que ser criativos para poder manter contato. Pedi a ele que enviasse todas as cartas para a casa dos meus pais, em Saratoga. Ao recebê-las, eles as digitalizavam e me enviavam via e-mail. Não era o jeito mais eficiente, mas funcionou. Quando cheguei a Livingston, havíamos trocado mais de uma dúzia de cartas.

Deitei na cama e comecei a reler as cartas, ansiosa para a visita na manhã seguinte. Lil' GQ era um excelente correspondente: sincero, engraçado e rápido em responder. Tendo trocado correspondências com dezenas de pessoas ao longo dos anos, ele tinha bastante prática. Disse que as cartas eram seu passatempo, algo que ele ansiava receber quando os guardas passavam pelos corredores anunciando "correio" todas as noites. "Eu gosto de escrever cartas e aprender coisas novas com pessoas que viveram muito mais do que eu. Estou preso desde meus 20 anos e não completei o ensino médio." O formato epistolar, confessou ele, também ajudava na comunicação: "Eu gaguejo, portanto, escrever cartas permite que eu me expresse sem me sentir inseguro e irritado quando tenho dificuldade de dizer o que quero dizer."

Lil' GQ escrevia sobre tudo. Ele me contava o que fazia para passar o tempo: "Livros são os melhores amigos do prisioneiro em confinamento solitário." De seu primeiro carro, um Cadillac marrom roubado: "Eu costumava acordar cedo e sentar no capô do meu carro, observando o bairro levantar." No mês de conscientização sobre o câncer de mama, ele me enviou um cartão feito à mão com o desenho de uma fita rosa que dizia: "Coragem! Sobreviva! Amizade! Guerreira! Força!" O tom de Lil' GQ era quase sempre otimista, mas de vez em quando era possível perceber que ele estava sem esperança: "A vida por aqui tem sido a mesma." Ele admitia que, em determinados dias, era difícil ter motivação para seguir vivendo, mas sempre procurava não sentir pena de si mesmo: "Sei que muitas pessoas gostariam de ter o tanto de tempo livre que tenho, só que em circunstâncias diferentes."

Lil' GQ tinha 36 anos agora e havia passado quase metade da vida no corredor da morte. Ele sabia que muitas coisas haviam mudado "lá fora", e insistia que eu contasse a ele sobre o mundo. Tentei ao máximo mantê-lo atualizado sobre a minha viagem. Escrevi para ele de um motel na parte rural de Iowa. Escrevi sob o calor de uma lareira numa mansão de meados do século XX em Jackson, Wyoming. Escrevi depois de conversar com alunos do oitavo ano de uma escola pública em Chicago. Os estudantes haviam escrito poemas inspirados no tema "De onde eu venho", e quando contei isso para Lil' GQ, ele escreveu seu próprio poema: "Venho de um lugar onde você nem sempre sentia muito amor em sua casa. Venho de um lugar onde você não vê muito além de membros de gangue, traficantes e viciados. Venho de um lugar onde você sempre escuta que ser cabeça-dura não te leva a lugar nenhum."

Quando me aproximo do Texas, Lil' GQ me coloca na lista de visitantes e explica as regras: o horário de visitação ocorre entre as 8 horas e as 15 horas. Não é permitido nenhum contato físico durante a visita, ou seja, ficaremos sentados um de frente para o outro com uma divisória de acrílico entre nós e conversaremos por meio de um telefone. Quando pergunto se posso levar livros ou qualquer outra coisa que ele queira, ele responde: "Seu tempo e sua presença são o suficiente para mim. Sua visita vai ser como um presente de Natal antecipado."

Gritos do lado de fora da janela interrompem minha leitura. Coloco as cartas em cima da cama e me levanto. Olhando por detrás das cortinas, vejo o grupo de homens de antes. Eles estão ao lado do meu carro e dois deles estão sentados no para-choque traseiro, os demais fazendo um semicírculo ao redor. Observo o líder do grupo, o mesmo homem que foi atrás de mim, dar um grito e derramar o conteúdo de uma garrafa de cerveja na própria cabeça, depois quebrá-la no chão. Incomodada, ligo para a recepção e explico o que está acontecendo. Alguns minutos depois, um segurança caminha até eles. Não consigo escutar o que ele diz, mas depois de alguns instantes os homens se dispersam.

Fecho as cortinas, apago a luz e me acomodo debaixo do cobertor. Estou ficando gripada mais uma vez e é difícil dormir com o nariz entupido, por isso levanto e procuro um remédio na bolsa. Tomo uns dois goles e me cubro até a cabeça, e logo fico sonolenta. Não sei por quanto tempo adormeci, mas acordo no meio da noite com um som repetitivo. Resmungo e me viro de barriga para baixo, colocando o travesseiro sobre a cabeça. O barulho para por um momento. Depois começa de novo – *bam, bam, bam* – como um tiroteio. Me sento, assustada, e Oscar pula da cama, rosnando e latindo. Sem minhas lentes de contato, não consigo enxergar nada e cambaleio atrás dele. O som parece estar vindo do outro lado da porta do meu quarto.

– Abra – grita um homem do outro lado. – Abra. Essa. Merda. De. Porta. – Reconheço a voz de algum lugar, a fala arrastada. Um arrepio percorre meu corpo quando percebo que a voz pertence ao homem do estacionamento. Pego Oscar nos braços e coloco a mão sobre a boca dele, tentando abafar seu rosnado.

– ABRA ESSA PORTA. SE VOCÊ NÃO ABRIR ESSA MERDA...

Pela primeira vez desde que comecei minha viagem, me sinto em perigo real. Sei muito bem que basta uma noite ruim ou uma pessoa ruim para que a maneira como pensamos no antes e no depois mude. O homem esmurra a porta tão forte que ela treme, sua voz ficando mais alta, mais irritada. Me escondo atrás da porta, toda tremendo, e tento entender o que está acontecendo. O homem deve saber que fui eu quem alertou o segurança sobre ele e seus amigos no estacionamento. Talvez eles tenham se metido em problemas por causa disso. Por isso ele está tão bravo. Penso no spray de pimenta que tenho guardado em algum lugar, mas não consigo lembrar se deixei no carro. Quero acreditar que se esse homem derrubar a porta conseguirei me defender, mas não consigo me mexer, quanto mais pensar direito.

— PABLO! ABRA A PORTA. ABRA A MERDA DA PORTA, PABLO! — grita ele, e é só então que eu entendo. Esse homem não veio aqui atrás de mim, ele está procurando um de seus amigos, um homem chamado Pablo, e devido à sua bebedeira estava batendo na minha porta por engano. Depois de um último murro, ele desiste. Observo pelo olho mágico enquanto ele cambaleia pelo corredor. Fico um tempão parada atrás da porta. *Está tudo bem*, digo a mim mesma, abraçando Oscar. *Eu estou bem, estou a salvo. Ele já foi embora.* Mas não importa o que eu diga a mim mesma, não consigo parar de tremer.

Estou viajando sozinha há quase três meses, dormindo em acampamentos e paradas de caminhoneiros, ficando na casa de pessoas que conheci pela internet e de estranhos que conheci na estrada. Em cada uma dessas situações, o mundo abriu os braços para mim e me tratou com generosidade. Essa viagem reacendeu uma sensação de força e independência que eu pensava que jamais conseguiria recuperar e não estou exagerando ao dizer que ela reafirmou minha crença na humanidade. Nas últimas semanas, me senti mais centrada, mais corajosa e mais aberta ao desconhecido do que nunca. Mas, essa noite, percebo que também tive sorte. Não consigo parar de pensar nisso quando volto para a cama.

A Unidade Allan B. Polunsky é uma instalação famosa onde são mantidos os presos no corredor da morte. Localizada a 8 quilômetros de Livingston, numa área bem florestada chamada Piney Woods, não é o tipo de lugar que você descobre por acidente. Sigo as orientações do GPS e viro à esquerda na rodovia, passando por um parque cheio de trailers, algumas igrejas e campos com cavalos e carros abandonados sob o céu cinza.

Me aproximando da entrada da prisão, avisto grades de metal com arame farpado em cima e, além dela, um conjunto de prédios de concreto com centenas de janelinhas. Atrás de alguma dessas janelas, Lil' GQ está em sua cela, se preparando para a minha visita. Paro ao lado de uma guarita, onde um guarda uniformizado anda em volta do meu carro e bate à janela, sinalizando para que eu a abaixe.

– Número de identificação do presidiário? – pergunta ele.

Não memorizei o número de identificação de Lil' GQ nem o anotei em algum lugar, meu primeiro erro do dia. O guarda diz para não me preocupar e se oferece para procurar o número.

– Você dirigiu de Nova York até aqui? – pergunta ele, examinando minha habilitação.

Faço que sim com a cabeça.

– Uau! Isso que é comprometimento! – diz ele, dando um assobio. – Você deve ter vindo visitar alguém muito especial.

– Acho que posso dizer que sim – respondo.

– Fui a Nova York uma vez. Servi o Exército e fiquei na Alemanha, nos anos 1970, e passei pelo aeroporto de Nova York. Não gostei muito. Sou um garoto do campo. Você nasceu em Nova York?

– Nasci, sim – confirmo, assentindo.

– Você parece uma jovem muito educada para ser de Nova York. É, olhe só para isso. Um texano educado e uma nova-iorquina educada. Quem diria?

O guarda me direciona para uma vaga e me deseja um feliz Natal. Fico feliz com nossa conversa, mas, quando entro na prisão, parece que não consigo fazer nada direito. Assim que entro no prédio principal, uma mulher uniformizada e com o cabelo vermelho preso num coque me para.

– Você não pode entrar aqui com tudo isso – diz ela, apontando para a caneta, o caderno, a habilitação e as chaves do carro. – Todas as suas coisas têm que estar dentro de um saquinho plástico transparente. Você tem um?
– Balanço a cabeça. Ela faz sinal para que eu a siga e marchamos de volta ao estacionamento, onde ela abre o porta-malas de seu carro e tira um pacote

de sacos plásticos. – Nós, do Departamento de Justiça Criminal do Texas, mantemos os fabricantes de saquinhos no mercado.

De volta à prisão, preencho alguns formulários e atravesso um labirinto de portas fechadas, até chegar à área de visitação. Quando entro, encontro uma terceira guarda, que pega minha permissão de visita e me olha de cima a baixo, observando o conteúdo do meu saquinho.

– O que você tem aí dentro? – pergunta ela num tom levemente acusatório. – Você não pode entrar com papel nem com caneta.

– Ninguém me disse isso – balbucio.

– Se isso acontecer de novo, você será banida de visitações – diz ela, dura, e confisca meus itens. – Sente-se na cabine R28. O prisioneiro será trazido dentro de instantes.

Nervosa com nossa troca de palavras, entro numa sala com dezenas de cabines que lembram cabines telefônicas. Próxima à porta, há uma árvore de plástico decorada e uma pequena área de lazer com um cavalo de balanço e alguns outros brinquedos, que parecem inapropriados e fazem o ambiente parecer ainda mais sombrio. Caminho para a R28 e me sento. Há um telefone à minha esquerda e um acrílico à minha frente, exatamente como Lil' GQ descreveu em sua carta. Do outro lado do acrílico, há uma cabine parecida com uma jaula e um banco, onde imagino que ele vai se sentar. As cabines não oferecem muita privacidade e, enquanto espero, escuto o murmúrio de conversas. À minha esquerda estão três crianças, que conversam timidamente com o pai. À minha direita, um casal de idosos canta músicas natalinas com o filho.

– *Feliz Navidad, prospero año y felicidad* – cantam eles para o filho pelo telefone.

Espero quase 45 minutos até enfim uma porta se abrir do outro lado do acrílico. Lil' GQ entra. Ele me dá um sorriso nervoso quando o guarda solta as algemas dos seus pulsos e tornozelos. Ele é mais baixo do que eu esperava, mais ou menos da minha altura – um metro e setenta –, e tem o rosto bonito e os cabelos raspados. Ele usa um macacão branco de mangas curtas, exibindo braços musculosos e cobertos de tatuagens. Quando o guarda tranca a porta atrás dele, Lil' GQ se senta e pega o telefone.

– Eu g-g-gaguejo quando fico nervoso e estou bem n-n-nervoso agora, por isso me desculpa se isso ficar acontecendo – diz ele.

– Eu também estou bastante nervosa – admito, o que parece deixá-lo mais à vontade. – Faz tempo que quero te perguntar, o que significa Lil' GQ?

– Todas as pessoas pretas têm apelidos e o meu é uma abreviação de Gângster Quin. E você? Tem algum apelido?

– Susu. Era como me chamavam quando eu era pequena, porque ninguém conseguia pronunciar meu nome de verdade.

– Susu – repete ele, me olhando nos olhos pela primeira vez. – Gosto desse nome. Bem, Susu, antes de começarmos essa visita para valer, queria agradecer por você ter vindo me visitar. Já faz cerca de 10 anos que ninguém me visita e eu estava contando os dias para a sua chegada. Sério mesmo.

Nas horas seguintes, Lil' GQ começa a me contar sobre a sua vida, anedotas e memórias jorram de sua boca como se aquela fosse a última vez que ele iria contar suas histórias. Ele fala sobre seus cinco irmãos, quatro dos quais também ficaram presos em diversos momentos da vida. Sobre sua mãe, a primeira pessoa a apontar uma arma para ele.

– Não havia muito amor entre nós – diz.

Sobre os conjuntos habitacionais onde morou e sobre o bairro no sul de Fort Worth onde ele morava. Com os olhos baixos, fala sobre um familiar que começou a molestá-lo ainda no ensino fundamental e de como ninguém acreditou nele quando contou o que aconteceu.

– Foi aí que aprendi que, se quisesse sobreviver nesse mundo, teria que aprender a me defender sozinho – diz ele.

Apoiando o antebraço no acrílico, Lil' GQ me mostra uma cicatriz horrível, um amontoado de pele enrugada no formato da letra *c* – de Crip, a famosa gangue de rua, explica ele. Desde o jardim de infância sabia que era isso que queria ser quando crescesse.

– Os membros das gangues têm o respeito do bairro. – Aos 12 anos, ele aqueceu o aro de ferro de um cabide na chama do fogão e marcou a própria pele para demonstrar sua lealdade. E me mostra outra cicatriz, dessa vez na mão, de quando ele atirou nela para ganhar uma aposta, sob os aplausos dos demais membros da gangue. Ele queria provar que era durão, apesar do corpo magricela.

– O que faz de um durão um durão? – pergunto.

Ele responde com uma palavra:

– Violência.

Quando os guardas não estão olhando, Lil' GQ desabotoa a parte da frente do macacão para mostrar todo um mapa de cicatrizes, tatuagens e marcas de queimadura no peito. Fala sobre outro tiro que ele deu em si mesmo, dessa vez nas costelas. Daquela vez, não houve testemunhas. Em vez de transformar-se no gângster admirado que queria ser, aos 15 anos se transformou, segundo ele, "na forma de vida mais baixa do bairro" – um traficante que consumia seu próprio estoque. Um dia, caminhando sozinho pela rua, tirou a arma da cintura, apontou-a para o peito e puxou o gatilho. Ele acordou na sala de emergência, com o ferimento sendo suturado.

– Por que você fez isso? – pergunto.

– Quando você foi abusado por alguém que conhece, isso te confunde. E quando você fica confuso, começa a se odiar. – Ele fica em silêncio por alguns instantes, o rosto sério.

Esse parece um bom momento para perguntar o que o fez parar ali. Lil' GQ me diz sem rodeios que o assassinato pelo qual foi condenado não foi o único.

– Não me sinto mal pelos outros assassinatos, porque foram relacionados à gangue – diz ele. – Quando você vem de onde eu vim, a lei da selva funciona da seguinte maneira: se você não atirar neles, eles atiram em você. É assim que as coisas são. O último assassinato, o que me colocou aqui, foi horrível porque matei uma pessoa que eu amava. Eu estava drogado e precisava de mais droga. Mas não culpo as drogas pelo que fiz. Foi minha culpa, e por muito tempo acreditei que merecia a pena de morte.

Não sei quanto da história que ele me conta é verdade. Não estou em busca de inconsistências e omissões, contradições e repetições. Estou apenas escutando. Esse homem já foi julgado pelo que fez e não foi para isso que vim aqui. Então balanço a cabeça e de vez em quando o interrompo para fazer uma pergunta ou para dizer "entendi", mas na maior parte do tempo apenas escuto. Não posso fingir que entendo a realidade dele, mas o fato de Lil' GQ sentir necessidade de contar essas histórias e de tentar entender o que aconteceu com ele, mesmo agora, no corredor da morte, é algo que eu posso, sim, entender. Quando você é obrigado a encarar a própria morte, seja por causa de um diagnóstico ou de uma sentença do Estado, há uma urgência em retomar o controle da sua vida, de moldar o seu legado à sua própria maneira, com suas próprias palavras. Contar histórias da sua vida é recusar-se a ser reduzido a uma inevitabilidade. Sentada ali, escutando Lil' GQ falar, lembro de uma frase de Joan Didion: "Contamos histórias a nós mesmos para poder viver." Exceto que, no caso de Lil' GQ, ele conta histórias para amenizar o caminho da morte.

– Quantos recursos você ainda tem? – pergunto.

– Só mais um – diz ele. Uma veia pulsa em sua testa enquanto ele explica como funciona o processo até a execução. O aviso oficial que é entregue na sua cela, comunicando-o da data definida. A unidade especial para onde os presos são transferidos 60 dias antes da execução e mantidos sob vigilância 24 horas por dia para que não haja nenhuma tentativa de suicídio. – Algumas pessoas pedem que seus familiares estejam presentes na sua execução, mas eu não. Quero ser lembrado assim, não deitado e amarrado a uma mesa e sacrificado como um cachorro. Ninguém precisa dessa imagem na cabeça. Vim a este mundo sozinho e o deixarei sozinho.

Quando volto no dia seguinte, vou preparada. Tenho o número de identificação de Lil' GQ anotado num pedaço de papel, um saquinho plástico para a minha carteira e 20 dólares em moedas caso queira comprar alguma coisa da máquina. Atravesso o labirinto de corredores e pontos de checagem e, para meu alívio, nenhum dos guardas grita comigo. Tudo parece estar indo bem até Lil' GQ aparecer do outro lado da divisória de acrílico toda engordurada. Ele parece perturbado e vejo olheiras que não estavam ali no dia anterior.

– Como você está se sentindo? – pergunto.

– Honestamente? Não dormi nada – diz ele, mexendo no fio do telefone. – Estava tão nervoso ontem que fiquei falando sem parar, que nem um bobo, tentando te impressionar. Quando você foi embora, pensei que tivesse te ofendido sem querer ou que você ficou pensando que eu era um assassino sanguinário. Falei para o meu amigo da cela ao lado que eu tinha certeza de que você não iria voltar. Fiquei acordado a noite inteira pondo meus pensamentos no papel e organizando tudo para que eu pudesse me expressar melhor caso você voltasse.

Lil' GQ se inclina e pega algo de seu sapato. Ele abre um pedaço de papel dobrado. Enquanto ele faz isso, consigo ver que está cheio de anotações. Ele começa a ler uma lista de perguntas. Pergunta sobre a minha saúde e a minha família. Pergunta qual meu livro favorito, para que ele possa ler também. Pergunta a raça de Oscar e de que tipo de música eu gosto. Pergunta o que eu fiz durante o tempo em que passei hospitalizada.

– Fiquei craque em Scrabble – digo.

– Sério? Eu também! Quer dizer, não sou um craque, mas estou tentando melhorar. – Seu rosto se ilumina quando ele me conta que ele e seus vizinhos de cela criaram seus próprios jogos de tabuleiro a partir de pedaços de papel e falam suas jogadas pela abertura por onde recebem as refeições. Diz que conseguem jogar vários tipos de jogos dessa maneira, como baralho e gamão.

Lil' GQ diz que nunca ficou doente – ele faz mil flexões todas as manhãs logo que acorda –, mas se identifica com vários aspectos da minha experiência com o câncer. Ele entende o que é sentir-se preso no purgatório, aguardando notícias do seu destino; a solidão e a claustrofobia de estar confinado em um quarto pequeno dias a fio; a criatividade que é preciso ter para manter-se são. Esses paralelos inesperados foram o que o levaram a me escrever.

– Você encarou a morte em sua própria prisão, assim como eu continuo a encará-la na minha – diz Lil' GQ. – No fim das contas, morte é morte, independentemente de como ela seja.

Estamos tentando nos relacionar através da barreira de acrílico, tentando nos encontrar num território comum, que ambos podemos compreender, mas os paralelos que existem em nossas experiências têm limitações. É um equilíbrio delicado tentar encontrar ressonância na história de outra pessoa sem igualar o sofrimento dos dois. À parte as diferenças óbvias em tom de pele e privilégios, gênero e educação, o fato de eu estar visitando Lil' GQ enquanto faço uma viagem pelos Estados Unidos acentua uma diferença oceânica: meu corpo está em movimento, o dele está preso atrás das grades. Mas ao longo da visita fingimos que não, ambos agimos como se estivéssemos em um café, duas pessoas papeando, tentando – embora de maneira imperfeita – identificarem-se um com a história do outro.

Um toque no meu ombro me faz pular de susto. É um guarda, avisando que já são três da tarde.

– Meu tempo acabou – diz Lil' GQ. Antes de eu ir embora, ele faz uma última pergunta: – Se você pudesse voltar no tempo e não passar pelo que passou, você voltaria?

Não passar pelo que passei? Fico surpresa.

– Não sei – respondo baixinho.

Esses são os últimos quilômetros que vou percorrer. Dirijo pelas enseadas da Louisiana, insetos se chocando contra o para-brisa. Sou surpreendida por uma tempestade na costa do Alabama, tenho problemas no motor do carro porque esqueci de trocar o óleo e me hospedo no Comfort Inn (que não tem nada de confortável) perto de Daytona Beach, onde acordo e descubro que estou cheia de mordidas de pulga. Na virada do ano, passo uma noite gloriosa acampando em Jekyll Island, na Geórgia, o som das ondas do mar me fazendo adormecer. Fico na casa de uma antiga paixonite em Charleston e recebo minha primeira multa por excesso de velocidade, que minha mãe diz que é melhor que seja a última. Antes de voltar para a Costa Leste, paro para riscar o último nome da lista: uma adolescente baixinha chamada Unique, que passou a maior parte da adolescência em quartos de hospital, mas que se prepara para voltar ao reino dos sãos. Durante o almoço, pergunto o que ela quer fazer agora que está melhor. Ela sorri do outro lado da mesa, um sorriso tão brilhante que pareço estar olhando para o sol:

– Quero fazer faculdade! E viajar! E comer comidas estranhas que nunca provei, tipo polvo! E visitar você em Nova York! E acampar, mas tenho medo de insetos, só que ainda quero acampar!

Talvez seja o otimismo dela, talvez o fato de eu ter dirigido bastante até chegar ali ou o fato de eu saber que meu tempo na estrada está quase terminando – mas, quando coloco uma batatinha frita na boca, penso comigo mesma que é a batata frita mais deliciosa que já comi.

Enquanto dirijo, continuo a pensar na pergunta de Lil' GQ. Penso em Will chegando à minha porta em Paris, ambos tão inocentes e cheios de esperança. Lembro do rosto devastado da minha mãe quando o médico anunciou o meu diagnóstico e dos olhos vermelhos do meu pai sempre que ele retornava de suas caminhadas no bosque. Penso nas notas ruins do meu irmão em seu último ano de faculdade, a pressão que ele sentiu por ser meu doador, as necessidades dele sendo ofuscadas pelas minhas. No silêncio antes de adormecer, escuto ecos: os gemidos de dor, os gritos animalescos do pesar. É claro que eu faria tudo que pudesse para poupar as pessoas que amo da dor, do terror e da tristeza. É claro que teria sido bem mais fácil se eu não tivesse ficado doente.

Então, meus pensamentos se voltam para todas as palavras que escrevi deitada na cama, todas as cartas que recebi, as amizades inesperadas que se formaram. Num sinal vermelho, viro para trás para fazer carinho em Oscar, que dorme no banco traseiro. Penso em Max e em Melissa – e em todos aqueles que eu nunca teria conhecido se não fosse pela solidão do quarto de hospital e das células malignas que nos uniram. Relembro a distância que percorri nos últimos três meses – os acertos de contas e as rodovias e os acampamentos. Vejo Ned, Cecelia, Howard, Nitasha, Bret, Salsa, Katherine e todos os outros que me incentivaram a ir mais fundo. Escuto os galhos altos das sequoias estalando na brisa suave, o cacarejo da galinha sendo perseguida ao redor do celeiro, o uivo do vento nas planícies de Pine Ridge e o som gostoso dos pinhões estalando sob minhas botas quando armei minha barraca pela primeira vez.

Embora meus 20 anos tenham sido dolorosos, confusos, difíceis – a ponto de às vezes parecerem insuportáveis –, eles também foram os anos mais importantes da minha vida, um tempo permeado pelo doce sabor de uma segunda chance e uma abundância de sorte, se isso realmente existir. O emaranhado de tanta crueldade e beleza fez da minha vida uma paisagem estranha e contraditória. Me legou uma sensibilidade que permeia toda a minha visão – *podemos perder tudo num instante* –, mas também me fez desenvolver o olhar de um joalheiro.

Se penso na minha doença – abstraindo o impacto que teve naqueles ao meu redor –, então a resposta é: não, eu não reverteria meu diagnóstico se pudesse. Eu não evitaria o sofrimento.

EPÍLOGO

A vida não é um experimento controlado. Não é possível marcar o momento exato em que uma coisa se transforma em outra, ou quantificar o impacto de uma pessoa, ou determinar qual combinação de fatores promove a cura. Não existe um mapa que trace a solitária estrada entre onde você começa e onde você termina. Mas quando Nova York aparece no horizonte, as luzes da cidade apagando as estrelas, algo em mim está diferente, talvez até em nível molecular.
Quando cruzo a ponte George Washington, minha cabeça está cheia de sonhos. Mesmo que ainda não possa delineá-los perfeitamente ou nomeá-los, algumas coisas eu já posso distinguir. Devolvo o carro, vou ao médico e me mudo para a pequena cabana em Vermont, onde fico por meses e começo a escrever estas páginas. Leio próxima à lareira, caminho pelo bosque e me sento na varanda dos fundos. É nessa varanda, numa tarde de verão, que recebo a notícia de que Max morreu. Um de seus últimos poemas é assim:

O céu é na verdade um hospital para as almas.
Quando eu chegar lá, chegarei lá
E não vai ser complicado

Não estou tão doente no céu.

Sempre que acordo sentindo saudades dos meus amigos, eu os visito em suas palavras ou aquarelas.

Meu sistema imunológico continua frágil. Continuo exigindo demais do meu corpo. Sou hospitalizada por complicações relacionadas a uma gripe que se transforma em sepse. Sou obrigada a aceitar minhas limitações e minha lentidão – uma lição que tenho que aprender inúmeras vezes. Fico desmotivada. Paro de escrever. Descanso, me recupero, começo de novo.

Demora um pouco e passamos por algumas turbulências, mas eu e Jon acabamos engatando no nosso relacionamento. Nos mudamos para um quarteirão arborizado e tranquilo no Brooklyn. Na nossa primeira noite ali, celebramos com comida de restaurante à luz de velas, entre pilhas de caixas de mudança. Desencaixoto meu contrabaixo acústico, limpo a poeira dele pela primeira vez em anos, e Jon dedilha o piano. Juntos, começamos a tocar.

Meu irmão, que agora é professor do quarto ano, mora no meu antigo apartamento no East Village e pintou as paredes dele com suas próprias histórias, memórias e perdas. Meus pais se mudaram temporariamente para a Tunísia e visito o país pela primeira vez desde a faculdade. Como o famoso cuscuz da minha tia Fátima, passo um tempo com meus primos e celebro o Ano-Novo no Saara. Meu pai está se preparando para se aposentar e, quando isso acontecer, planeja embarcar em sua própria viagem pelos Estados Unidos, seguindo o meu percurso. Minha mãe, que deixou de ser mãe e cuidadora em tempo integral, concentrou novamente suas energias na pintura e retomou a carreira de artista, obtendo sucesso e autonomia, coisas que ela imaginava terem ficado para trás.

Existem alguns sonhos que não posso sonhar, pois nunca imaginei que fossem possíveis. Na semana seguinte ao meu aniversário de 30 anos, completo meia maratona. Volto a Ojai, onde passo três meses como professora convidada na escola de Katherine. Inspirada pela experiência de ter conhecido Lil' GQ, escrevo minha primeira reportagem, não da minha cama, mas do campo, sobre uma unidade prisional de cuidados paliativos no norte da Califórnia. Uma tarde, enquanto procrastino escrever estas páginas, deparo com um anúncio de venda de uma kombi 1972 da mesma cor de Luz do Sol. Escrevo para o dono dela, um oficial da Aeronáutica aposentado, que por coincidência está se tratando no Sloan-Kettering e reconhece meu nome da coluna do *The New York Times* que escrevi há anos.

– Fale um preço e ela é sua – diz ele. – Ninguém nunca comprou uma dessas velhas senhoras por praticidade.

Guardo a kombi na cabana em Vermont e tento aprender a dirigir um veículo com câmbio manual. Me atrapalho com as marchas e bato no volante, frustrada, quando deixo o carro morrer uma vez após a outra. Sacudindo pelas estradas secundárias próximas à cabana, passo da primeira para a segunda marcha, o motor engasgando e sofrendo enquanto dirijo até o topo de uma montanha ainda salpicada de neve. Quando chego ao topo, a estrada fica suave e reta. Acelero por um trecho de terra, passando por arbustos cobertos de neve. Oscar está no banco do carona, olhando as árvores passarem pela janela. Trouxe comigo frango defumado, uma garrafa de vinho e um livro. Faz algum tempo desde nosso último passeio e nos próximos dias seremos só nós dois. Onde quer que eu esteja, aonde quer que eu vá, minha casa será para sempre o lugar intermediário, a imensidão que aprendi a amar.

AGRADECIMENTOS

Para Richard Pine, o rei dos agentes, e Carrie Cook, que me ajudou a transformar rascunhos num guardanapo de bar num livro – sou imensamente grata a vocês. Para o meu editor, Andy Ward, por seu enorme cuidado, sua generosidade e seus conselhos, e à lendária Susan Kamil (*in memoriam*), por acreditar em mim desde o começo. Para meu velho amigo e editor-assistente Sam Nicholson e as muitas outras pessoas maravilhosas da Penguin Random House: em particular, Susan Mercandetti, Carrie Neill e Paolo Pepe, bem como para meus editores internacionais, em especial Andrea Henry. Agradecimentos especiais a Ben Phelan, que assumiu a desafiadora função de checar os fatos deste livro e o fez com sensibilidade, compaixão e bom humor inigualáveis.

Devo muito a Lizzie Presser, minha querida amiga, que sempre foi minha primeira leitora e defendeu este livro muito antes de eu ter a confiança para escrevê-lo. Para Carmen Radley, brilhante companheira de quarentena, escritora e leitora, que me motivou até o fim. Para a incomparável Lindsay Ryan, que tornou estas páginas infinitamente melhores, e Vrinda Condillac, que viu o que era necessário e ajudou a desfazer os nós. E muito obrigada aos meus primeiros leitores e aos meus mentores: Glenn Brown, Lisa Ann Cockrel, Chris McCormick, Jenny Boully, Peter Trachtenberg, Esmé Weijun Wang, Lily Brooks-Dalton, Katherine Halsey e Bonnie Davidson. Para o meu grupo de escrita pela maravilhosa companhia durante essa empreitada muitas vezes solitária e sempre árdua: Jordan Kisner, Jayson Greene, Frank

Scott e especialmente Melissa Febos e Tara Westover, que ofereceram conselhos valiosos.

Pelo tempo e silêncio quando eu mais precisava, agradeço à Fundação Ucross, ao Projeto Kerouac, à Biblioteca Pública de Nova York, à Associação Anacapa e à Stone Acres Farm, assim como à cabana em Vermont, onde muitas destas palavras foram escritas. Aos Seminários de Escrita de Bennington por proporcionarem uma comunidade tão amada. Muito obrigada a Christina Merrill por sua infinita generosidade, a Gideon Irving por confiar seu carro a mim, a Nelson-Greenberg e à família Ross por me proporcionarem um refúgio e oferecerem ajuda quando eu mais precisava. Meus agradecimentos também a Erin Allweiss, Marissa Mullen, Lindsay Ratowsky e Maya Land, por seus esforços incansáveis nos bastidores.

Por último, muito obrigada àqueles que fizeram meu mundo possível: aos meus pais, meu mais profundo amor e meus mais profundos agradecimentos; e ao meu irmão Adam, por literalmente ter salvado a minha vida. Ao Dr. Holland, ao Dr. Navada, à Dra. Silverman, ao Dr. Castro e ao Dr. Liebers, e às minhas enfermeiras Alli Tucker, Abbie Cohen, Sunny e Younique, bem como aos incontáveis profissionais de saúde, pois sem eles eu não estaria aqui. A Jon Batiste, que me ensinou a acreditar de novo e suportou com graça e paciência os longos períodos em que estive ausente. A Tara Parker-Pope, que me deu minha primeira oportunidade, e ao meu professor Marty Gottlieb, por nos ter apresentado. A Mara, Natalie, Kristen, Erika, Michelle, Lili, Behida, Ruthie, Azita, Kate, Sylvie e muitas outras mulheres, numerosas demais para nomear aqui, cuja amizade levanta minha cabeça. E, finalmente, aos meus guardiões nas estradas, por abrirem suas casas e dividirem suas histórias comigo. Obrigada por me guiarem pelo caminho mais difícil.

© Beowulf Sheehan

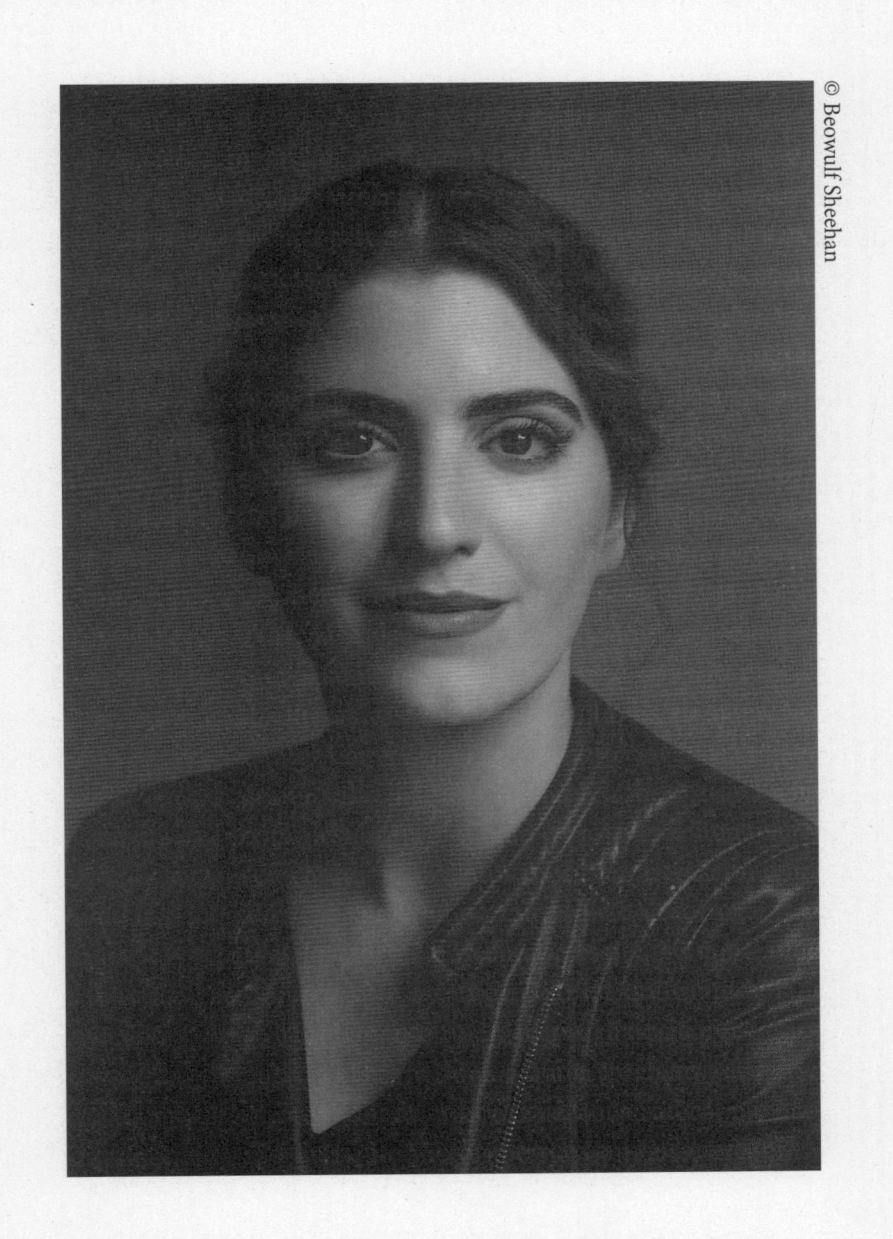

SULEIKA JAOUAD

CONHEÇA ALGUNS DESTAQUES DE NOSSO CATÁLOGO

Ana Claudia Quintana Arantes
A morte é um dia que vale a pena viver (400 mil livros vendidos)
Histórias lindas de morrer
Pra vida toda valer a pena viver

Ana Michelle Soares
Enquanto eu respirar
Vida inteira

Edith Eva Eger
A bailarina de Auschwitz (600 mil livros vendidos)

Elisabeth Kübler-Ross
A roda da vida

Kathryn Mannix
Precisamos falar sobre a morte

Martha W. Hickman
A vida depois da perda

Megan Devine
Tudo bem não estar tudo bem

sextante.com.br